骨科临床与现代诊治

张秀杰 等◎主编

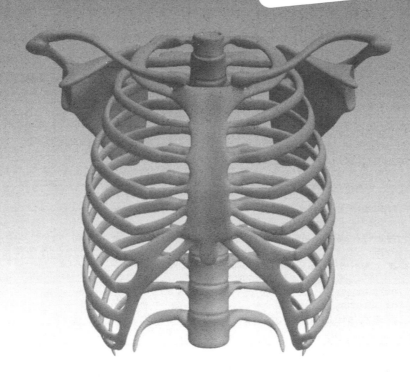

吉林科学技术出版社

图书在版编目（CIP）数据

骨科临床与现代诊治 / 张秀杰等主编. -- 长春 ：
吉林科学技术出版社，2022.4
ISBN 978-7-5578-9251-7

Ⅰ．①骨… Ⅱ．①张… Ⅲ. ①骨疾病－诊疗 Ⅳ.
①R68

中国版本图书馆 CIP 数据核字(2022)第 091572 号

骨科临床与现代诊治

主　　编　张秀杰等
出 版 人　宛　霞
责任编辑　许晶刚
封面设计　济南皓麒信息技术有限公司
制　　版　济南皓麒信息技术有限公司
幅面尺寸　185mm×260mm
字　　数　315 千字
印　　张　13.25
印　　数　1-1500 册
版　　次　2022年4月第1版
印　　次　2023年3月第1次印刷

出　　版　吉林科学技术出版社
发　　行　吉林科学技术出版社
地　　址　长春市福祉大路5788号
邮　　编　130118
发行部电话/传真　0431-81629529 81629530 81629531
　　　　　　　　　　 81629532 81629533 81629534
储运部电话　0431-86059116
编辑部电话　0431-81629518
印　　刷　三河市嵩川印刷有限公司

书　　号　ISBN 978-7-5578-9251-7
定　　价　98.00元

编　委　会

主　编　张秀杰（菏泽市中医医院）

刘　洋（泗水县人民医院）

刘增运（山东阳光融和医院有限责任公司）

刘玉国（山东省曹县中医医院）

任彤阳（临清市人民医院）

闫建德（甘肃省迭部县人民医院）

目　　录

第一章　上肢损伤

第一节　肩胛骨骨折

肩胛骨为一扁宽形不规则骨,位于胸廓上方两侧偏后。肩胛骨平面与胸廓冠状面呈30°～40°角。肩胛骨对稳定上肢以及发挥上肢的功能起着重要的作用。肩胛骨骨折较为少见,多发于肩胛骨体部和颈部,常见于多发伤。

一、解剖与功能

肩胛骨包括体部、肩胛冈、肩峰、喙突、肩胛颈以及肩盂。

初生时,肩胛骨体部及肩胛冈形成一骨化中心,而其他部位仍是软骨。生后3个月至1岁半时,在喙突中部开始出现一骨化中心。在7～10岁时,喙突的基底连同盂上1/3部位出现另一骨化中心,有时称之为喙突下骨。14～16岁时喙突骨骺与基底部融为一体。同时在喙突的内侧顶端出现一包壳状的骨化中心。18～25岁时与喙突体融合。不同时期骨化中心的出现也不同,不要误认为骨折。

喙突是喙肱肌、肱二头肌短头及胸小肌的起点。腋动脉及臂丛神经位于胸小肌腱深层,经喙突的内下方通过。喙突基底的内侧、肩胛骨的上缘部分是肩胛切迹。切迹上有肩胛横韧带桥架相连。肩胛上神经在肩胛横韧带下通过肩胛切迹走向背侧。肩胛上动脉在该韧带上方通过。

肩胛冈的外端为肩峰,在肩峰部位,14～16岁时可出现2～3个,甚或4个骨化中心。19岁时彼此相互融为一体,至20～25岁时才与肩胛冈融合。有时在25岁以后,在肩峰端仍有一骨化中心未与肩胛冈相融合,X线片显示为一单独的骨块,称之为肩峰骨,双侧同时发生率为60%。应与肩峰骨折相鉴别。

肩胛骨下角骨化中心15岁时出现,约25岁时与体融合。肩胛骨脊柱缘骨化中心16～18岁时出现,25岁时融合。肩胛体和颈发育障碍可形成肩胛骨骨孔,较为常见,无临床意义。

盂窝有4个骨化中心相继出现。肩盂下极骨骺在20～25岁时最后与体部相连,盂窝发育变深。肩胛颈、肩盂发育异常可使肩胛颈变短,合并肩峰、肱骨头发育不正常。

肩峰与锁骨形成肩锁关节,从而使肩胛骨通过肩锁关节、锁骨、胸锁关节连接。此外肩胛骨通过肌肉与躯干形成软组织连接。肩胛骨的稳定主要由肌肉连接来完成。上臂上举过程中,1/3的活动发生于肩胛胸壁间。肩胛胸壁之间虽不具备典型的关节结构,但却提供相当于关节功能的活动。肩关节的活动是盂肱关节和肩胛胸壁之间协调一致的活动,肩胛骨旋转到外展位。以便于上臂前屈、内收、上举、外展活动。肩胛骨的活动限定于胸壁的床内。肩胛骨骨折后,肌肉、软组织瘢痕粘连、骨折畸形愈合,可影响肩胛骨的协调运动,从而可使肩关节的活动范围受限。

肩胛骨虽然扁薄,但是周缘部位骨质明显增厚,因此加强了肩胛骨的强度。而且肩胛骨被丰厚的肌肉包绕,形成完整的肌肉保护垫。外力首先作用于软组织,不易造成骨折。此外肩胛骨在胸壁上有一定的活动度,作用于肩胛骨的外力可以得到一定的缓冲。因此肩胛骨骨折发生率较低。

肩胛骨骨折多为严重暴力引起。高能量、直接外力是造成肩胛骨骨折的主要原因。汽车事故占50%,摩托车事故占11%～25%,因此常合并有多发损伤。

肩盂骨折多因外力直接作用于肱骨近端外侧,因肱骨头撞击盂窝所致。直接外力撞击也可造成肩胛骨骨突部位的骨折。如肩胛冈、肩峰或喙突骨折。

部分肩胛骨骨折可由间接外力引起,当上肢伸展位摔倒时,外力通过上肢的轴向传导可造成肩盂或肩胛颈骨折。

此外当肩关节脱位时,可造成盂缘的撕脱骨折。拮抗肌不协调的肌肉收缩,如电休克时也可造成骨突部位的撕脱骨折。

二、骨折分类

根据肩胛骨的解剖进行分类:①肩胛颈骨折(此骨折常波及肩胛体)。②肩峰骨折。③喙突骨折(有时伴有肩胛上神经损伤,造成冈上肌和冈下肌瘫痪)。④肩胛骨体骨折。⑤肩胛盂骨折。⑥肩峰基底部骨折。

我们可以分稳定和不稳定的关节外与关节内的骨折类型。稳定的关节外的骨折由肩胛体和喙突损伤组成,又分为简单骨折和粉碎骨折。尽管肩胛颈骨折有很大移位,但它也是属于稳定性骨折之一。不稳定骨折:关节外的肩胛颈骨折一般都合并有移位的锁骨骨折(此种损伤会造成肩胛带的不稳定性)。由于上臂的重力作用,会产生向尾侧旋转的发生,在严重暴力下引起的这种复杂损伤常合并同侧3～4肋骨骨折,还可以损伤神经、血管束,包括臂丛神经。这种骨折称为"漂浮肩"。

关节内骨折很少见。大部分横形骨折线通过肩胛盂;肩胛盂骨折通常合并肩关节脱位,必须与创伤后肩关节不稳定一起考虑。

骨折的分型是要根据治疗方法和选择手术入路,Hardeger等1984根据损伤的部位分型将肩胛骨骨折分为体部骨折、肩胛颈骨折、肩峰骨折、肩胛冈骨折、喙突骨折及肩胛盂骨折。

1.体部骨折

体部骨折约占肩胛骨骨折的35%～50%,多由直接暴力造成,骨折多位于肩胛下方的薄弱区。由于体部周围有丰厚的肌群覆盖,大部分体部骨折移位很少,很少发生骨折分离或骨折重叠。肩关节主动外展受限,可出现假性肩袖损伤。据Nordpqvist等证实,78%的体部经保守治疗预后满意。极少出现骨折畸形愈合。

2.解剖颈骨折

解剖颈骨折位于冈盂切迹及喙突的外侧,由于伤后受到肱三头肌长头的持续牵拉,其远端骨折通常向外、下方移位,单纯依靠手法很难纠正骨折移位。临床上,肩胛颈骨折合并锁骨骨折或肩锁关节脱位通常称为"浮肩损伤",当维持肩关节稳定的支持结构和悬吊装置受到严重破坏时,可导致"垂落肩"畸形。

Goss曾用肩关节上部悬吊复合体(是由肩盂上半、喙突、喙锁韧带、锁骨远端、肩锁关节及肩峰所组成的环状结构)双重损伤对此进行了补充描述。"浮肩损伤"可使肩胛盂的倾斜角改变,这是导致肩关节前脱位的解剖学基础。Ada和Miller等认为,肩胛颈骨折的畸形愈合是造成肩关节外展无力、活动受限及肩峰下间隙疼痛的重要原因。此外,肩胛盂的倾斜角度及后张角度的改变,是造成肩关节不稳定并继发创伤性关节炎的病理学基础。

肩胛颈骨折约占肩胛骨骨折的25%,其骨折线通常起于喙突内侧的肩胛切迹,向下、外延伸经至肩胛盂下。骨折线起于喙突的外侧,骨折远端连同上肢失去在锁骨上的悬吊作用。临床上,多数肩胛颈骨折的远端向后外侧移位,有些断端粉碎严重的骨折,可能出现肩盂内陷、嵌插畸形(类似髋关节中心性脱位),即Stove-inshoulder、Oni和Hoskinson等认为,此类损伤相对稳定,保守治疗预后满意。

Miller等根据骨折线的走行方向,将肩胛骨颈骨折又分为三类型:Ⅰ型,骨折线位于肩峰-肩胛冈基底部和喙突的外侧;Ⅱ型,骨折线累及肩峰或肩胛冈,位于喙突的内侧;Ⅲ型,骨折线沿肩胛骨冈下方向肩胛骨内侧缘延伸,使肩胛颈发生横形断裂。

3.肩峰骨折

肩峰骨折约占9%,骨折远端由于受到患肢重量及三角肌的持续牵拉,可向下倾斜移位从而损害肩袖功能,使臂上举时肱骨头受到撞击,从而影响关节活动。

肩峰骨折多位于肩锁关节的内侧,有时也可发生在肩峰基底处。当骨折断端有软组织嵌入时,可能发生骨折不愈合或纤维愈合。肩锁关节外侧肩峰骨折时,由于移位不大,体征多不明显。局部可有肿胀和局限性压痛,有时可触及游离骨片。在诊断肩峰骨折的同时,应注意肢体的神经功能检查。

肩峰骨折有时可能与尚未融合的肩峰骨骺或发育异常繁荣肩峰骨相混淆。肩峰骨折常合并肋骨骨折、脊柱骨折或臂丛神经损伤,因此,有的学者认为,肩峰骨折是预示损伤严重度(ISS)的重要标志。

4.肩胛冈骨折

肩胛冈骨折占肩胛骨骨折的6%~11%,常伴有体部骨折,严重者导致肩袖损伤或影响肩袖功能。移位明显的肩胛冈基底部骨折往往难以达到坚强愈合。

5.喙突骨折

喙突骨折约占肩胛骨骨折5%~9%,其损伤机制主要包括:当肩关节前、上方脱位时,喙突受到肱骨头的直接撞击;当肩锁关节脱位时,由于受到喙锁韧带牵拉及喙肱肌及肱二头肌短头即联合肌腱的强烈收缩。其中合并喙肩韧带及喙锁韧带损伤的基底部骨折常明显移位,移位严重的基底部骨折有时可能压迫神经血管束。喙突顶点骨折是由于肱二头肌短头和喙肱肌在其附着点的撕脱损伤,常无需特别处理。喙突骨折可单独发生,也可与肩锁关节脱位、肩盂骨折或盂肱关节脱位等联合损伤。

Eyres 根据骨折线方向,有将喙突骨折分位 5 型:1～3 型骨折是由于撕脱暴力所致;4～5 型骨折是由于剪切应力所致。

Ogawa 等,将喙突骨折简化为 2 型:1 型为喙突基底部骨折;2 型位喙突顶点骨折。

6.盂缘骨折

盂缘骨折约占肩胛骨骨折的 25%,多由肱骨头脱位引起,统计结果,肩关节脱位合并盂缘骨折的发生率为 5%～11%;手法整复不能完全解剖对位,当盂肱关节前脱位时,肱骨头后外侧关节面可能伴有压陷骨折这是损伤过程中肱骨头撞击肩盂前缘的结果。盂缘骨折与盂唇撕脱骨折在损伤机制上区别是:前者为直接暴力所致,后者由旋转暴力引起。在诊断盂唇骨折的同时,应进一步检查并除外关节囊和盂唇损伤。

7.盂窝骨折

盂窝骨折约占肩胛骨骨折的 6%～10%,多由侧方暴力通过肱骨头直接撞击所致。其中损伤严重的约占 10%。对于此类少见骨折,早期应恢复盂肱关节的对应关系极其稳定机制,以减少创伤性关节炎的发生。

Ldeberg 根据盂缘骨折部位结合损伤机制,又进一步将肩胛盂骨折分为 6 型:

Ⅰ型:盂缘骨折比较常见,又分为 2 种亚型。其中 1-a 型系盂唇前部骨折;1-b 型系盂唇后部骨折。

Ⅱ型:盂窝下部骨折,暴力由上而下经肱骨头作用于肩盂,主要包括 2 种亚型。2-a 系盂窝下部斜形骨折;2-b 型系盂窝下部横形骨折。

Ⅲ型:为盂窝上半部横形骨折,骨折线经过肩胛颈向内、上方延伸常合并肩关节上部悬吊复合体损伤或累及肩胛上神经。

Ⅳ型:为盂窝中央横形骨折,骨折线经肩胛颈至肩胛骨内缘,常合并局部损伤及关节对应关系改变。

Ⅴ型:是在 4 型的基础上,前述骨折形式的不同组合,常有不同程度的关节面分离及肱骨头脱位,可能合并神经、血管损伤。

Ⅵ型:为严重盂窝粉碎性骨折。

我们在临床上将 Ldeberg 的分型方法强调骨折线的走行方向,有助于了解损伤病理及指导临床治疗。

Miller 等根据肩胛骨的解剖形态将其分型为突起部、颈部、肩盂关节部及体部,并根据肩胛骨骨折概括为 4 种类型:Ⅰ-a,肩峰骨折;Ⅰ-b,肩峰基底或肩胛冈骨折;Ⅰ-c,喙突骨折。Ⅱ-a,肩胛颈骨折,骨折线位于肩峰、肩胛冈基底外缘;Ⅱ-b,肩胛颈骨折、骨折线延伸至肩峰基底部或肩胛冈;Ⅱ-c,肩胛颈横端骨折。Ⅲ,关节盂内骨折。Ⅳ,体部骨折。

骨折分类的目的在于指导临床治疗,评价伤情特征,了解损伤机制,判断病程转归及推测后结局等。目前各种分类方法都难以同时满足上述要求,临床上,就描述伤情而言,Hardegger、Miller、Ldeberg 的分类方法基本上可以概括骨折全貌,其优点是能够减少临床漏诊率,便于早期诊断及确定治疗方法。

8.肩胛骨体和肩胛冈骨折

肩胛骨体和肩胛冈骨折多为直接暴力和挤压损伤引起,此外,还有可能就是高速能创伤和撞击引起肩胛骨滑移,而肩胛冈附着的肌肉强力收缩,导致肩胛冈撕脱骨折。

患者以青壮年为多,有明确外伤史,伤后肩背部疼痛,不能主动或被动运动肩关节,做外展或上举上肢时疼痛加剧。健侧手托扶患侧前臂,而上臂往往易离开躯干而轻度外展位。局部剧烈压痛。严重骨折,深呼吸亦会引起疼痛。因血肿的血液渗入肩袖旋转肌群的肌腹,可引起肌肉痉挛和疼痛。待出血吸收后疼痛才减轻,肩部运动逐渐恢复。但老年人常并发肩部粘连而有程度不等的功能障碍。

肩胛骨体与肩胛冈部周围有丰富的肌肉,骨折愈合较快,一般不留后遗症。所以,一旦发生肩胛骨骨折,往往是较大的直接暴力,可能合并有其他的骨折或损伤,如多发的肋骨骨折、气胸、皮下气肿、脊柱压缩骨折等。由于对其他损伤的注意,肩胛骨骨折往往在首诊时漏诊。肩胛骨骨折多是间接损伤。

三、临床表现

患者常置患肢于内收位,以防止运动时疼痛,特别是不能外展患肢。局部有明显的压痛,淤血和血肿,可有所谓的"假性肩袖损伤"征。此症状是由于位于冈上窝和冈下窝或肩胛下窝的肌肉内出血,造成的肌肉痉挛而引起的。使肩外展障碍,出现了肩袖损伤的假象,当血肿和肌肉痉挛解除后,肩外展功能可以恢复。一般说来这种假性体征要比单纯的肩袖损伤表现更为严重。X线检查须拍前后位片和斜位轴位肩片(或腋位X线片)。

患者有胸部和肩部疼痛,可以在外形上见到向上向下移位,但很有可能因其他伴发损伤而被忽视,如同侧的胸锁关节损伤和肋骨骨折,所以还需要拍前斜位片才能诊断。

四、诊断

患肢常被置于外展位,肩部任何角度的运动都引起疼痛,肱骨头有压痛,前后斜位X线片可见到喙突和肩盂多在远端骨块上,有时远端骨块为粉碎性的,关节盂和关节囊往往保持完整。肩胛颈的非解剖复位不会影响肩关节功能,但有明显成角畸形会造成肩关节半脱位和完全脱位。

肩峰骨折,骨折线多在外侧,也可以位于肩峰根部,临近肩胛冈局部的症状很明显。喙突的损伤主动内收肩和屈肘运动时症状疼痛。深呼吸时加重,这是由于胸小肌的作用,如果骨折移位明显,腋窝可触及骨折端,喙突骨折移位时还可造成其下方的臂丛神经的损伤,当肩胛上神经嵌压时常被误诊为肩胛上神经撕裂伤,需行肌电图检查,对神经损伤进行诊断。一旦有神经损伤出现,必须行神经探查术。

肩胛骨骨折的影像学诊断:肩胛骨骨折常被明显的合并损伤所掩盖,据文献报道,单纯依靠首诊胸片检查对确定肩胛骨骨折的漏诊率为43%。目前常用的检查方法主要包括:

1.X线检查

Neer等提出肩部创伤系列X线检查方法(前后位,侧位及腋窝位)有助于确诊肩胛骨骨折：

（1）前后位像：X线投照中心垂直于肩胛骨与矢状面呈向外30°的前后位像，可用于观察肩胛骨全貌、关节间隙及对应关系。

（2）侧位像：X线投照中心垂直于肩胛骨与矢状面呈向后30°的侧位像，肩胛骨影像呈Y形，其中体部为垂直支，2个上支分别为喙突的前部和肩峰的后部，3个支交界处的致密环是盂窝正常情况下，肱骨头位于盂窝中央。

（3）腋窝位像：X线投照中心指向腋窝顶部，能够明确肱骨头与盂窝的相对位置，可用于判断盂窝前、后缘、肩峰、喙突基底、锁骨远端及肱骨头的骨折、脱位等。

2.CT检查

临床上，多数肩胛骨骨折可通过X线检查确诊，但对于累及肩盂的关节内骨折，常需辅以CT检查，这样才能更准确地显示骨折特征。CT扫描用于观察骨折全貌不及X线平片，但对观察骨折局部的细微改变，有着独到之处，使诊断率提高其优点包括：

（1）能显示一些无移位骨折、线性骨折、盂缘骨折撕脱、肩盂成角畸形、关节内游离骨折片等。

（2）能在一定程度上提示骨折周围软组织损伤情况及出血范围。

（3）能够反映关节内骨折的受累部位并测量移位程度。

（4）在诊断复杂骨折和畸形愈合方面，CT扫描明显优于MRI。

其不足之处在于，二维CT影像无法立体展示骨折的表面轮廓及内部结构，临床上须根据断层扫描结果以三维空间构想。

螺旋CT及其三维重建对诊断关节内骨折的优越性已得到普遍证实。三维重建的广泛应用，为肩部骨折的诊治提供了可靠依据。螺旋CT及其三维重建技术，在充分显示损伤细节的基础上能够立体展示骨折形态，肱骨头影像经解体处理后，可直接观察肩盂骨折的移位方向、几何形态及稳定程度，对于指导术中整复及合理固定等提供了可靠依据。近期的研究结果表明，螺旋CT扫描的表面遮盖显示和多平面重建技术，对肩部复杂骨折分型的诊断正确率93.3%，对Neer三、四部分肱骨上端骨折的诊断正确率为88.9%；对移位肩盂骨折的正确率为100%。Fishman等认为，通过使用CT扫描重建，约有20%～30%的患者需要改变处理方法。

影像检查各有所长，临床上，可本着适应性互补的原则加以综合评估，其中常规X线检查，CT扫描和三维重建的联合应用是明确肩胛骨骨折的有效方法。此外，为进一步明确诊断尤其是软组织损伤，有时还需要补充关节镜、B超或MRI检查。

3.MRI检查

MRI检查是一种安全有效、无射线损害的成像技术，它改变了传统影像以解剖学为基础的局限性，对评价肩周围软组织损伤具有重要的诊断价值和临床意义。早期对疑有肩周围软组织损伤者都可采用MRI检查，对诊断肩袖、关节软骨、肩周围韧带、关节囊盂唇复合体损伤等具有重要价值。

五、合并伤

肩胛骨骨折常常合并多发伤：

（1）多发肋骨骨折。

（2）气胸。

（3）血胸（肺挫伤）。

（4）颅脑损伤。

（5）血管损伤。

（6）肩关节不稳定。

（7）肩袖损伤。

（8）肩胛上神经损伤和卡压。

（9）创伤性肩峰撞击征。

（10）肩关节外展受限、肌力减弱。

（11）臂丛神经损伤。

（12）脊柱损伤（颈椎损伤）。

六、治疗

对于肩胛骨创伤的完整处理过程可分为 2 个阶段：

1.急救期

此间主要是对危及生命的合并损伤进行救治。

2.治疗期

主要对骨折和软组织损伤进行处理治疗，包括保守治疗和手术治疗。

（1）保守治疗：一般主张伤后 24～48h 局部冷敷，早期充分止血，并用肩胛部弹力绷带包扎固定，前臂悬腕带悬吊。早期可以进行患肢活动。

（2）手术治疗：包括手术重建对于移位严重的骨折，切开复位内固定能最大限度地获得骨折断面的接触；保障骨折愈合的顺利进行，维持骨折部位的稳定；防止因骨折造成的继发性损伤。重建局部肌肉的结构长度及动力平衡；为早期关节活动提供条件。

①手术指征：目前多数学者认为：对于移位严重的骨折，当全身情况稳定后，宜限期手术治疗。早期手术固定和系统的康复训练是改善肩关节功能的很重要的方法。对于合并肩袖、韧带、关节囊、盂唇等软组织或肩胛上神经损伤应限期手术探查。在伤后的 3 周内应力争完成手术，将有利于手术中整复及提高远期疗效。

②手术入路

前方入路：用于处理盂缘前、下部骨折或喙突骨折等。手术切口起于喙突，沿三角肌前缘向下至肱二头肌沟外侧，游离头静脉，分离三角肌和胸大肌之间的间隙，显露肱骨上端。必要时，可切断肩胛下肌。切开关节囊，显露关节面。在盂缘骨折的早期，因关节囊撕裂，常易于显露关节面。当盂缘下部骨折整复困难时，可沿喙突顶点截骨，以改善手术显露。分离三角肌在肩峰及锁骨的附着，可明显扩大显露范围。

后方入路 Judet 入路：可用于处理肩胛冈、体部、盂窝及肩胛颈骨折。能同时显露肩盂后部及肩胛骨外缘。患者侧俯卧位，术中上肢保持自由状态，切口起于肩峰内侧，沿肩胛冈走向至肩胛骨内缘转向肩胛下角，切断并翻转三角肌后部纤维，沿肩胛下肌与小圆肌间隙进入（此间隙因小圆肌变异而难以分离,可分开肩胛下肌下缘),充分显露体部外缘、肩胛颈及盂缘后方骨折。当体部或肩胛颈骨折难于显露时,可沿肩胛骨体部内缘切断并向体部钝性剥离冈下肌和小圆肌和大圆肌。术中应注意保护肩胛上神经(由肩胛切迹向后延伸,支配冈上肌和冈下肌)、血管及三边孔、四边孔内容物(腋神经和旋肱后动脉在肩盂下方经四边间隙)。术后常规留置引流管于肩胛下处。

后上入路:用于固定Ⅲ型(盂窝上半横形骨折)、Ⅳ型(盂窝中央横形骨折)、Ⅴ型(包括Ⅳ型和Ⅲ型骨折)及Ⅴ型(包括Ⅳ型兼Ⅱ型和Ⅲ型骨折)等。按后方入路显露肩盂,然后分离锁骨和肩胛冈之间的间隙,并沿斜方肌极其下方冈上肌的纤维方向钝性分离,显露肩盂上部和喙突基底。此时牵开或切除锁骨外侧部,能增加显露范围。

前后联合入路:用于治疗肩峰、肩锁关节、锁骨及肩胛颈骨折等联合损伤。

③内固定的选择。一般选择内固定的方法是:a.重建钢板。b.拉力螺钉。c.2块重建钢板进行双向固定。

④微创手术:可选择关节镜下进行修复;经皮撬拨复位;还可选择用可吸收线缝合。

综上所述,我们对肩胛骨骨折的分析认识的基础:a.对肩胛骨损伤的分类的认识。b.对加强对肩胛骨骨折临床表现的认识,提高对骨折的并发症的早期诊断,首先抢救生命,稳定后再进行肩胛骨的综合治疗。c.提高对肩胛骨骨折X线片、CT(螺旋CT三维重建)MR的认识。提高对骨折治疗的判断。d.早期确定保守治疗(肩胛冈,喙突一般无需手术)功能锻炼可获得满意效果。e.早期确定手术方案(严重损伤的盂窝、体部、肩峰、肩胛冈、盂缘骨折合并肱骨头半脱位、肩胛颈骨折及浮肩损伤)应早期手术牢固固定。f.强调,肩胛骨骨折的治疗,应该放在以后的功能上,而不是骨折后的位置上。g.骨折后的康复。

第二节　锁骨骨折

锁骨位于胸廓的顶部前方,全长位于皮下,为上肢带与躯干连接的唯一骨性结构。易发生骨折,在儿童时期尤为多见。据资料统计,锁骨骨折占全身骨折的5.98%。

一、病因及机制

摔伤是锁骨骨折的主要原因。以儿童最为多见。大约50%的锁骨骨折发生于7岁以下的儿童。

直接外力,如从前方打击、撞击锁骨,或摔倒时肩部直接着地均可造成锁骨骨折。摔倒时手掌着地,外力通过传导至肩,再传至锁骨,遭受间接外力和剪切应力也可造成骨折。

婴幼儿锁骨骨折多是从床上、椅子上、平地摔伤所致。常为不全的青枝骨折。骨折部位弯曲成弓形。有时需与骨代谢疾病所致锁骨弯曲畸形相鉴别。

产伤是新生儿锁骨骨折的常见原因,占产伤的第一位,发生率为2.8%～7.2%。产伤所致锁骨骨折与很多因素有关。如胎儿的重量、产式、产妇分娩的体位、医师的经验等。剖宫产很少引起锁骨骨折。

成人锁骨骨折多由间接外力引起,但有相当多的病例是由接触性竞技运动和高能量交通外伤引起。更多发生多发损伤。

近年来一些报道和研究表明,锁骨骨折绝大多数是直接外力引起。而伸展位摔倒,经传导外力所致骨折只占极少数。认为摔倒时,手掌虽首先着地,但是由于患者的体质量和摔倒时的速度,肩部也会直接着地,因此造成锁骨骨折的最后外伤机理仍为直接外力所致。

此外,当肩部受到直接外力时,造成锁骨中 1/3 与第一肋骨相顶触撞击,从而可造成锁骨中 1/3 螺旋骨折。

除创伤因素外,非外伤原因也可造成锁骨骨折。锁骨本身发生病理改变时,在轻微的外力作用下即可发生骨折。如当锁骨骨髓炎、良性及恶性肿瘤放射治疗时,颈部淋巴结清除术后。也可发生锁骨应力骨折。

二、骨折分类

锁骨骨折一般按骨折部位分为外 1/3 骨折、中 1/3 骨折和内 1/3 锁骨骨折。

1.中 1/3 锁骨骨折

最为多见,占锁骨骨折总数的 75%～80%。中 1/3 移位骨折发生典型的移位。骨折可为横行、斜行或粉碎性。

2.锁骨外 1/3 骨折

较为少见,占锁骨骨折总数的 12%～15%。根据喙锁韧带与骨折部位相对关系,可再分为几种类型:

Ⅰ型:骨折位于喙锁韧带与肩锁韧带之间,或位于锥形韧带与斜方韧带之间。韧带未受损伤,因此骨折断端相对稳定,骨折无明显的移位。是外 1/3 骨折中最为常见的类型。

Ⅱ型:锁骨外 1/3 骨折,喙锁韧带与内侧骨端分离。可再分为 A、B 两型。

ⅡA 型:锥形韧带和斜方韧带与远骨折段保持连接,近骨折块不与喙锁韧带相连,并向上移位。

ⅡB 型:骨折线位于锥形韧带与斜方韧带之间,锥形韧带断裂,斜方韧带与骨折远段仍保持联系。

锁骨外 1/3 Ⅱ型骨折,由于近骨折段失去喙锁韧带的稳定作用,又因受胸锁乳突肌和斜方肌的牵拉,发生向上向后方的移位。而远骨折段由于受肢体的重力作用以及胸大肌、胸小肌、背阔肌的牵拉,向下向内移位。肩关节活动时可带动骨折远端一起活动。因此这种类型的骨折难以复位和维持复位,易发生骨折不愈合。

Ⅲ型:为锁骨外端关节面的骨折,喙锁韧带保持完整。如骨折没有移位,早期诊断有一定困难。有时易与Ⅰ度肩锁关节脱位相混淆。必要时需行 CT 检查才能诊断。

Ⅳ型:主要发生于 16 岁以下的儿童。由于青少年骨与骨膜连接较松,因此锁骨外端骨折后,骨与骨膜易发生分离,骨折近端可穿破骨膜袖,受肌肉的牵拉向上移位。而喙锁韧带仍与骨膜袖或部分骨块相连。易与Ⅲ度肩锁关节脱位、远端Ⅱ型锁骨骨折相混淆。因此有时称为假性肩锁脱位。

Ⅴ型：见于老年人，为楔形骨折或粉碎性骨折。喙锁韧带与远、近两主骨折块失去连接，但保持与主骨块之间的小骨块的连接。

3.内 1/3 锁骨骨折

最为少见。占锁骨骨折总数的 5%～6%。可进一步分为 3 型。

Ⅰ型：骨折线位于肋锁韧带附着点的内侧，韧带保持完整，骨折无明显移位。

Ⅱ型：肋锁韧带损伤，骨折有明显移位。

Ⅲ型：锁骨内端关节面骨折。易形成晚期胸锁关节退行性变。

由于骨骺板强度较骨与韧带结构弱，因此同样的外力作用，在青少年时期，锁骨内端更易发生骨骺分离。当锁骨内端骨骺尚未骨化时，X 线片诊断易误诊为胸锁关节脱位。

三、临床表现及诊断

成人及较大年龄的儿童能以主诉病史及症状，因此一般诊断困难不大。临床表现为锁骨骨折处局部肿胀、畸形。骨折近段上翘，上臂连同肩下坠。儿童常因肩部疼痛将患侧上臂靠在胸壁上，或以健手托住患侧肘部。患儿头常倾斜向患侧，以缓解因胸锁乳突肌牵拉引起的疼痛。触诊时骨折部位压痛，可触及骨擦音及锁骨的异常活动。

诊断锁骨骨折的同时，应除外其他的合并损伤，如气胸、胸部、肩部的骨折以及神经、血管损伤。邻近肩锁关节及胸锁关节部位的骨折，应注意与关节脱位、骨骺分离相鉴别。

疑有锁骨骨折时需拍 X 线片确定诊断。一般中 1/3 锁骨骨折拍摄前后位及向头倾斜 45°斜位片。拍摄范围应包括锁骨全长，肱骨上 1/3、肩胛带及上肺野，必要时需另拍 X 线胸片。前后位片可显示锁骨骨折的上下移位。45°斜位片可观察骨折的前后移位。

婴幼儿的锁骨无移位骨折或青枝骨折有时原始 X 线片难以明确诊断，可于伤后 5～10d 再复查 X 线片，常可表现有骨痂形成。

外 1/3 锁骨骨折中Ⅰ型及Ⅱ型损伤一般可由前后位及向头倾斜 40°位 X 线片做出诊断。有时需拍摄双肩应力 X 线片，以帮助诊断喙锁韧带是否损伤。拍摄应力 X 线片时，患者直立位，双腕各悬 4.5kg（10 磅）重物，放松上肢肌肉，拍摄双肩正位片。喙突与锁骨近骨折段距离明显增宽时，说明喙锁韧带损伤。锁骨外端关节面骨折，常规 X 线片有时难以做出诊断，常需行断层 X 线片或 CT 检查。

锁骨内 1/3 前后位 X 线片与纵隔及椎体片重叠，不易显示出骨折。拍摄向头倾斜 40°～45° X 线片，有助于发现骨折线。有时需行 CT 检查。

四、合并损伤

邻近的骨与关节损伤可合并肩锁、胸锁关节分离、肩胛骨骨折。当锁骨骨折合并肩胛颈移位骨折时，由于上肢带失去骨性的支撑连接作用，骨折端明显不稳。

第一肋骨可发生骨折。高能量损伤时可发生多发肋骨骨折。

机器绞伤可造成锁骨骨折合并肩胛胸壁间分离，造成广泛的软组织损伤，肩胛骨向外移位,可造成臂丛神经及腋动脉损伤。

胸膜及肺损伤:由于锁骨邻近胸膜的顶部和上肺叶,移位的锁骨骨折可造成气胸及血胸。合并气胸的发生率可高达30%。

臂丛神经损伤:锁骨骨折移位时可造成臂丛神经根的牵拉损伤。损伤部位常在锁骨上,颈椎横突水平,或神经根自脊髓分支处。

骨折块的移位也可在局部造成臂丛神经的直接损伤,构成尺神经的分支常易受累及。

血管损伤:锁骨骨折合并大血管损伤者较为少见。可见于较大暴力、骨折明显移位时。偶也见于锁骨成角畸形或青枝骨折时。常易受累的血管有锁骨下动脉、锁骨下静脉和颈内静脉。腋动脉及肩胛上动脉损伤也有时发生。血管损伤的病理改变可为撕裂伤、血管栓塞、血管外压迫或血管痉挛等。

血管造影对诊断损伤的部位和损伤的性质都有很大的帮助。确定诊断后应及时手术治疗,修复损伤的血管。采用血管结扎术是不可取的,由于肢体侧支循环不足,对老年患者尤有较大的危险。

五、鉴别诊断

成人锁骨骨折X线片诊断较为明确,但有时需注意病理骨折的诊断。在不同年龄的儿童中,锁骨骨折有时需与一些其他病损相鉴别。

1.先天性锁骨假关节

为胚胎发育中锁骨内、外两个骨化中心未能正常融为一体所致。新生儿表现为锁骨中外交界处有假关节活动和包块。多发生在右侧锁骨。随年龄增长,局部畸形加重。应与产伤所致锁骨骨折相鉴别。X线表现为锁骨中外1/3处假关节形成,两骨折端接近并表现为鳞茎状的团块。不产生临床症状和功能障碍。长期随访对锁骨长度的发育、肩锁、胸锁关节均无影响。一般无需特殊治疗。

2.锁颅发育不全

为家族遗传性膜内成骨发育异常的疾患。可累及锁骨、颅面骨以及骨盆、脊柱、手、脚骨的发育,造成相应的畸形。临床表现为锁骨全部或部分缺如。X线片与先天性锁骨假关节不同,骨两端有较大的间隙,骨端逐渐变细。同时伴有颅骨、骨盆环缺失,面骨发育小等畸形。

3.锁骨内端骨骺分离

锁骨内端骨骺骨化较晚,闭合最迟。因此幼儿及青少年锁骨内端外伤时,较少发生胸锁关节脱位或骨折,而更易发生骨骺分离。骨骺分离在X线片上表现为胸锁关节脱位的征象。

4.肩锁关节脱位

儿童的锁骨外端骨折在临床上及X线片有时也难与肩锁关节分离相鉴别。必要时需用断层X线片或CT检查。

六、治疗

1.保守治疗

Lester报道了锁骨骨折的治疗以来,目前已有200多种方法。这些方法大致可分为两大类：一类是单纯支持固定，包括单纯三角巾固定、肩石膏等；另一类是闭合复位后的外固定，包括"8"字绷带、"8"字石膏绷带、肩"人"字形石膏等。尽管不同的作者推荐了各自不同的治疗方法，但有一个问题始终存在，那就是骨折复位后难以维持稳定，畸形在一定程度上始终存在。绝大多数锁骨骨折用非手术方法治疗可取得优异的疗效，锁骨骨折极少发生骨折不愈合，即使骨折畸形愈合，对日后功能的影响亦甚微。

保守治疗应遵循以下原则：①支持肩袖，使骨折远端向上、向外和向后。②向下压骨折近端。③维持复位后的稳定性。④尽可能地使患侧肘关节和手早期活动。

（1）悬吊患肢：青枝骨折、不全骨折或内 1/3 移位不大的骨折，用三角巾或颈腕吊带悬吊患肢 1～2 周，疼痛消失后开始功能锻炼。

（2）复位固定：有移位的骨折，手法复位，"8"字形石膏固定 4～5 周。如患肢有麻木、疼痛、肿胀、苍白，应随时复查，将固定的石膏做必要的修整。

手法复位可在局麻下进行。患者坐在木凳上，双手叉腰，肩部外旋后伸挺胸，医生站于背后，一脚踏在凳上，顶在患者肩胛间区，双手握住两肩向后、向外、向上牵拉纠正移位。复位后纱布棉垫保护腋窝，用绷带缠绕两肩在背后交叉呈"8"字形，然后用石膏绷带同样固定，使两肩固定在高度后伸、外旋和轻度外展位置。固定后即可练习握拳，伸屈肘关节及双手叉腰后伸，卧木板床休息，肩胛区可稍垫高，保持肩部背伸。3～4 周拆除。锁骨骨折复位并不难，但不易保持位置，愈合后上肢功能无影响，所以临床不强求解剖复位。

2.手术治疗

（1）手术治疗指征：开放骨折；合并血管、神经损伤的骨折；有喙锁韧带断裂的锁骨外端或外 1/3 移位骨折；骨折畸形愈合影响功能，不愈合或少数要求解剖复位者，可切开复位内固定。内固定方法可视骨折的类型和部位等不同，选择"8"字钢丝、克氏针或钢板螺丝钉固定。手术患者平卧于手术台上，患侧肩部垫一扁枕。头颈偏向健侧，使其颈胸距离增宽，便于手术。

（2）麻醉：局部麻醉或高位持续硬脊膜外麻醉。

（3）手术步骤：在锁骨前下缘做一与锁骨平行之横行切口。以病变为标志，沿锁骨下缘向内、外延长，其长度根据病变的手术要求决定。沿切口切开皮肤、皮下组织和深筋膜，并将皮瓣适当向上、下游离，沿切口的方向切开颈阔肌，显露出锁骨，再按切口的位置，作为锁骨骨膜的切口。沿锁骨骨膜切口，切开骨膜，并在骨膜下剥离，显露出锁骨。在剥离锁骨后方骨膜时，要紧贴锁骨，以免损伤锁骨后方的锁骨下动脉和胸膜。

说明：整个锁骨从肩峰端起到胸骨端止，可在皮下找到，因此用锁骨前方偏下的进路可以得到一个直视下的满意的显露，便于手术的进行。手术中注意在切开颈阔肌和骨膜时，须沿锁骨上缘切开，这样使皮肤切口和肌肉切口不在一个平面上，以免两者粘连。在剥离锁骨骨膜后方时，要紧贴锁骨进行，而且剥离器控制要稳，以免损伤锁骨后血管、神经和胸膜。如果将切口延长到外侧 1/3，在锁骨的上方可见斜方肌。如果将切口延长到胸骨柄，则可见到胸锁乳突肌。克氏针内固定是治疗锁骨骨折最常用的手术方法。因其手术操作过程简单、安全、可靠，术后无需特殊固定等优点，被临床医生广泛采用。但因克氏针抗弯曲和防止旋转的作用较小，术后肩关节活动时骨折端能产生松动，很多患者因术后克氏针的松动、退针、顶磨皮肤，甚至穿透皮肤，给患者造成很大的痛苦，影响了治疗的质量。

传统的克氏针固定法有两种穿针方式：一种是钻入法，用骨钻将克氏针先逆行钻出锁骨远折端,复位后再顺行钻入近折端,在近折端髓腔转弯处停止或钻入皮质骨,成为直针固定。这种固定方式,因克氏针进入锁骨近折端的距离较短,钻入克氏针时对针周围的骨质有一定的损伤,克氏针与骨的接触相对较松,固定的牢固程度受到一定的影响。另一种是打入法,如果选用克氏针较粗或针尖不光滑,或其他原因不能使克氏针顺着髓腔滑入近端,其结果也是直针固定。直针固定时,克氏针本身不具有弹性,针与骨的摩擦力较小,当骨折两端轻微摆动时,针与骨的接触面及摩擦系数不断发生变化,加速了接触面骨质吸收。随着骨质吸收的增加,克氏针逐渐出现松动而发生退针现象,针尾逐渐顶起皮肤,产生疼痛,严重者顶透皮肤,给患者造成很大的痛苦。顶透皮肤后疼痛虽可减轻,但增加了组织感染的机会。弯针固定属于弹性固定。此种方法克氏针进入锁骨近端的距离长,针与髓腔接触紧密。当骨折两端发生微动时,针的两端随同骨折端微动。而克氏针与骨的接触面及摩擦系数基本不变,当骨与针的接触面有所吸收时,由于克氏针的弹性存在,使接触面仍然保持紧密的接触,有效地防止了克氏针的松动及退针现象。而克氏针尾的折弯使其锋利的尖端避免了与皮肤的接触,减轻了皮肤的损伤,明显减轻了患者的痛苦。但应注意的是:①选择弹性好的克氏针容易通过锁骨的弯曲处。②克氏针的近端头部必须光滑,减少打入时的阻力,避免打入髓腔壁内而成为直针固定。③克氏针的近端折弯角度要适当,确保顺利通过锁骨弯曲处。④锁骨近端骨折因近端髓腔无曲度,不适于此法。

锁骨远近端骨折的手术方法同肩锁关节或胸锁关节。

七、晚期并发症

1.骨折不愈合

锁骨骨折不愈合的发生率为0.9%~4%。Neer报道保守治疗的锁骨骨折,骨折不愈合率为0.8%,手术治疗锁骨骨折,骨折不愈合率为3.7%。易导致锁骨骨折不愈合的因素有:①固定不牢固。②严重的创伤。③再发骨折。④远1/3骨折。⑤骨折有明显移位。⑥初期切开复位。

2.畸形愈合

儿童锁骨骨折,锁骨短缩非常常见,但对上肢功能影响不大。短缩和成角畸形也可以被重新塑形。成人锁骨骨折畸形愈合后,没有重新塑形的能力,常常遗留短缩和成角畸形。

3.神经血管并发症

儿童锁骨骨折愈合后,大量的骨痂很少压迫肋锁空间,而且随着时间的推移,骨痂逐渐减少。而成人锁骨骨折,无论骨折愈合还是骨折不愈合都可能出现后期神经血管并发症。正常情况下,肋锁间隙有足够的空间容纳臂丛和锁骨下血管,但在有些先天变异的情况下(如锁骨分叉及没有向内或向前成角的直锁骨),肋锁间隙在骨折发生更加狭小,从而出现神经血管的压迫。

4.创伤性关节炎

胸锁和肩锁关节内骨折易发生创伤性关节炎,但远端锁骨骨折后引起的退行性变更为常见。在X线片上可能有囊性变、骨刺、肩锁关节缩窄和锁骨远端吸收等表现。

第三节　肩锁关节脱位与胸锁关节脱位

一、肩锁关节脱位

（一）应用解剖学及功能

肩锁关节为滑膜关节，由锁骨的肩峰端与肩峰的关节面构成。锁骨的肩峰端扁平，指向外下。肩峰关节面位于肩峰内缘，指向内上。

肩锁关节的稳定由 3 分部装置维持：①关节囊及其加厚部分形成的肩锁韧带，控制肩锁关节水平方向上的稳定性。②前方三角肌及斜方肌的腱性附着部分。③由喙突至锁骨的喙锁韧带，控制肩锁关节垂直方向上的稳定性。喙锁韧带分为斜方韧带和锥状韧带 2 部分。斜方韧带呈四边形，起于喙突上面的后部，附着于锁骨肩峰端前外侧的粗糙骨嵴即斜方线，其上内面为锁骨下肌，下外面为冈上肌，前方游离。锥状韧带呈三角形，在斜方韧带之后，起自喙突出缘的后部，附着于锁骨外侧端的下后面。锥状韧带与斜方韧带之间有滑囊或脂肪相隔。如单纯切断肩锁韧带仅出现半脱位；如同时切断肩锁及喙锁韧带则可引起全脱位；切断关节囊，同时切断斜方韧带或锥状韧带，亦可引起全脱位，故喙锁韧带对维持肩锁关节的完整性极为重要。

肩锁关节内有一棱柱状纤维软骨盘，软骨盘的大小和形状变异很大。仅 1% 的人有完整的软骨盘。发育正常时可以将关节腔完全分开成 2 个部分。

Bosworth 认为锁骨与喙突之间的间隙不超过 1.3cm，Bearden 报道喙锁间隙为 1.1～1.3cm。

肩锁关节的运动：对肩锁关节活动范围的研究是一个循序渐进的过程，目前普遍认为：无论肩关节做任何动作，肩锁关节仅有 5°～8° 的活动范围。这样解释肩锁关节融合以及喙锁间拉力螺钉的使用，对肩关节没有明显的限制。在上肢完全上举过程中，锁骨旋转 40°～50°，这样的旋转范围与肩胛骨的同步旋转关系密切，与肩锁关节没有明显的关系。

（二）损伤机制

1.直接暴力

最常见的损伤动作是摔倒时，上肢保持内收位，肩部的前上或后上撞地，外力将肩峰推向下、内方导致肩锁关节囊、肩锁韧带不全或完全断裂、三角肌和斜方肌附着点撕裂、喙锁韧带不全或完全断裂。

2.间接暴力

（1）作用于上肢向上的间接暴力：摔倒时，外力经手掌向上传导，通过肱骨头作用于肩峰。造成肩锁韧带损伤，而喙锁韧带完整，喙锁间隙减小。如果暴力非常大，则会出现肩峰骨折、肩锁韧带断裂和盂肱关节向上脱位。这是一种非常少见的损伤机制。

（2）作用于上肢向下的间接暴力：外力通过向下牵拉上肢，间接作用于肩锁关节。这也是一种少见的损伤机制。

（三）分型

基于肩锁关节解剖学的特殊性，与其他的关节不同，肩锁关节损伤的不同诊断取决于关节囊韧带(肩锁韧带),关节外韧带(喙锁韧带)和周围肌肉结构(三角肌和斜方肌)损伤的程度。

Rockwood 分型:肩锁关节损伤共分为 6 型。

Ⅰ型:轻度损伤,肩锁关节部分韧带损伤,肩锁关节完整,喙锁韧带完整,三角肌和斜方肌完整。

Ⅱ型:中度损伤,有肩锁关节囊破裂,肩锁关节间隙增宽,与健侧对比有轻度的垂直方向上的分离,喙锁韧带部分损伤,喙锁间隙轻度增宽,三角肌和斜方肌完整。

Ⅲ型:重度损伤,肩锁韧带完全断裂,肩锁关节脱位,肩部复合体向下移位,喙锁韧带完全断裂,与健侧对比,喙锁间隙增加 25%～100%。三角肌和斜方肌在锁骨远端附着处剥离。Ⅲ型的另一种表现:肩锁关节脱位合并喙突骨折,软组织严重损伤,或锁骨外端顶破关节囊呈纽扣式损伤。

Ⅳ型:肩锁韧带完全断裂,肩锁关节脱位,锁骨向后脱位,位于肩峰的后面,刺入或穿透三角肌。喙锁韧带完全断裂,与健侧对比喙锁间隙可以正常或改变(增宽或减小),三角肌和斜方肌在锁骨远端附着处剥离。

Ⅴ型:肩锁韧带完全断裂,喙锁韧带完全断裂,肩锁关节脱位,锁骨与肩峰距离明显增宽(与健侧对比增加 100%～300%),三角肌和斜方肌在锁骨远端附着处剥离。

Ⅵ型:肩锁韧完全断裂,喙突下型喙锁韧带完全断裂,肩峰下型喙锁韧保持完整,肩锁关节脱位,锁骨移位至肩峰或喙突下方。喙突下型喙锁关系颠倒(锁骨位于肩峰下方),肩峰下型喙锁间隙减少(锁骨在肩峰下方)。三角肌和斜方肌在锁骨远端附着处剥离。

(四)临床症状和诊断

1.损伤表现

(1)Ⅰ型损伤:肩锁关节有轻到中度压痛和肿胀,不能触及关节脱位,喙锁间隙无压痛。

(2)Ⅱ型损伤:肩锁关节半脱位,关节处有中到重度疼痛。如果在伤后较短的时间内对患者进行查体,可触及锁骨远端稍高于肩峰。活动肩关节时,肩锁关节疼痛。锁骨远端不稳定和呈现漂浮感。在喙锁间隙内可有压痛。

(3)Ⅲ型损伤:肩锁关节完全脱位,患者典型的体征是患肢内收贴近躯干,并稍上提以缓解肩锁关节的疼痛。肩部复合体向下移位,锁骨将皮肤挑起而显得更加明显。患肢的活动特别是外展活动受限。

肩锁关节、喙锁间隙和锁骨外侧 1/4 上方压痛。锁骨远端在水平及垂直方向上均不稳定,Delbet 将其形象地比作钢琴键。

(4)Ⅳ型损伤:Ⅳ型肩锁关节损伤的患者除了具有Ⅲ型损伤的临床表现外,还有在患者坐位时,从上方检查患肩,与健侧相比,锁骨远端向后移位。有时甚至向后明显移位,穿透三角肌,将后侧的皮肤挑起。肩关节的活动更加受限,常常伴有胸锁关节脱位。

(5)Ⅴ型损伤:Ⅴ型肩锁关节损伤较Ⅲ型损伤更为严重,锁骨远端向上明显脱位至颈部基底,这是上肢向下移位的结果。因附着在锁骨上的肌肉组织和软组织撕裂范围更加广泛,患者肩部疼痛的症状较Ⅲ型损伤更为严重。如果肢体向下移位严重,则可发生臂丛神经牵拉损伤的症状。

(6)Ⅵ型损伤:从上面看,与健侧肩关节的圆形轮廓相比,患肩变得较为平坦,肩峰明显突起。造成锁骨喙突下脱位的暴力非常大,有时锁骨骨折、上位肋骨骨折和臂丛上根神经的损伤。合并这些损伤时,肩部肿胀明显,肩锁关节损伤易被忽略。Patterson、McPhee、Schwarz及Kudera、Gerber及Rockwood所报道的病例中,没有并发血管损伤的病例。但在复位之前有短暂的感觉异常,复位后,神经病状消失。

2.放射学诊断

应用常规的肩关节技术对肩锁关节进行放射学检查,会发生X线曝光过度,使一些细小的骨折被漏诊。

(1)前后位:常规的前后位X线片应在站立或坐位时拍摄。Zenca认为肩锁关节真正的前后位X线片上,锁骨远端与肩胛骨的肩胛冈相重叠,故推荐行头倾10°~15°进行投射,这样可以显示细小的骨折和脱位。

(2)侧位:当怀疑肩锁关节脱位时,应行患侧及健侧的肩部轴侧位,这样可以显示锁骨的前后移位以及在前后位X线片上不能见到细小骨折。

(3)应力位X线片:临床上有明显肩锁关节损伤病史,并有完全脱位的典型畸形的病例,在常规的X线片上表现为喙锁间隙增宽。但有些病例因健侧上肢的保持性上托作用,使脱位的肩锁关节复位,其在常规X线片上不能发现。另外在常规X线片上,很难区别肩锁关节Ⅱ型损伤和肩锁关节Ⅲ型损伤。因此怀疑肩锁关节脱位时,应常规行肩锁关节的应力位X线片,来检查喙锁韧带的完整程度。

3.放射学评估

(1)正常关节:肩锁关节的宽度和形状在冠状位个体之间差异很大。Urist研究100例正常肩锁关节的X线片后发现:49%的肩锁关节由外上斜向内下,锁骨远端关节面在肩峰关节面之上;27%垂直;3%由内上斜向外下,锁骨远端关节面在肩峰关节面之下。另外21%肩锁关节不一致,锁骨位于肩峰关节面的上方或下方。Nguyen研究了300例正常的肩锁关节发现:51%锁骨远端关节面在肩峰关节面之上;18%垂直;2%锁骨远端关节面在肩峰关节面之下,29%肩锁关节不一致。

Nguyen认为肩锁关节间隙随着年龄的增加而减少,肩锁关节的正常宽度为0.5~7mm。60岁以上的老年患者肩锁关节间隙为0.5mm,可以视为正常。男性肩锁关节间隙大于7mm、女性大于6mm则为异常。

喙锁间隙在个体之间也存在明显差异。Bearden认为喙锁间隙的正常1.1~1.3mm,患侧间隙较健侧增宽50%,提示肩锁关节完全脱位。

(2)损伤的肩锁关节

①Ⅰ型损伤:Ⅰ型损伤在X线片上肩锁关节正常,仅软组织有轻微肿胀。

②Ⅱ型损伤:Ⅱ型损伤锁骨外侧端稍高于肩峰。肩胛骨轻微的内旋和因斜方肌的牵拉,锁骨向后轻度脱位,与健侧相比患肩稍增宽。应力X线片上双肩的喙锁间隙相同。

③Ⅲ型损伤:肩锁关节完全脱位,锁骨外侧端高于肩峰上缘,喙锁间隙明显增大。有时可有锁骨远端或肩峰的骨折。肩锁关节完全脱位伴喙突骨折非常少见,且在常规X经片上很难发现。所以在肩锁关节完全脱位而喙锁间隙正常时,应高度怀疑喙突骨折。

④Ⅳ型损伤:Ⅳ型肩锁关节损伤在X线片上表现除了锁骨远端向上移位、喙锁间隙增加

之外,最显著的特征是在轴侧位 X 线片上锁骨远端的向后移位。必要时行 CT 检查判断锁骨向后移位的情况。

⑤Ⅴ型损伤:Ⅴ型肩锁关节损伤的特性 X 线表现是喙锁间隙的明显增加(是健侧的 2～3 倍)。

⑥Ⅵ型损伤:肩锁关节向下脱位有两种类型:肩峰下型和喙突下型。肩峰下型喙锁间隙减小,锁骨远端在肩峰下方。喙突下型的特点是喙锁关系颠倒,锁骨在喙突下方。因为这种损伤通常是严重创伤所致,经常伴有锁骨和肋骨的骨折。

(五)治疗

1.Ⅰ型损伤

Ⅰ型肩锁关节损伤的特点是肩锁关节部分韧带损伤,肩锁关节完整,喙锁韧带完整。通常休息 7～10d 后症状消失。冰袋冷敷有助于减轻不适。但应防止肩关节进一步损伤,直到损伤处无疼痛,关节活动正常。

2.Ⅱ型损伤

Ⅱ型肩锁关节损伤,肩锁韧带撕裂,喙锁韧带紧张、完整。

(1)非手术治疗:大多数学者认为Ⅱ型肩锁关节损伤可应用非手术方法治疗,但 Bergfeld 与其同事的报道以及 Cox 的研究认为:Ⅰ型、Ⅱ型肩锁关节损伤保守治疗后会发生严重的肩锁关节不稳定,这与以前的认识不同。

Ⅱ型肩锁关节损伤保守治疗的方法很多,一些学者试图应用加压绷带和三角巾、黏着性胶带、挽具、支具、牵引技术和许多的石膏管型将半脱位的肩锁关节复位。Allman 推荐使用 Kenny-Howard 挽具固定 3 周,他认为需要 3～6 周持续的压力作用于锁骨上面,才能使韧带愈合。

(2)手术治疗:Ⅱ型肩锁关节损伤后常出现持续的疼痛,可能是因为锁骨创伤后的骨溶解,撕裂的关节囊韧带进入关节,关节软骨或关节盘脱落进入关节等因素引起,Bateman 将其描述为关节内紊乱,有时需要肩锁关节成形术来缓解疼痛,如果锁骨远端关节面退变,应将锁骨远端 2cm 切除,同时行关节清理和关节盘切除术。

3.Ⅲ型损伤

(1)非手术治疗:在早期,有的学者主张采用闭合复位,用加压绷带保持锁骨复位后的位置即在下压锁骨远端的同时,用三角巾或绷带将上臂上提。并认为:除了存在不可避免的肩锁关节畸形外,疗效较好。目前最为常用的 2 种方法为:①闭合复位,用悬带或支具维持锁骨复位后的位置。②短期悬吊后,早期活动,即所谓的技巧性忽略,伤后行 1～2 周的三角巾悬吊,然后行康复锻炼。Hawkins,Dias,Schwarz 分别报道了对Ⅲ型肩锁关节损伤的患者采用技巧性忽略的方法治疗,90%～100%的患者疗效满意。

(2)手术治疗:由于肩锁关节及周围解剖的特殊性和创伤解剖变化的复杂性,有关Ⅲ型肩锁关节损伤的治疗方法虽有百余种,但效果都不十分理想。Ⅲ型肩锁关节损伤的修复主要有 4 种手术方法:①肩锁关节复位内固定、韧带修复与重建。②喙锁间内固定、韧带修复与重建。③锁骨外端切除。④肌肉动力性转移。目前的治疗方法多在这 4 种方法的基础上进行改进,或将其中的几种方法结合应用。

肩锁关节损伤的不同手术方法：①克氏针内固定。②钢丝或丝线重建喙锁韧带。③松质骨螺钉重建喙锁韧带。④喙锁韧带完整，行锁骨远端切除。⑤喙锁韧带断裂缺失，行锁骨远端切除，喙锁间行韧带、筋膜或丝线重建。

肩锁关节脱位手术治疗应符合以下原则：①使肩锁关节恢复正常的解剖位置。②修整清除破裂或退变的关节面和关节间软骨盘。③修复重建稳定关节的韧带、关节囊以维持正常的肌力平衡。④可靠地固定至修复重建的韧带牢固愈合。⑤防止肩周围组织并发症。

固定肩锁关节的方法较多，包括：①肩锁关节张力带钢丝技术。②Stehli 钢板。③Bbsworth螺钉。④Wolter 钢板。⑤Rahmanzadeh 钢板。⑥Basler 钢板等。多数学者不主张应用克氏针，认为克氏针太细，容易发生断裂和移位。

喙锁韧带重建的方法有：①喙肩韧带转移。②喙突转移。③钢丝或丝线替代。④阔筋膜筋膜条或掌长肌腱重建。⑤生物聚酯人工韧带、碳纤维人工韧带、涤纶毡片人工韧带。喙肩韧带转移喙突上移术后再脱位发生少，但手术损伤大，会产生新的畸形，故对陈旧性脱位较适用。早期手术常取大腿的阔筋膜制成筋膜条或用掌长肌腱重建喙锁韧带，创伤大，患者较难接受，术后效果也不稳定。人工韧带具有良好的生物相容性、柔韧性和强度，损伤小，且能避免二次手术，对青年及运动员尤为适用。

对于急性损伤，我们推荐使用肩锁关节张力带钢丝技术，同时尽量一期修复喙锁韧带。采用 Robers 切口，沿肩峰前上缘和锁骨外侧 1/4 处做一弧形切口，保护头静脉，分离肩峰和锁骨外侧缘的三角肌起点，显露肩锁关节囊及肩峰，向外侧剥离或牵开三角肌可以暴露喙突。检查脱位的肩锁关节，将损伤的关节软骨切除，清除关节内嵌入的软组织，使其脱位的锁骨下端复位，在保持良好的复位情况下，从肩峰外侧缘，向锁骨远端钻入 2 枚克氏针，2 枚克氏针间距为1.5cm，穿入锁骨约 3cm。在锁骨上钻孔，穿过钢丝，8 字绕过克氏针尾端并拧紧固定。将针尾折弯 90°，留于肩峰外侧皮下，最后用羊肠线或粗丝缝合断裂的喙锁韧带。

(3)术后处理：术后均用三角巾悬吊患侧上肢，并屈肘、内收、内旋 2 周。嘱患者早期锻炼手腕及肘关节活动，3 周后逐渐练习肩关节前屈、后伸。禁止外展。8～10 周去除内固定。

但有学者认为直接用克氏针或斯氏针穿越肩锁关节，会引起关节的创伤性退变。故推荐应用松质骨螺钉直接固定锁骨与喙突。对于陈旧脱位，我们推荐使用喙突转移来重建喙锁韧带，如果锁骨远端病变严重，可行锁骨远端切除。

4.Ⅳ型、Ⅴ型和Ⅵ型损伤

目前普遍认为，Ⅳ型、Ⅴ型和Ⅵ型损伤因锁骨远端移位较大，并向后穿入斜方肌或移位至喙突下，需行手术治疗。治疗方法同Ⅲ型损伤。

近 10 年来有 2 种专用钢板治疗肩锁关节脱位：

(1)Wolter 钢板：由德国 LINK 公司制造。此钢板分左右侧，由与锁骨贴合的窄钢板及其延长部分的坚强、钝性的钩组成，并有三孔及五孔之分。

使用时，Wolter 钢板的钢板部分放到锁骨上，Wolter 钢板的钩放到在肩峰上钻好的孔中，钩应在关节囊外，并位于肩锁关节的后方。

手术适应证：

①肩锁关节脱位Ⅱ度和Ⅲ度。

②肩锁关节脱位 Rockwood 分型Ⅳ、Ⅴ、Ⅵ型。

③合并锁骨远端骨折。

手术操作步骤：

①患者取仰卧位，抬高患侧肩背约30°，头部转向对侧。沿锁骨至肩峰弧形切开皮肤，暴露锁骨远端，肩锁关节和肩峰（如果未显露出肩峰，可以弧形延长切口或将抬高的锁骨向下压低即可显露）。

②复位肩锁关节使其恢复解剖位置，可用复位钳或克氏针临时固定。将模板置于锁骨上方，确认板上螺钉定位孔都在锁骨上，在肩锁关节囊的外侧依据模板选取 Wolter 钢板的肩峰位点，用4.5mm的钻头向肩峰上钻孔。肩峰孔点大约距肩峰内侧缘1.5cm。

③在关节囊外、位于肩锁关节后方置入 Wolter 钢板钩。将钩贴着肩峰后内侧边缘的肩峰下骨面向钻孔处滑行，感到钩进入骨孔时下压钢板，使钩从孔内穿出。下压钢板使钢板与锁骨相贴，如钢板近端有一定的弹力而肩锁关节仍位于解剖位则刚合适；如钢板近端上翘不能压在锁骨上时，则须取出钢板以钩板连接处为弯点向下折弯；如钢板近端无弹力即能压贴在锁骨上时，则须取出钢板以钩板连接处为弯点向上折弯，否则会造成肩锁关节未完全复位的情况。如钩的末端过长时可剪除。

④将 Wolter 钢板向近侧拉紧，避免肩锁关节间隙增宽，用螺钉固定 Wolter 钢板的钢板部分。修补肩锁韧带，喙锁韧带可不行修补。

（2）AO 肩锁钢板：此钢板亦分左右侧，由与锁骨帖服的钢板及其呈枪刺状的延长端构成。手术适应证与 Wolter 钢板相同。

手术方法与 Wolter 钢板相似，但不用在肩峰处钻孔，将呈枪刺状的延长端插入肩锁关节后方的肩峰下即可，其枪刺状的延长端常需向上折弯。

AO 肩锁钢板无法拉紧肩锁关节间隙，术后 X 片常可发现肩锁关节间隙增宽。AO 肩锁钢板更适用于锁骨远端骨折。

（六）合并症

喙锁韧带骨化，Arner 报道喙锁韧带骨化的发生率为57%～69%。一些学者认为喙锁韧带骨化的发生与手术有关。但 Millbourn 发现喙锁韧带骨化也发生在Ⅰ型和Ⅱ型损伤中。多数学者认为喙锁韧带骨化的发生与最终疗效无关，无需进一步处理。

喙突骨折不愈合，非常罕见。常表现为上举时不适，肩关节无力。需植骨固定。

手术并发症包括：伤口感染、骨髓炎、关节炎、软组织骨化、骨吸收、克氏针或斯氏针的移位、内固定物折断和再次脱位。

非手术治疗的并发症：软组织嵌入关节，关节僵硬，需及时观察和调整，固定器械引起的皮肤刺激甚至出现皮肤溃疡、日常活动受限、畸形、软组织骨化、关节炎。

二、胸锁关节脱位

（一）发生率

胸锁关节脱位的发生率占肩带损伤的3%。由于胸锁韧带后部较强大，胸锁关节多发生前脱位。胸锁关节脱位多发生于机动车事故和对抗性运动中。

（二）解剖

胸锁关节是一个可动关节，它是人体所有大关节中最不稳定的关节。锁骨内侧骨骺是最后闭合的骨骺，在 23～25 岁时闭合。强大的韧带牵扯导致骨骺分离，常被误诊为胸锁关节脱位。

韧带

(1)关节软骨盘韧带：密集的纤维结构，类似于对抗关节向内移位的缰绳。

(2)肋锁韧带：在锁骨旋转和上抬过程中提供关节稳定性。

(3)锁骨间韧带：帮助支撑起肩关节。

(4)关节囊韧带：覆盖胸锁关节的前上部和后部。

（三）生物力学

胸锁关节能够在所有平面移动。它在上方、前方和后方各有约 35° 的活动度，并且能够绕锁骨的长轴旋转 45°～50°。

（四）损伤机制

胸锁关节脱位多发生于高能量损伤。直接或间接暴力都可能导致脱位。前脱位较常见，因为胸锁关节囊后韧带更强大。

（五）诊断

1.临床检查

胸锁关节疼痛和软组织肿胀。患者用对侧的上肢扶着患侧的上臂，并伴有呼吸困难、窒息感和吞咽困难。

2.影像学检查

正侧位 X 线片很难发现问题。因此，其他体位的 X 线片常用来诊断胸锁关节脱位。

(1)Hobbs 位：90°俯身位，是指患者俯身贴于放射板上，前部和下部的肋骨就会投影于放射板上。

(2)Serendipity 位：40°头倾位可以观察胸锁关节和锁骨内侧端。如果内侧锁骨向前方脱位，相对于由正常锁骨画出的水平线，脱位的锁骨将高于此水平线。如果内侧锁骨向后脱位，锁骨将低于此水平线。

(3)CT：CT 是评估胸锁关节最好的手段。CT 可以区分骨折和脱位，并且双侧的胸锁关节可以在同一时间进行比较。

（六）治疗

1.轻度扭伤（Ⅰ型损伤）

韧带完好，关节稳定。治疗方法是进行冰敷、上肢悬吊和舒适位的早期活动。

2.中度扭伤（Ⅱ型损伤）

关节囊，关节软骨盘和肋锁韧带部分破坏，胸锁关节半脱位——减少向后拉伸肩部，悬吊制动，防止手臂活动。保护 4～6 周，逐步恢复运动。

3.严重的错位（Ⅲ型损伤）

(1)胸锁关节前脱位：如果患者脱位 7～10d，可以尝试进行复位。这些都是典型的不稳定脱位,将会再次发生脱位。如果复位后能维持到位,固定应至少保持 6 周。如果是不可复的前脱位,不建议进行手术治疗。

(2)急性后脱位:如果患者脱位 7～10d,建议进行闭合复位。首先,应进行彻底检查以排除肺或血管损伤,如有必要,在复位时胸外科医师应在场以预防并发症的发生。如果复位成功,胸锁关节通常是稳定的。

(3)慢性胸锁关节后脱位:如果闭合复位失败或出现慢性后脱位,应进行手术治疗。因为大多数的成年患者不能耐受纵隔压缩。由于发生致命并发症的风险较高,胸外科医师应参与到手术团队中。该操作的目的在于稳定胸锁关节或切除锁骨内侧端并固定到第一肋。切勿用金属针、斯氏针、克氏针、螺纹针或 Hagie 针固定胸锁关节,因为上述固定物都需要拆除,并且会并发很严重的并发症。

第二章 下肢损伤

第一节 股骨颈和股骨转子间骨折

一、股骨颈骨折

股骨颈骨折系指由股骨头下至股骨颈基底部之间的骨折。股骨颈骨折对骨科医师一直是一个巨大的挑战。

（一）应用解剖

股骨头呈圆形，约占一圆球的 2/3，完全为关节软骨所覆盖，在其顶部后下有一小窝，称为股骨头凹，为股骨头韧带附着处，股骨头可由此获得少量血供。股骨颈微向前凸，中部较细。自股骨头中点，沿股骨颈画一条轴线与股骨下端两髁间的连线，并不在同一平面上，正常情况下，前者在后者之前，形成的角度，叫前倾角（图 2-1-1），平均 13°~14°，其中男性 12°~20°，女性 13°~22°。股骨颈与股骨干之间成一角度，称颈干角（图 2-1-2），成人为 125°，其范围在 110°~140°之间。

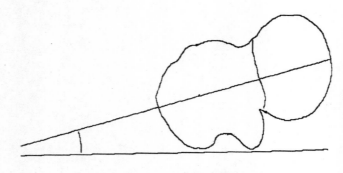

图 2-1-1　股骨颈前倾角

1.骨小梁系统

股骨颈内部承受张应力，压应力，弯曲应力和剪应力，骨小梁的分布方向和密集程度也因受外力的不同而不同，股骨头颈部有 2 种不同排列的骨小梁系统，一种自股骨干上端内侧骨皮质，向股骨颈上侧做放射状分布，最后终于股骨头外上方 1/4 的软骨下方，此为承受压力的内侧骨小梁系统；另一系统起自股骨颈外侧皮质，沿股骨颈外侧上行与内侧骨小梁系统交叉，止于股骨头内下方 1/4 处软骨下方，此为承受张力的外侧骨小梁系统（图 2-1-3）。在上述 2 种骨小梁系统在股骨颈交叉的中心区形成一三角形脆弱区域,即 Ward 三角区,在老年人骨质疏松时,该处仅有脂肪充填其间,更加脆弱。从股骨干后面粗线上端内侧的骨密质起,由很多骨小梁结合成相当致密的一片骨板,向外侧放射至大转子,向上通过小转子前方,与股骨颈后侧皮质衔接,向内侧与股骨头后内方骨质融合,以增强股干颈的连接与支持力,称为股骨距,也称为"真性股骨颈"。Giffin 通过研究指出它的存在不仅加强了颈干连接部对应力的承受能力,而且还明显加强了抗压力与抗张力两组骨小梁最大受力处的连接,在股骨上段形成一个完整合理的负重系统。股骨上端的力学结构是典型力学体系,自重轻而负重大,应力分布合理,受力性能极佳,骨小梁的排列能最大限度的抵抗弯曲应力。股骨距在股骨颈骨折时内植入物放置位置方面及股骨头假体的置换技术方面,均具有重要意义。

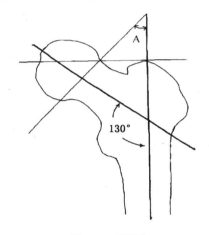

图 2-1-2 颈干角

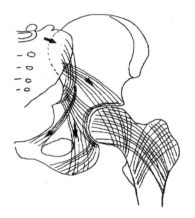

图 2-1-3 股骨颈骨小梁

2.股骨头及颈的血供

成人股骨头的血运主要是来自股深动脉的旋股动脉,外侧和内侧旋股动脉通过股骨的前后方在转子的水平相吻合,从这些动脉特别是旋股内侧动脉分出上、下支持带动脉。上支持带动脉又分出上干骺动脉和外骺动脉,而下支持带动脉变成下干骺动脉。闭孔动脉通过髋臼支分出圆韧带动脉,其终端为骨骺内动脉。自股骨干和转子部的动脉穿进股骨皮质下,终止于股骨颈近端,外骺动脉和内骺动脉分别供应股骨头外 2/3 和内 1/3 的血运,而下干骺动脉主要供应股骨颈的血供。上支持血管是股骨头的最重要的血运来源,而下支持带血管则仅营养股骨头和颈的一小部分,圆韧带血管对股骨头血供的重要性各家意见不一,作用尚不明确。

股骨颈骨折后,进入股骨头上方的外侧骺动脉因骨折而中断,骨折移位使支持带血管撕裂,髓内出血,髋关节囊内压增高压迫支持带血管等因素,使股骨头的血供遭受损害。骨折后股骨头坏死与否主要与其残存血供的代偿能力有关。股骨颈骨折通常位于整个关节囊内,关节液可能妨碍骨折的愈合过程。因为股骨颈上基本无外骨膜层,所有愈合必须来自于内骨膜,滑液内的血管抑制因子也可抑制骨折的修复。这些因素连同股骨头无稳定的血液供应便使得愈合无法预测。因此,股骨颈骨折应早期复位及内固定,以利于骨折后扭曲的支持带血管重新开放,坚固的内固定有利于重建一些血管的连续性。

（二）伤因和损伤机制

老年患者骨量明显下降和松质骨结构异常，最终导致骨的力学强度下降，以致股骨颈成为骨质疏松性骨折的好发部位之一。另外，老年人髋周肌群退变，反应迟钝，不能有效地抵消髋部有害应力，加之髋部受到应力较大（体重 2～6 倍），因此当遭受轻微外力，如平地滑倒或绊倒，由床上或座椅上跌伤，均可形成骨折。

青壮年股骨颈骨折，往往由于严重损伤如车祸或高处跌落，损伤机制有两种解释：一是外力从侧方对大转子的直接撞击，二是躯干倒地时下肢旋转，而股骨头卡在髋臼窝内不能随同旋转，股骨颈抵于髋臼缘，正常股骨颈部骨小梁的方向呈狭长卵圆形分布，长轴线与股骨头、颈的轴线一致，有利于在正常生理情况下承受垂直载荷，但难以对抗上述横向水平应力而易于发生断裂。

因过度过久负重劳动或行走等极限应力作用于股骨头，使股骨颈的骨小梁发生显微骨折，可最终导致疲劳骨折。

（三）分类

股骨颈骨折有多种不同的分型方法。

1.按骨折部位分类

（1）头下型：骨折线完全在股骨头下，整个股骨颈在骨折远段。显然这类骨折对血供损伤严重，临床多见。

（2）头颈型：骨折线的一部分在股骨头下，另一部分则经过股骨颈，由于遭受剪应力，此型临床最常见。

（3）经颈型：全部骨折线均通过股骨颈中部，此型临床甚为少见。

（4）基底型：骨折线位于股骨颈基底部，其后部已在关节囊外，此型血供保留最好。

2.按骨折移位程度分类（Garden 分型）

见图 2-1-4。

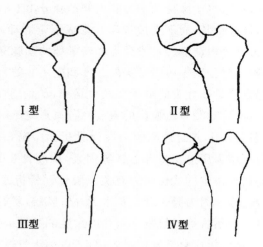

图 2-1-4 股骨颈骨折 Garden 分型

Ⅰ型:不完全性的嵌插骨折,股骨头斜向后外侧。

Ⅱ型:完全的无移位骨折。

Ⅲ型:完全骨折并有部分移位,可通过股骨头向骨小梁方向做出判断,但两骨折块尚保持相互间的接触。

Ⅳ型:骨折块完全移位。

3.AO分型系统

股骨颈骨折被分为股骨头下无或微移位型(B1型),经颈型(B2型),或移位的头下骨折(B3型),这些类型又可进一步分型,B1型骨折又有外翻15°及以上的嵌插(B1.1),外翻小于15°(B1.2),无嵌插(B1.3);经颈型(B2型)骨折又分颈基底部(B2.1型),伴内收的颈中型(B2.2型),伴剪切的颈中型(B2.3型);有移位的股骨头下骨折(B3型)又分为中度外翻合并外旋(B3.1型),中度垂直翻转及外旋移位(B3.2型),或显著移位(B3.3型)。B3型骨折的预后最差。见图2-1-5。

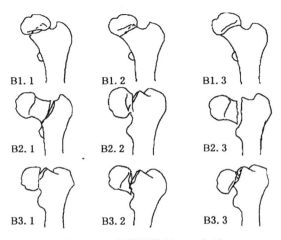

图 2-1-5　股骨颈骨折 AO 分型

目前临床上 Garden 的分型系统应用最为广泛,但无论应用哪一种分型系统,均应把嵌插骨折从无移位的股骨颈骨折中区分开来。这类骨折具有明显的稳定性,可行保守治疗或非手术治疗,因为几乎100%的嵌插骨折均可愈合,但有15%以上可发生再移位,因此对这类患者可选用闭合多枚螺钉固定,防止再移位的发生。对 GardenⅡ型,由于无嵌插,也就骨折本身没有固有的稳定性,如不行内固定,则几乎所有骨折均发生移位。

(四)临床表现和诊断

对老年人摔跌后诉髋部或膝部疼痛者,应考虑股骨颈骨折的可能。对移位明显的股骨颈骨折诊断并无困难,体格检查时可发现大转子上移至髂前上棘与坐骨结节连线以上,腹股沟韧带中点下方有压痛;患肢轻度屈曲,内收并有外旋,短缩畸形,但肿胀可不明显;叩击患者足跟时可致髋部疼痛加重。X线检查可明确诊断,并进一步判断类型。多数患者伤后即不能站立和行走,部分骨折端嵌插的患者症状很轻,下肢畸形也不明显,极易漏诊,对此类患者,应 CT 或 MRI 检查,也可嘱卧床休息,2周后再次摄片复查。

（五）治疗

1.治疗原则

骨折复位、固定、功能锻炼是治疗骨折的基本原则，年轻患者应首先考虑选择促进骨折愈合的治疗方法。

对高龄患者，属头下或经颈型骨折，估计骨折难以愈合者，方可考虑采用人工关节置换术。

2.治疗方案

（1）非手术治疗

①股骨颈基底部骨折，可考虑使用牵引的方法进行治疗，缺点是卧床时间较长，老年患者有引起其他并发症的可能。

②年老体弱患者，无法耐受手术治疗者，可在疼痛缓解后，鼓励患者坐起或坐轮椅活动，避免卧床时间过久而出现其他致命的并发症，不必过多考虑骨折的治疗。

③无错位的嵌插型骨折，估计骨折能够愈合者。

（2）手术治疗

①手术指征

适应证：股骨颈骨折中大部分为错位的不稳定性骨折，复位和内固定是治疗该类骨折的基本原则，若无禁忌证，均适合手术治疗。

禁忌证：a.年老体弱，不能耐受手术者。

b.身体有其他系统疾病，不适宜手术者。

②手术时机复位、内固定应在骨折后1周内进行，避免时间过久疤痕因素而影响骨折的复位；若行人工关节置换术也应在允许的情况下尽早手术，以利于患者术后尽快康复。

③手术方式手术名称、目的、原理、手术方法、术中关键环节。

a.牵引复位闭合打钉内固定：牵引复位可在C形臂X光机透视下进行，内固定钉可选择空心螺纹钉、三刃钉或加压螺纹钉，基底部骨折尚可考虑使用DHS进行内固定，对年轻患者同时可考虑对骨折断端进行骨移植，包括带血管蒂的髂骨移植和带股方肌的骨瓣移植，目的就是对骨折进行复位固定，并促进骨折的愈合。对年轻患者，应首先选择此类方法进行治疗。

b.人工关节置换术：适用于高龄患者（65～70岁以上），目的是减少患者的卧床时间，有利于并发症的预防，促进患者的康复。

④术前准备

a.入院后检查项目：常规进行骨盆照片和股骨颈正侧位照片，一般不需要CT或MRI检查。

b.术前专科准备事项：须根据患者年龄、骨折类型、身体状况决定治疗方法。

⑤术后观察及处理

a.术后一般处理：术后无需特殊体位，24h拔除引流。

b.术后专科处理：专科的特殊处理。

术后第2d患者即可进行患髋的功能锻炼。

内固定者根据骨折的愈合情况决定负重行走时间。

人工关节置换者3d可允许下地负重行走。

c.术后并发症的观察与处理

骨折不愈合:对年轻患者,可采用骨移植以促进骨折的愈合;对年长患者,可考虑进行人工关节置换术。

股骨头缺血性坏死:出现这种情况时,目前只能选择进行人工关节置换术。

人工关节脱位:首先进行手法复位,手法复位失败再考虑切开复位,复位后维持下肢牵引3周。

⑥出院随访

a.注意事项:内固定者根据骨折的愈合情况决定负重行走时间,避免过早负重造成内固定失败。

人工关节置换者应避免做髋关节内收和过度屈曲,以防人工关节脱位。

b.复查项目及时间周期:内固定者每3月检查一次X线照片,直至骨折完全愈合。

c.随访规范化:人工关节置换者每年复查一次X线照片,以观察人工关节的使用情况。

二、股骨转子间骨折

(一)概述

大多数股骨转子间骨折发生在低能量损伤的老年人中。股骨转子间位于关节囊外,大、小转子之间。这个区域的骨头主要是骨松质,具有良好的血供,因此骨不连的风险要低于股骨颈骨折。股骨距是股骨嵴的近端延续,位于股骨颈和股骨干连接部的后方。在站立负重时,股骨距持续承受应力,将应力从髋关节传导至股骨干。

(二)评估

股骨转子间骨折患者的体格检查和影像学检查与股骨颈骨折患者一样。股骨转子间骨折的患者往往在大转子间有更明显的压痛。

(三)创伤分型

股骨转子间骨折的Evans分型于1949年提出,它着重强调后外侧皮质的完整性对于取得稳定复位的重要性。这个分型并没有良好的重复性,也许简单地将骨折分为稳定骨折或不稳定骨折是一个更好的分型方法。不稳定骨折包括后中部骨皮质粉碎、转子下骨折和反转子间骨折。

(四)合并损伤

在老年患者中通常合并的损伤包括桡骨远端骨折、肱骨近端骨折、硬膜下血肿、心肌梗死和脑血管意外。

(五)治疗

1.非手术治疗

非手术治疗通常仅限于无法行走且手术风险太高或活动时仅轻微疼痛的老年患者。如果选择非手术治疗,尽早让患者从早期卧床过渡到轮椅活动,以减少长期卧床的并发症(如血栓栓塞性疾病、肺不张、肺炎)。如果骨折已畸形愈合,而患者的身体状况较前改善,可考虑行重建手术。另一种选择是给予患者持续的骨牵引,以确保在骨折愈合期间保持骨折的对线。后一种治疗方法在护理上非常困难,并且需要承担长期卧床发生的各种并发症的风险。

2.手术治疗

事实上,手术治疗适用于几乎所有可耐受手术的患者。只要患者的各项生理状态包括心肺功能、体液和电解质紊乱得到评估和治疗后,就可以进行手术。

(1)历史:最早用于治疗转子间骨折的工具是固定角度钉板固定,如 Jewett 三翼钉。这些装置可以提供骨折的固定,但骨折端无法加压。失败原因通常为螺钉穿入髋关节,螺钉从股骨头切出或内固定断裂。为了解决不稳定骨折的高失败率,在尝试重建后内壁骨质中,复位技术得到了发展。如 Hughston-Dimon 内移截骨术、Sarmiento 外翻截骨术、Wayne County 侧移复位术。下一代的内固定物如 Massie 钉,就像现在的滑动鹅头钉,使得螺钉固定在股骨头中,在滑动钢板的滑槽中压缩。这样的设计提高了骨的接触,但由于股骨头的固定质量较差和螺钉锋利的边缘,仍存在螺钉切出的风险。现代的滑动鹅头钉通过大直径的拉力螺钉外螺纹提高了股骨头的内固定强度(图 2-1-6)。

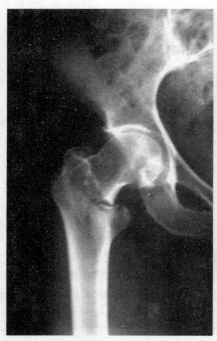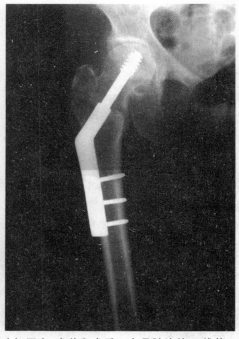

图 2-1-6　因稳定转子间骨折接受滑动鹅头钉固定,术前和术后 3 个月随访的 X 线片

(2)滑动鹅头钉:在置入滑动鹅头钉前,应先取得骨折的复位。这通常在牵引床上通过患肢持续牵引完成。下肢处于内旋位,通过正侧位的 X 线片来检查复位情况。应注意避免旋转不良、内旋对线和下沉。下沉可通过在髋关节下放置支撑物或手术中使用提升装置来纠正。复位后,经外侧入路到达股骨近端。接下来进行拉力螺钉的置入,应特别注意的是,螺钉的位置在正位和侧位应同时位于股骨头中心。螺钉应放置在软骨下骨质 1cm 以内,尖顶矩 > 2.5cm 时,内固定失败风险增大。钢板角度通常为 130°～150°。钢板角度增大的优点是可增加螺钉与滑槽间的滑动及减少成角运动。缺点包括螺钉置入股骨头中心难度增高,螺钉的放置所致远端皮质压力增高。最常使用的 135°钢板可以提供合适的螺钉放置,并且可以降低皮

质的应力增加。新一代的置入物可以调整钢板的角度来适配患者的解剖结构。下一步是置入滑动钢板。尽管生物力学研究已经表明两孔的滑动钢板也许能提供足够的固定强度,但这是假定两个螺钉都能够把持住骨质。如果存在任何疑问,应使用4孔钢板。如果大转子出现粉碎或移位,复位和固定可通过张力带技术达成。如果大转子没有复位,外展功能可能需要代偿,这会导致Trendelenburg步态。

（3）髋关节髓内钉:髋关节髓内钉由1个滑动髋螺钉搭配1个髓内钉构成。理论上的优势包括有限的骨折部位暴露和较滑动鹅头钉更小的屈曲力矩。研究表明,髋关节髓内钉与滑动鹅头钉在手术时间、失血量、感染率、螺钉切出率或螺钉移位上没有显著差异。最近的研究显示,针对股骨转子间骨折,髓内钉的使用率迅速增加。髓内钉在钉尖或远端锁定螺钉进针点处发生股骨干骨折的风险增高。

（4）假体置换术:假体置换术已用于粉碎性、不稳定的转子间骨折。假体置换术是一种创伤更大的手术,失血量更多,同时也存在髋关节骨不连的风险。对于某些患者,特别是那些严重骨质疏松的患者,常见于终末期肾衰竭患者,假体置换相对于切开复位内固定术有一个更好的预期。假体置换也可以作为内固定失败的补救措施。

（5）术后管理:术后患者应尽早活动,并且通常允许患者的髋关节适当负重。在患者可以下床行走前,应持续进行预防血栓的治疗。

（六）损伤并发症

在血栓栓塞性疾病和死亡率方面,转子间骨折基本上和股骨颈骨折相同。由于转子间具有良好的血供,骨坏死和骨不连的风险比股骨颈骨折明显要低。

（七）并发症的治疗

1.股骨近端的外翻移位

股骨近端的外翻移位通常发生在那些缺乏对后内壁进行重建的不稳定骨折中。这可能导致置入物断裂、螺钉切出、螺钉穿入关节或钢板外侧与股骨的分离。导致这种并发症的潜在原因包括螺钉放置偏前上、不当地扩髓而导致形成第2个钉道、缺乏稳定的复位、骨折的极度塌陷（超过内固定装置的滑动极限）,以及由于严重骨质疏松而导致的螺钉固定不牢。处置方式包括切开复位内固定翻修术、关节置换术或患者接受无痛关节融合、畸形愈合。

2.旋转畸形

远端的骨折块过度偏内或过度旋转都可以导致旋转不良。在不稳定骨折复位过程中,应避免过度内旋远端骨折块,并且进行内固定时应确保下肢处于中立或轻度外旋位。

3.骨不连

使用滑动鹅头钉治疗转子间骨折发生骨不连的概率约为2%。症状包括臀部或腹股沟的疼痛。治疗可进行内固定翻修手术或关节置换。

4.螺钉-套筒脱离

螺钉-套筒脱离是一个罕见的并发症,如果螺钉—套筒的接触不充分,可使用加压螺钉来避免发生螺钉-套筒脱离。如果加压螺钉停留在原位,则可能发生螺钉退出的风险,引起相应的症状,需要再次手术取出螺钉。

5.失血

行转子间骨折内固定手术,当采用股骨近端的外侧入路时,出血常发生在切开股外侧肌时,出血最有可能来自股深动脉的分支。

(八)注意事项

1.股骨颈基底部骨折

股骨颈基底部骨折是发生在关节囊外的骨折,更接近于转子间骨折。可以使用空心螺钉或滑动鹅头钉固定。如果使用滑动鹅头钉固定,股骨头存在旋转的倾向,特别是在骨质良好的患者中。为了对抗旋转,在置入拉力螺钉前,应在拉力螺钉导丝上方置入防旋螺钉。

2.反转子间骨折

反转子间骨折的骨折线为内上斜向下外(图 2-1-7)。在反转子间骨折中,髋关节螺钉的滑动轴线与骨折线平行,这与转子间骨折滑动轴线垂直于骨折线正好相反。正因为如此,滑动鹅头钉无加压的作用,并且近端骨折块相对于股骨干可能发生潜在移位,这使得滑动鹅头钉成为一种次优的内固定方式。这种形式的骨折更适宜采取髓内钉或固定角度装置,如95°动力加压髁螺钉或角度钢板。

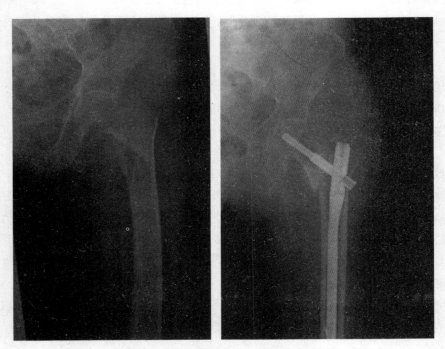

图 2-1-7　因反转子间骨折接受髓内钉治疗的术前、术后 X 线片

3.严重骨质疏松

存在严重骨质疏松的情况下,股骨头和股骨干的内固定强度可能不够。甲基丙烯酸甲酯已被用于强化内固定强度。可以使用股骨近端的锁定钢板。另外,可以行关节置换术来代替内固定。

4.大转子骨折

仅大转子发生骨折比较罕见,通常发生在大转子承受持续直接击打的老年患者中。患者通常表现为站立负重或活动髋关节时,髋关节外侧或臀部产生疼痛。这种骨折通常采取非手术治疗,通过辅助装置来使得患肢有限负重。手术治疗通常仅适用于骨折移位程度较大的年轻患者。

　　5.小转子骨折

　　小转子骨折可发生在青少年中,当髂腰肌强力收缩时可导致小转子撕裂。通常对症治疗。在老年患者中,小转子骨折应被视为股骨近端病理性损害的特殊征象。治疗应以患者的病变性质和范围为依据。如果不涉及病理性改变,治疗主要是对症治疗。

第二节　股骨干骨折

　　股骨干骨折是临床上常见骨折之一,约占全身骨折 6%,男多于女,呈 2.8∶1。多发生于 20~40 岁的青壮年,其次为 10 岁以下的儿童。股骨是体内最长、最大的骨骼,且是下肢主要负重骨之一,如果治疗不当,骨折可引起长期的功能障碍及严重的残疾。股骨骨折治疗必须遵循恢复肢体的力线及长度,无旋转,尽量保护骨折局部血运,促进愈合;采用生物学固定方法及早期进行康复的原则。目前有多种治疗股骨干骨折的方法,骨科医师必须了解每一种方法的优缺点及适应证,为每位患者选择恰当的治疗。骨折的部位和类型、骨折粉碎的程度、患者的年龄、患者的社会和经济要求以及其他因素均可影响治疗方法的选择。

　　股骨干骨折应包括小转子下 5cm 的转子下骨折,骨干骨折及股骨髁上部位的骨折,此 3 个组成部分的解剖及生物力学特点各有不同,诊断治疗前,应考虑到各个部位的解剖特点。股骨是人体中最长的管状骨。骨干由骨皮质构成,表面光滑,后方有一股骨粗线,是骨折切开复位对位的标志。股骨干呈轻度向前外侧突的弧形弯曲,其髓腔略呈圆形,上、中 1/3 的内径大体一致,以中上 1/3 交界处最窄。股骨干为三组肌肉所包围,其中伸肌群最大,由股神经支配;屈肌群次之,由坐骨神经支配;内收肌群最小,由闭孔神经支配。由于大腿的肌肉发达,股骨干直径相对较小,故除不完全性骨折外,骨折后多有错位及重叠。股骨干周围的外展肌群,与其他肌群相比其肌力稍弱,外展肌群位于臀部附着在大转子上,由于内收肌的作用,骨折远端常有向内收移位的倾向,已对位的骨折,常有向外弓的倾向,这种移位和成角倾向,在骨折治疗中应注意纠正和防止。否则内固定的髓内钉、钢板可以被折弯、折断,螺丝钉可以被拔出。股动、静脉在股骨上、中 1/3 骨折时,由于有肌肉相隔不易被损伤。而在其下 1/3 骨折时,由于血管位于骨折的后方,而且骨折断端常向后成角,故易刺伤该处的动、静脉。

一、发病机制

　　股骨干骨折多为高能创伤所致,如撞击、挤压、高处跌落。另一部分骨折由间接暴力所致,如杠杆作用、扭转作用等。前者多引起横断或粉碎性骨折,常合并多系统损伤,后者多引起斜面或螺旋形骨折。儿童的股骨干骨折可能为不全或青枝骨折。

　　股骨干上 1/3 骨折时,骨折近段因受髂腰肌,臀中肌、臀小肌及外旋肌的作用,而产生屈曲、外展及外旋移位;远骨折段则向后上、内移位。

股骨干下 1/3 骨折时,由于膝后方关节囊及腓肠肌的牵拉,骨折远端多向后倾斜,有压迫或损伤动、静脉和胫、腓总神经的危险,而骨折近端内收向前移位。

二、分类

根据骨折的形状可分为:

Ⅰ型:横形骨折,大多数由直接暴力引起,骨折线为横行。

Ⅱ型:斜形骨折,多由间接暴力所引起,骨折线呈斜行。

Ⅲ型:螺旋形骨折,多由强大的旋转暴力所致,骨折线呈螺旋状。

Ⅳ型:粉碎性骨折,骨折片在 3 块以上者(包括蝶形的)。

Ⅴ型:青枝骨折,断端没有完全断离,多见于儿童。因骨膜厚,骨质韧性较大,伤时未全断。

Winquist 将粉碎性骨折按骨折粉碎的程度分为 4 型:

Ⅰ型:小蝶形骨片,对骨折稳定性无影响。

Ⅱ型:较大碎骨片,但骨折的近、远端仍保持 50% 以上皮质接触。

Ⅲ型:较大碎骨片,骨折的近、远端少于 50% 接触。

Ⅳ型:节段性粉碎骨折,骨折的近、远端无接触。

最严重的粉碎或节段性骨折也可分为 3 种类型:①为单一中间节段骨折。②短的粉碎节段骨折。③为长节段多骨折块的粉碎骨折。节段骨折意味着节段骨折块区有中度缺血,为不稳定骨折,内固定治疗更为复杂。

从治疗观点来看,分类上最有意义的是骨折的部位。在中段骨折,骨的直径相对一致,容易用髓内钉固定,同样也适合于牵引治疗。由于有肌肉包绕及软组织合页的作用易于维持骨折甚至粉碎骨折的稳定。而股骨远近端较宽,皮质结构较差,并有可造成畸形的肌肉附着即造成内固定和牵引维持位置的困难。

三、临床表现及诊断

一般有受伤史,受伤肢体剧痛,活动障碍,局部畸形肿胀压痛,有异常活动。结合 X 线片一般诊断并不困难。特别要注意以下几点:①股骨骨折常出血量较大。闭合性骨折的出血量据估计约在 1000~1500mL,开放性骨折的则更多,由于失血量较大及骨折后的剧烈疼痛,须注意发生创伤性休克的可能。②股骨干骨折患者局部往往形成较大血肿,且髓腔开放,周围静脉破裂。在搬运过程中常又未能很好制动,髓内脂肪很易进入破裂的静脉,因而在股骨干骨折的患者,应注意脂肪栓塞综合征的发生。③由交通伤等强大暴力导致股骨干骨折的患者,在做出股骨干骨折诊断之后,应注意有无其他部位的损伤,尤其是在髋关节部位,须排除髋关节骨折脱位,股骨颈及转子间骨折。因在有股骨干骨折情况下,髋部损伤常失去典型畸形。X 线应包括上下髋膝关节。④常规的远端血运及运动检查排除神经血管的损伤。在股骨髁上骨折时应注意股动脉损伤的可能。有时骨折本身并没有引起神经损伤,但如伤后肢体处于外旋位,腓骨头最易受压,常可发生腓总神经麻痹。⑤由挤压伤所致股骨干骨折,有引起挤压综合征的可能性。

四、治疗

股骨干骨折的治疗方法有很多,现代生物医用材料、生物力学及医疗工程学的发展,为股骨干骨折的治疗提供了许多方便和选择。在做出合适的治疗决策前,必须综合考虑到骨折的类型、部位、粉碎程度和患者的年龄、职业要求、经济状况及其他因素后,再酌情选择最佳疗法。保守治疗的方法包括:闭合复位及髋人字石膏固定、骨骼持续牵引、股骨石膏支架等。近十年来,手术疗法随着内交锁髓内钉的发展和应用,取得了令人鼓舞的进步。但总的来说,不外乎以下方法:首先是内固定装置系统,包括传统髓内钉,又可分为开放性插钉和闭合性插钉、内交锁髓内钉和加压钢板固定等。其次是骨外固定装置系统,此系统仍在不断改进及完善中。现从临床治疗角度进行分述。

(一)非手术治疗

以下病例选择非手术疗法已达成共识。

1.新生儿股骨干骨折

常因产伤导致,可采用患肢前屈用绷带固定至腹部的方法,一般愈合较快,即使有轻度的畸形愈合也不会造成明显的不良后果。

2.4 岁以下小儿

不论何种类型的股骨干骨折均可采用 Bryant 悬吊牵引,牵引重量以使臀部抬高离床一拳为度,两腿相距应大于两肩的距离,以防骨折端内收成角畸形,一般 3～4 周可获骨性连接。

3.5～12 岁的患儿

按以下步骤处理:

(1)骨牵引:Kirshner 针胫骨结节牵引,用张力牵引弓,置于儿童用 Braunes 架或 Thomas 架上牵引,重量 3～4kg,时间 10～14d。

(2)髋人字石膏固定:牵引中床边摄片,骨折对位满意有纤维连接后,可在牵引下行髋人字石膏固定。再摄片示骨折对位满意即可拔除克氏针。

(3)复查:石膏固定期间应定时摄片观察,发现成角畸形时应及时采取石膏楔形切开的方法纠正。

(4)拆除石膏:一般 4～6 周可拆除石膏,如愈合欠佳可改用超髋关节的下肢石膏固定。

(5)功能锻炼拆除石膏后积极进行下肢功能训练,尽快恢复肌力及膝关节的功能。

4.13～18 岁的青少年及成人

方法与前述基本相似,多采用胫骨结节持续骨牵引,初期(1～3d)牵引重量可采用体重的 1/8～1/7,摄片显示骨折复位后可改用体重的 1/10～1/9;在牵引过程中应训练患者每日 3 次引体向上活动,每次不少于 50 下。牵引维持 4～6 周,再换髋人字石膏固定 3 个月,摄片证明骨折牢固愈合后方能下地负重。

(二)手术治疗

保守疗法对于儿童骨折的治疗比较满意。因为股骨周围骨膜较厚,血供丰富,且有强大的肌肉包绕;成人股骨干骨折极少能被手法整复和石膏维持对位的。持续牵引由于需要长期卧床易导致严重的并发症,加重经济负担,目前已成为不切实际的做法。现代骨科对股骨干骨折的治疗,在无禁忌证的情况下,多主张积极手术处理。

1.髓内钉固定术

(1)概述:Kuntscher 介绍髓内钉内固定用于股骨干骨折,创立了髓内夹板的生物力学原则。目前,关于股骨髓内钉的设计和改进的种类很多,但最主要集中在以下几方面。

①开放复位髓内钉固定或闭合插钉髓内钉固定。

②扩大髓腔或不扩髓穿钉。

③是否应用交锁。

④动力或静力型交锁髓内钉。

为了便于权衡考虑和适当选择,有必要对这几方面进行阐述。

(2)开放插钉的优点与闭合插钉比较

①不需要特殊的设备和手术器械。

②不需要骨科专用手术床及影像增强透视机。

③不需早期牵引使断端初步分离对位。

④直视下复位,易发现影像上所不能显示的骨折块及无移位的粉碎性骨折,更易于达到解剖复位及改善旋转的稳定性。

⑤易于观察处理陈旧性骨折及可能的病理因素。

(3)与闭合复位相比不足之处

①骨折部位的皮肤表面留有瘢痕,影响外观。

②术中失血相对较多。

③对骨折愈合有用的局部血肿被清除。

④由于复位时的操作破坏了血供等骨折愈合条件,并增加了感染的可能性。

(4)扩髓与否:一般认为,扩髓后髓内钉与骨接触点的增加提高了骨折固定的稳定性,髓腔的增大便于采用直径较大的髓内钉,钉的强度增大自然提高了骨折的固定强度。扩髓可引起髓内血液循环的破坏,但由于骨膜周围未受到破坏,骨痂生长迅速,骨折愈合可能较快。因此对于股骨干骨折,多数学者主张扩髓,扩髓后的骨碎屑可以诱导新骨的形成,有利于骨折的愈合。对于开放骨折,由于有感染的危险性,应慎用或不用。有文献报道,由于扩髓及髓内压力的增加,可导致肺栓塞或成人呼吸窘迫综合征,因此对多发损伤或肺挫伤的患者不宜采用。

(5)内交锁髓内钉:内交锁髓内钉是通过交锁的螺钉横向穿过髓内钉而固定于两侧皮质上,目的是防止骨折旋转、短缩及成角等畸形的发生。但是髓内钉上的内锁孔是应力集中且薄弱的部分,易因强度减弱而发生折断。因此,应采用直径较大的髓内钉,螺钉尽可能远离骨折部位,螺钉充满螺孔,延迟负重时间。不带锁髓内钉以 Ender 钉、Rush 钉及膨胀髓内钉为代表,临床上也有一定的适应证。内交锁髓内钉通过安置锁钉防止了骨折的短缩和旋转,分别形成静力固定和动力固定;由于静力型固定的髓内钉可使远、近端均用锁钉锁住,适宜于粉碎、有短缩倾向及旋转移位的骨折。静力型固定要求术后不宜早期负重,以免引起髓内钉或锁钉的折断导致内固定失败。动力型固定是将髓内钉的远端或近端一端用锁钉锁住,适用于横形、短斜形骨折及骨折不愈合者,方法为一端锁定,骨折沿髓内钉纵向移动使骨折端产生压力,因而称为动力固定。静力固定可在术后 6～8 周短缩及旋转趋势消除后拔除一端的锁钉,改为动力型固定,利于骨折愈合。总之,由于影像增强设备、弹性扩髓器等的应用,扩大了内交锁髓内钉的应用范围。股骨内交锁髓内钉的设计较多,比较多见的有 Grosse-Kempf 交锁髓内钉、Russell-Taylor 交锁髓内钉及 AO 通用股骨交锁髓内钉,这几种髓内钉基本原理及手术应用是相似的。

现就交锁髓内钉在股骨干骨折的应用作一介绍。

①手术适应证

a.一般病例:股骨干部小粗隆以下距膝关节间隙 9cm 以上之间的各种类型的骨折,包括单纯骨折、粉碎性骨折、多段骨折及含有骨缺损的骨折;但 16 岁以下儿童的股骨干骨折原则上不宜施术。

b.同侧损伤:包含有股骨干骨折的同侧肢体的多段骨折,如浮膝(股骨远端骨折合并同侧胫骨近端骨折)。

c.多发骨折:包括单侧或双侧股骨干骨折或合并其他部位骨折,在纠正休克等呼吸循环稳定后应积极创造条件手术,可减少并发症,便于护理及早期的康复治疗。

d.多发损伤:指股骨干骨折合并其他脏器损伤,在积极治疗危及生命的器官损伤之同时,尽早选用手术创伤小、失血少的髓内钉固定。

e.开放骨折:对一般类型损伤,大多无须选择髓内钉固定;粉碎型者,可酌情延期施行髓内钉固定或采用骨外固定方法。

f.其他:对病理骨折、骨折不愈合、畸形愈合及股骨延长等情况也可采用髓内钉固定。

②术前准备

a.拍片:拍股骨全长正侧位 X 线片(各含一侧关节),必要时拍摄髋关节及膝关节的 X 线片,以免遗漏相关部位。

b.判定:仔细研究 X 线片,分析骨折类型,初步判断骨折片再移位及复位的可能性和趋势,估计髓内钉固定后的稳定程度,决定采用静力型固定或动力型固定。同时应了解患者患侧髋关节及膝关节的活动度,有无影响手术操作的骨性关节病变,尤其是髋关节的僵硬会影响手术的进行。

c.选钉:根据术前患肢 X 线片,必要时拍摄健侧照片,初步选择长度及直径合适的髓内钉及螺钉,一般而言,中国人男性成年患者常用钉的长度为 38～42cm,直径 11～13mm;女性常用钉的长度为 36～38cm,直径 10～12mm。在预备不同规格的髓内钉及锁钉的同时,尚需准备拔钉器械及不同规格的髓腔锉等。此外,必须具备骨科手术床及 X 线片影像增强设备。

d.术前预防性抗生素:术前 1d 开始应用,并于手术当日再给 1 次剂量。

③麻醉方法:常用连续硬膜外麻醉,也可采用气管插管全身麻醉。

④手术体位:一般采取患侧略垫高的仰卧位,或将其固定于"铁马"(骨科手术床)上,后者的优点包括:

a.为麻醉师提供合适的位置,特别是对严重损伤的患者,巡回护士、器械护士及 X 线片技术员也满意用此位置。

b.对患者呼吸及循环系统的影响较小。

c.复位对线便于掌握,特别是易于纠正旋转移位及侧方成角畸形。

d.便于导针的插入及髓内钉的打入,尤其适用于股骨中下段骨折。

仰卧位的缺点是,对于近端股骨要取得正确进路比较困难,尤其是对于一些肥胖患者。此时为了使大粗隆的突出易于显露,需将患肢尽量内收,健髋外展。

侧卧位的优点是,容易取得手术进路,多用于肥胖患者及股骨近端骨折。缺点是放置体位比较困难,对麻醉师、巡回护士,器械护士及 X 线片技术员都不适用;术中骨折对线不易控制,远端锁钉的置入也比较困难。

无论是采用哪种体位,均应将患者妥善安置在骨科专用手术床上,防止会阴部压伤及坐骨神经等的牵拉伤等。

⑤手术操作步骤

a.手术切口及导针入点:在大粗隆顶点近侧做一个 2cm 长的切口,再沿此切口向近侧、内侧延长 8～10cm,按皮肤切口切开臀大肌筋膜,再沿肌纤维方向做钝性分离;识别臀大肌筋膜下组织,触诊确定大粗隆顶点,在其稍偏内后侧为梨状窝,此即为进针点,选好后用骨锥钻透骨皮质。

正确选择进针点非常重要,太靠内侧易导致医源性股骨颈骨折或股骨头坏死,甚至引起髋关节感染;此外可造成钉的打入困难,引起骨折近端外侧皮质骨折。进针点太靠外,则可能导致髓内钉打入受阻或引起内侧骨皮质粉碎性骨折。

b.骨折的复位:骨折初步满意的复位是手术顺利完成的重要步骤,手术开始前即通过牵引手法复位;一般多采用轻度过牵的方法,便于复位和导针的插入。应根据不同节段骨折移位成角的机制来行闭合复位,特别是近端骨折仰卧位复位困难时,可采取在近端先插入一根细钢钉作杠杆复位,复位后再打入导针。非不得已,一般不应做骨折部位切开复位。

对于粉碎性骨折无需强求粉碎性骨块的复位,只要通过牵引,恢复肢体长度,纠正旋转及成角,采用静力型固定是可以取得骨折的功能愈合的。

c.放置导针、扩大髓腔:通过进针点插入圆头导针,不断旋转进入,并保持导针位于髓腔的中央部分,确定其已达骨折远端后,以直径 8mm 弹性髓腔锉开始扩髓,每次增加 1mm,扩大好的髓腔应比插入的髓内钉粗 1mm。扩髓过程中遇到阻力可能是将通过髓腔的狭窄部,通过困难时可改用小一号的髓腔锉,直到顺利完成为止。要防止扩髓过程中对一侧皮质锉得过多引起骨皮质劈裂造成骨折。

d.髓内钉的选择和置入:合适的髓内钉的长度应是钉的近端与大粗隆顶点平齐远端距股骨髁 2～4cm,直径应比最终用的髓腔锉直径小 1mm。此时,将选择好的髓内钉与打入器牢固连接,钉的弧度向前,沿导针打入髓腔;当钉尾距大粗隆 5cm 时,需更换导向器,继续打入直至与大粗隆顶平齐。打入过程中应注意不能旋转髓内钉,以免此后锁钉放置困难,遇打入困难时不能强行,必要时重新扩髓或改小一号髓内钉。

e.锁钉的置入:近端锁钉在导向器的引导下一般比较容易,只要按照操作步骤进行即可,所要注意的是导向器与髓内钉的连接必须牢固,松动将会影响近端钉的置入位置。远端锁钉的置入也可采用定位器,临床实际中依靠定位器往往效果并不理想,这可能是由于髓内钉在打入后的轻微变形影响了其准确性,一般采用影像增强透视结合徒手技术置入远端锁钉,为减少放射线的照射,需要训练熟练的操作技巧。

(6)Kuntscher钉:Kuntscher钉是标准的动力髓内钉,其稳定性取决于骨折的完整程度及钉和骨内膜间的阻力,但适应证有所限制:一般只适宜于股骨干中 1/3、中上 1/3 及中下 1/3 的横断或短斜形骨折。此项技术在半个世纪以来,其有效性和实用性已被数以万计的病例证实。一方面,其具有动力压缩作用,有利于骨折早日愈合;另一方面,由于交锁髓内钉需要在 C 形臂 X 线机透视下进行,部分医院仍不具备该设备,加上锁定孔处易引起金属疲劳断裂及操作复杂等问题,因此传统的 KUntscher 钉技术仍为大众所选用。现将这项技术简述如下:

①适应证:适用于成年人,骨折线位于中 1/3、中上 1/3 及中下 1/3 的横断形、闭合性骨折,微斜形、螺旋形者属相对适应证,开放性者只要能控制感染也可考虑。该术式的优点是:操作简便,疗效确实,患者可以早日下地。

②操作步骤

a.先行胫骨结节史氏钉骨牵:持续 3～5d,以缓解及消除早期的创伤反应,并使骨折复位。

b.选择长短、粗细相适应的髓内钉:梅花形髓内钉最好,一般在术前根据 X 线片显示的股骨长度及髓内腔直径选择相应长短与粗细的髓内钉,并用胶布固定于大腿中部再拍 X 线片,以观察其实际直径与长度是否合适,并及时加以修正。

c.闭合插钉:骨折端复位良好的,可在大粗隆顶部将皮肤做一个 2cm 长切口,使髓内钉由大粗隆内侧凹处直接打入,并在 C 形臂 X 线机透视下进行,其操作要领与前者相似,不赘述。

d.开放复位及引导逆行插钉:牵引后未获理想对位者,可自大腿外侧切口暴露骨折端,在直视下开放复位及酌情扩大髓腔;然后将导针自近折端髓腔逆行插入,直达大粗隆内侧穿出骨皮质、皮下及皮肤,再扩大开口,将所选髓内钉顺着导针尾部引入髓腔并穿过两处断端,使钉头部达股骨干的下 1/3 处为止。中下1/3骨折患者,应超过骨折线 10cm。钉尾部留置于大粗隆外方不可太长,一般为 1.5cm 左右,否则易使髋关节外展活动受限。一般在 1 年后将钉子拔出,操作一般无困难,原则上由施术打钉者负责拔钉为妥。

e.扩大髓腔插钉术:有条件的也可选用髓腔钻,将髓腔内径扩大,然后插入直径较粗的髓内钉以引起确实固定和早期下地负重。但笔者认为如此操作会对骨组织的正常结构破坏太多,拔钉后所带来的问题也多。因此在选择时应慎重,既要考虑到内固定后的早期效果,又要考虑到拔除髓内钉后的远期问题。

f.术后:可以下肢石膏托保护 2～3 周,并鼓励早期下地负重,尤其是对于中 1/3 的横形骨折;但对中下 1/3 者,或是斜度较大者则不宜过早下地,以防变位。

有资料显示,欧美等发达国家近年对长管状骨骨折,又重新恢复了以髓内钉治疗为主流的趋势,其中包括交锁髓内钉等也日益受到重视。但就股骨干骨折而言,还有其他的一些可选用的手术方法。

2.接骨板螺钉内固定术

既往认为接骨板螺钉固定术的适应证为手术复位髓内钉固定不适合的患者,如股骨上1/3 或下 1/3 骨折者,最近对股骨干骨折切开复位接骨板螺钉固定的观点已有所不同。由于传统髓内钉满意的疗效,以及当前闭合性髓内钉手术,特别是交锁髓内钉技术的发展,人们看到更多的是接骨板螺钉内固定的缺点。没有经验的骨科医师可能会造成一些力学上的错误,如钢板选择不当、太薄或太短、操作中螺钉仅穿过一层皮质、骨片的分离等，尤其是当固定失败、发生感染时，重建就成了大问题，并且接骨板的强度不足以允许患者早期活动。此外，由于钢板的应力遮挡导致的骨质疏松，使得在拆除内固定后仍应注意保护骨组织，逐步增加应力才能避免再骨折。这些方面严重地影响了接骨板螺钉内固定术在股骨干骨折中的应用和推广，学者建议应慎重选择。

3.Ender 钉技术

Ender 钉治疗股骨干骨折曾风行多年，操作简便，颇受患者欢迎。但其易引起膝关节病而不如选用髓内钉。因此，近年来已较少采用。

4.外固定支架固定术

关于外固定支架，国内外有多种设计，其应用的范围适用于股骨干各段、各种类型的骨折，对开放性骨折、伤口感染需定期换药者尤其适用。应用外固定支架患者可早期下地活动，有益于关节功能的恢复。应注意防止穿针孔的感染和手术操作中误伤血管神经。由于大腿部肌肉力量强大，宜选用环形或半环形的支架，单侧支架很难维持对位对线，除非伴有其他损伤需卧床休养的病例。

五、并发症

1.内固定物疲劳弯曲和折断

若骨折的类型是粉碎或有骨缺损时，在骨折粉碎或缺损区必须早期植骨，以获得因骨愈合而得到骨性支撑，防止钢板应力集中而发生疲劳弯曲和折断。而对于股骨交锁髓内钉，若术后2年骨折不愈合，则需要扩髓、更换较粗型号的髓内钉。

2.开放骨折合并感染

在开放骨折软组织损伤严重，伤口感染的机会较多，必须做细致清创，然后根据开放损伤的类型选择内或外固定。伤口污染严重，除放置引流外，可局部灌洗，以预防感染，早期不宜作内固定的开发骨折，可暂先用外固定器固定，待伤口确无炎症表现，再做切开复位内固定。

3.畸形愈合

股骨畸形愈合很常见，通常是由于不对称肌力的牵拉，重力作用造成的成角畸形，最常见的是向前外成角，形成向内翻的弧度，其原因是外展肌和屈髋肌的牵拉使近骨折端向前外移位，内收肌的牵拉将远骨折端向内移位所造成。骨折畸形愈合常见于用石膏或牵引治疗的方法，尤其在骨折牢固愈合前负重极易发生。一般骨折有向前15°成角尚可接受，可由髋膝活动来代，而向外弧度则不能接受，膝关节将承受过度的不正常的负荷。成角畸形在骨折尚未牢固愈合前可用石膏楔形切除或折骨术来纠正，过大的畸形则需手术纠正和内固定。短缩不应超过2cm，否则步行时将出现明显的跛行。

4.迟延愈合和不愈合

迟延愈合通常与骨折未能得到稳定的固定和创伤或手术造成的局部血运障碍有关。治疗时必须改善固定方式，以维持骨折端的稳定，并鼓励患者作肌肉收缩活动来改善局部血液循环。若钢板对侧有骨缺损，则必须植骨。股骨的不愈合治疗则取决于其病理特点。肥大型的骨折不愈合,表明骨折区有良好的血运和成骨能力,骨折不愈合是由于固定不良造成,改善固定条件绝对必要,往往可采用加压内固定的方式使骨折端达到稳定的固定骨折即可愈合。萎缩型骨折不愈合,常由于感染所致,局部血运和成骨能力极差,除须牢固地固定外,植骨是绝对必要。对于具有窦道的感染性骨折不愈合,通常采用先闭合伤口的方法,待感染稳定半年后再重新内固定和植骨。目前由于抗菌技术的进展,有学者主张采用更为积极的治疗方法,在扩创的同时,局部植入直径<5mm 的松质骨块或骨条。骨折常用外固定架固定,能闭合伤口者,可用灌洗的方法来控制感染,不能闭合伤口者可开放换药,直至伤口闭合,骨折常在 3～6 个月愈合。

5.再骨折

防止再骨折的有效措施是逐渐增加骨折部位的应力,使骨小梁结构能按所受应力方向排列,得到良好塑形。在骨折牢固内固定后,由于应力遮挡或钢板下血运障碍所致的骨质疏松,该部位骨的修复往往需较长时间,根据临床和实验观察表明,内植物取出通常需在 18 个月以上,取出钢板后,骨组织再按所受应力塑形。为防止钢板取出后再骨折应有 2～3 个月的保护,避免激烈运动,以防再骨折。再骨折的治疗 Carr 报道 6% 是用闭合方法,1%用开放方法治疗,由于再骨折是一种应力骨折,用负重石膏支具或单纯内固定维持对线即可,无须植骨。

6.膝关节功能障碍

股骨干骨折后的膝关节功能障碍是常见的并发症,其发生的主要病理改变是由于创伤或手术所致的四头肌损伤,又未能早期进行四头肌及膝关节的功能锻炼,膝关节长期处于伸直位,以致在四头肌和骨折端间形成牢固的纤维性粘连。术中可见股中间肌瘢痕化,且与股骨间形成牢固的粘连,粘连之股中间肌纤维在膝关节伸直位时处于松弛状态,屈曲时呈现明显紧张。其他病理改变有膝关节长期处伸直位固定而造成四头肌扩张部的挛缩。关节内的粘连则常由于长期制动造成浆液纤维素性渗出所致,粘连主要位于髁间窝和髌上囊部位,有时甚至是膝关节功能障碍的主要原因。

第三节　儿童股骨干骨折

儿童股骨干骨折比较常见(包括股骨转子下和股骨髁上骨折)约占儿童骨损伤的 1.6%,男女发病之比为 2.6∶1,且呈双峰分布。第一个高峰发生在儿童早期,第二个高峰发生在青少年中期。由 Hinton 等人对马里兰医院出院数据库的一份调查报告证实了 2～12 岁患儿的股骨干骨折的发病高峰存在双峰分布。儿童股骨干骨折的年发病率为 1/5000。

虽然股骨干骨折对于患者及其家庭来说能使人丧失劳动能力,但大多数患儿股骨干骨折愈合快速且没有严重的并发症和后遗症。以往,儿童股骨干骨折的标准治疗方法是牵引和石膏固定,而且其住院时间在单病种统计中位居前列。近几年出现了各种各样的其他治疗方法,如外固定架、加压接骨板、弹性或交锁髓内钉等,这些治疗方法因具有损伤小、治疗方便且降低护理成本等优点而成为治疗股骨干骨折的有效方法。

一、解剖

在儿童期股骨是全身最大的管状骨，骨质坚硬，有略向前外侧弯曲，沿股骨干后方中部有一隆起的骨嵴，为大腿肌肉附着处，并能增加其骨干角度，股骨远端次级骨化中心于胎儿时期最后 2 个月开始骨化，是人体第一骨化的次级骨化中心，到足月时几乎都有这个骨骺，股骨近端有股骨头、大转子、和小转子三个次级骨化中心，分别在出生后 4～6 月龄、4 月龄和 10 岁开始骨化。儿童股骨的血管比成人丰富，有来自骨膜和骨内膜的双重血管供血。儿童在生长发育过程中，股骨的形态也发生变化，骨质通过再塑形从最薄弱的网状骨变成较坚硬的板状骨。在几何学上其骨质强度也呈递增样改变。骨板直径和面积的递增导致惯性力矩的增加，进而导致骨质强度显著的增加。这种骨质强度的递增机制可以帮助解释股骨干骨折的双峰分布性。在儿童早期，股骨骨质相对较薄弱，可在低于正常运动负荷的环境下发生骨折，在青少年期，股骨骨折需要高能量损伤达到一定应力水平才能发生。

二、病史和发病机制

了解病史是非常重要的，因为治疗方案的抉择取决于病史过程，尤其是损伤的暴力。车祸所致的暴力性骨折与病理性骨折或疲劳骨折有所不同，前者可能伴发软组织损伤。大量软组织损伤或骨膜剥离会影响手术方案选择，一般这种损伤不会采取闭合复位治疗。

对于病史可疑者，临床医生会考虑非创伤性骨折的病因。当然这会使医生和家长都感到不安。孩子的身体健康是非常重要的，需要细心和耐心地与家长保持一种合作关系。了解病理性骨折的人口分布和不同疾病的发病过程有助于缩小诊断范围。

同等重要的是，了解病史有助于发现其他部位损伤及其损伤类型。例如，在行人与机动车辆事故中，可能引起胸腹损伤、头部损伤及股骨干骨折的 Waddell 三联征。而这种三联征并不如以前想象的那样常见，而伴发同侧上肢及骨盆损伤更为常见，所以必须密切评估这些部位。

三、体格检查

体格检查首先是获得患儿的信任，使家长放心。在建立一种友好和谐的关系后，开始对患肢进行检查。仔细检查每一个畸形或肿胀处，测量并记录软组织缺损量。触诊无创伤部位，以便观察继发性损伤。检查患者的感觉平面，了解患者的继发性脊柱损伤或周围神经断裂，记录周围脉搏情况。双侧肢体应同时进行检查，对任何可疑处都要进行仔细地评估。

对伴有同侧浮膝损伤的患者，必须更加仔细地检查患肢的血运情况。严重血管损伤的体征非常明显，如搏动性出血、进行性血肿、可触及震颤、可听诊血管杂音或患肢无脉搏。更加精细的血管损伤的线索是双侧脉搏不对称、两点辨别觉减弱、非搏动性血肿。然而，在一些高风险损伤中，仅仅体格检查不能排除其他损伤。在急诊室，把动脉血压指数作为一种筛选测试。当血压指数低于 0.9 时，则需要做其他的影像学检查。

最后轻柔完成对大腿损伤部位的检查。在可能进行手术治疗的患者，体格检查可能要求牵引、复位及伤口探查。如果有可能，这些操作将来会在手术场所进行。但是也有例外，如那些通过手法复位、小夹板固定后畸形和疼痛缓解的患者。如果必须进行这些操作,那么就有必要进行血管神经的再次检查,以防操作过程中损伤重要的解剖结构。

在评估股骨干骨折的初期,就应该检查身体其他部位的伴发损伤。在单纯股骨干骨折中,血流动力学很少发生变化,并不需要输血。如果一个患者表现出低血压、低血容量或贫血等,则需要进一步检查其他出血的原因。与单纯股骨干骨折相比,伴有其他部位创伤者的血红蛋白浓度及血细胞容积水平都会显著下降。如果股骨干骨折患儿出现血红蛋白浓度及血细胞比容明显下降,那么一般暗示有其他部位的创伤。

在高能量损伤时,按照 ATLS(高级创伤生命支持)方案进行检查。最初的检查应该是ABC,对于开放损伤者,在控制肢体出血时同时检查肢体损伤。在开始检查时就应该去除衣物。一旦患者安顿下来,立即进行下一轮体格检查。通过寻找伤口或畸形处,触诊肿胀、捻发音、脉搏和所有邻近关节的活动度(关节损伤和活动受限),来进一步检查患肢。在这期间如果患者比较稳定,而又怀疑有骨折,此时就需要进一步做影像学检查。

在成人股骨干骨折中,同侧的膝关节内骨折是最常见的伴发损伤,大约占 70%。儿科的发病率至今没有统计,但是若患儿接近成熟,就需要关注有无伴发关节内骨折。同时,交叉韧带、内外侧韧带、半月板及骨软骨损伤也经常出现。在急救现场,关节内骨折很难诊断。术中固定股骨后再检查韧带的完整性比较容易,或者术后应用其他系列检查。

四、影像学检查

一般只需要高质量的前后位和侧位片(包括膝关节和髋关节)来进行儿童股骨干骨折的诊断和治疗。建立一种股骨尺寸的测量方法有助于决定髓腔的直径大小和股骨长度。PACS 系统的出现使不透射线的直尺趋于淘汰。

许多学者认为,牵拉平片有助于评估骨折的稳定性和预测治疗效果。Thompson 描述的"望远镜"试验,如果一开始时下肢短缩 30mm 或更长,那么肢体很可能最后短缩 25mm 的机会增加 20 倍。望远镜试验用温和的沿骨折部位的轴向压缩力。X 射线垂直于骨折端拍片,记录骨折部位的最大折叠范围。有趣的是,在这项研究中,静止时平片中重叠的程度对预测最终结果并没有多大意义。

推测过度的肢体短缩是由相关的软组织损伤造成的,但是在评估即刻应用于髋人字形石膏裤治疗结果的研究中,高能量骨折几乎均被排除在外。病史、体格检查常常与影像学检查一样,同样能预测肢体过度短缩的可能性。对于怀疑过度短缩者,可能需要采用更加侵袭性的治疗手段。

非意外受伤的患者必须进行全身骨骼检查,主要包括四肢(包括手和足)的正位、胸腰椎的正侧位(包括肋骨)、颅骨的前后位和侧位。一张平片中包括全身骨骼是不可取的,因为可能漏诊某些细微骨折。

CT 有助于发现骺板和关节骨折,但是在单纯股骨干骨折中并不需要常规应用。同样的,骨扫描有助于发现应力性或可疑的病理性骨折,但对于诊断单纯骨干骨折帮助不大。但是,对于多发损伤并伴有头部损伤的患者,为了避免漏诊,有文献报道将骨扫描作为一种辅助诊断手段应用。

除了做出应力性骨折或病理性骨折的主要诊断，MRI还被应用于观察关节内病理变化。同侧骨骺、韧带损伤、半月板和骨软骨损伤比较常见。对于骨干骨折已经愈合仍伴有持续性膝关节疼痛的患者，应该怀疑有骨软骨损伤或骨挫伤。

首先应该对血管的危害程度进行快速的检查。动脉造影是检查可疑或已经确定供血不足的金标准。但是在并不确定是否行手术治疗时，进入手术室前行多普勒超声诊断十分有益。体格检查怀疑有血管损伤时结合超声检查常可以确定血管损伤，单纯体格检查不能提供充分的血管损伤的诊断。

摄适当的X线片来决定可接受的治疗方法。但是放射线暴露合并的终生风险与患者接触射线时的年龄成反比。所有的保护措施，包括性腺挡板，应该利用起来以减少暴露在放射线下的危险。儿科创伤患者所接受的放射线97.5%来自于CT，应该谨慎地应用此检查。

五、分类

股骨骨折可分为：A.横形骨折，螺旋形骨折，斜形骨折；B.粉碎性骨折与非粉碎性骨折；C.开放性骨折与闭合性骨折。开放性骨折要根据Gustilo系统进行分类。对是否合并有血管、神经损伤均要记载并成为描述骨折内容的一部分。儿童最常见的股骨骨折（50%以上）是单一横断的、闭合性的、非粉碎性骨折。不同的骨折平面由于其附着的肌肉不同，导致骨折的移位各有不同（图2-3-1）。

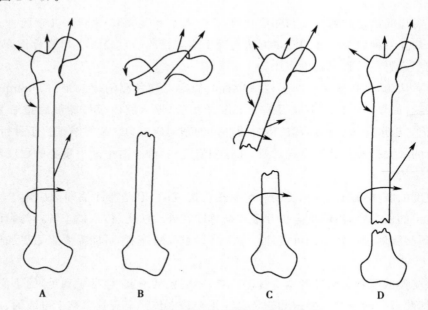

图 2-3-1　骨折平面与近折端之间的关系

A.在无骨折静止时期，由于肌肉的平衡牵拉作用使股骨保持在相对中立位；B.股骨近端骨折时近折端呈现屈曲（髂腰肌牵拉）、外展（外展肌群牵拉）、外旋位（短的外旋肌群牵拉）；C.股骨中段骨折时，由于附着在近折端的屈曲、伸展肌群牵拉作用的相互抵偿致畸形并不明显；D.股骨干远段骨折由于大多数肌肉均附着于近折端致肌肉牵拉平衡从而移位很少

六、治疗

儿童股骨干骨折的治疗依患儿的年龄而定,但要充分考虑到年龄分组之间的重叠。在选择治疗方案时,儿童的体型、骨龄以及受损伤的原因都应考虑,股骨骨折是单发的还是多发性损伤中的一部分也影响治疗的选择。另外,患者家庭的经济状况、家庭对髋人字石膏或外固定架治疗后的护理能力以及各种手术方法的利弊都是影响治疗的重要因素。对于青少年患儿,适当的心理干预治疗是必要的,因为住院时间过长可影响青少年的自我形象,并中断其社交和学业上的发展。尤其对于大龄患儿,我们必须对非手术治疗存在的缺点(如牵引或石膏固定时间长、对家庭经济和社交影响大)和外科治疗中存在的潜在并发症(如感染、神经损伤、肢体短缩或过度增长以及股骨头坏死)仔细衡量后选择合理的治疗方案。

有些研究者对非手术治疗和手术治疗股骨干骨折的费用做了比较与评估,但没有达成一致结果。Reeves 等报道即使考虑到手术治疗后必须进行二次手术取出内固定的费用,非手术治疗也比手术治疗的费用要高出约 46%。Ncwmn 和 Mubarak 对 58 例儿童和青少年股骨干骨折患者的治疗费用进行了分析并得出相反结果:早期使用髋人字石膏固定治疗的费用最低,而使用骨牵引或髓内钉固定治疗的费用最高。Coyu 等人也得出类似的结果,他们发现在所有儿童股骨干骨折病例中使用外固定架治疗的费用要超过早期髋人字石膏固定治疗。Stans 和 Momssy 对 6～16 岁股骨骨折患者的治疗费用进行评估后发现所有手术治疗方法的费用大致相同,其费用与牵引治疗也大致相同,而比早期髋人字石膏治疗高出 3 倍。在与股骨骨折相关的所有费用中,决定费用增长的主要因素有:①固定器械的费用;②手术室的费用;③住院期间康复治疗的费用。Nork 和 Hoffinger 的调查显示,由于牵引治疗中医院成本消耗明显要低,所以尽管牵引治疗组的费用与手术治疗组的费用大致相同,为何牵引治疗组中医院获利最大。Yandow 等人在对幼儿股骨骨折牵引治疗和早期髋人字石膏固定治疗费用的比较调查中也得出了相同结果,即牵引治疗组的费用要高出 83%。总之,治疗费用肯定是影响治疗方案选择的一个因素,在与患儿亲属就治疗方案的选择进行讨论时,不能排除费用的因素。

出生后 6 个月内的婴儿,由于其骨膜厚实。股骨骨折常是稳定性骨折骨。股骨中上 1/3 的稳定性骨折可使用简单的夹板或帕夫利克支具固定。婴儿不稳定性股骨骨折可尝试使用简单的夹板固定,但这往往不够,正如 Wilkins 所描述的那样,我们发现再把帕夫利克支具包绕固定在大腿上是有益的。股骨骨折短缩超过 1～2cm 或成角大于 30°,可用髋人字石膏固定。在此年龄组很少使用牵引治疗。

6 个月至 6 岁的患儿,如果股骨骨折短缩不超过 2cm,可早期或伤后立即用髋人字石膏固定治疗。若短缩超过 2cm 或骨折明显不稳定或伤后一期髋人字石膏固定不能复位则必须先做皮肤牵引或骨牵引 3～10d,再行髋人字石膏固定治疗。对于开放性股骨骨折或合并多发性损伤的股骨骨折患儿,可用外固定架固定,以保持其骨骼稳定性。如果患儿有易发生骨折的代谢性骨病或由于骨发育不全导致多发性骨折,这种情况下可使用弹性髓内钉固定。另外,对于用髋人字石膏不能维持复位的大龄患儿,有时使用弹性髓内钉固定或牵引治疗。

对 6～11 岁股骨骨折的患儿,治疗方法的选择存在着很大的争议。如果是稳定的没有明显移位的股骨干骨折,可采用伤后一期髋人字石膏固定治疗,且常能获得满意的效果。然而,对于大龄儿童不稳定的粉碎性的股骨骨折,在应用管形或髋人字石膏固定之前采用牵引治疗是必要的。由于伴随儿童髋人字石膏固定后的管理产生了许多经济和社会问题,近年来,越来越多的人主张采用骨骼固定方法治疗股骨骨折。骨骼固定常用于合并有多发性损伤、颅脑损伤、血管损伤、漂浮膝损伤或多发性骨折的患儿。在选择骨折固定方法时,为了缩短住院时间,有人主张对 6 岁以上患儿(直至成年)采用外固定架固定和弹性髓内钉固定治疗,加压接骨板内固定作为一种风险低、处理极其方便的技术也被再次推荐使用。在权衡节约费用与取得满意疗效之间,家庭牵引治疗甚至也被推荐采用。对于大龄儿童和青少年,顺行穿钉曾被推荐为一种标准的处理方法,但由于其存在着可导致缺血性坏死和生长障碍等危险,从而使得这种标准方法只能有限地被采用。

(一)帕夫利克支具固定

新生儿的股骨干骨折具有年龄幼小、骨膜厚、有潜在的很强的再塑形能力等特点,Starmard、Christensen 和 Wilkins 等人推广使用了帕夫利克支具治疗新生儿股骨干骨折。这种方法用于因产伤引起的股骨中上 1/3 骨折最为理想。在一个集中护理单元或育婴室中,股骨骨折的新生儿应标记出来,并可试用柔软的夹板对患儿大腿进行简单的制动或固定,对稳定性骨折采用此方法是有效的,而且必要时还允许做足部静脉插管。但如果骨折遗留成角,则可使用帕夫利克支具使髋关节保持在中度屈曲外展位,这样可使骨折远折端与近折端对线一致而复位。如果需要获得更大范围的稳定,还可以把帕夫利克支具缠绕包裹在大腿上。使用帕夫利克支具治疗后,X 线正、侧位片可清楚显示复位情况,但冠状面内的成角(内、外翻)因为过度屈曲而很难评估。Starmard 等人认为股骨骨折短缩在 1cm 之内是可以接受的。对发生在婴儿期的股骨骨折,治疗前应评估患儿是否存在骨代谢异常等情况,一旦排除这些情况,稳定性骨折应使用简单的夹板固定,不稳定性骨折应使用帕夫利克支具并适当地将其缠绕在大腿上固定,只有很少一部分因骨折复位不佳或过度短缩而不能用上述简单的方法治疗的患儿,才使用一期髋人字石膏固定或牵引治疗。

(二)一期髋人字石膏固定

由 Inmi 和 Staheli 等人推广普及的一期髋人字石膏固定的适应范围是 6 岁以下儿童单纯性股骨干骨折,但如果有:①缩短超过 2cm;②肢体显著肿胀;③存在其他合并伤,则不宜采用此方法。一期髋人字石膏固定的最主要的优点是方法简便、成本低,而且在保持肢体长度一致、缩短愈合时间和功能恢复等方面通常有着满意的疗效。

为了确定一期髋人字石膏固定对患者及其家庭的影响,Hughes 等人对采用此种方法治疗的 23 例 2～10 岁的股骨干骨折患儿进行了评估。髋人字石膏固定所带来的最突出的问题体现在交通不便、患儿对石膏的不耐受以及患儿的清洁卫生等方面。尽管大多数患儿在石膏固定期间没有上学,但没有孩子因此要求留级,也没有孩子的父母反映其孩子有永久性的心理障碍。研究者发现,对于采用髋人字石膏固定治疗的患儿家庭来说,学龄前期患儿采用此种治疗的家庭要比学龄期的家庭更轻松些,体现在愈合时间更短、年幼患儿重量更轻、以至下地独立行走的时间更短,且年幼患儿的家庭有更充足的时间来护理他们。因此建议在应用石膏固定之前尽可能向患儿家人交代注意事项。

IUgen 等对 114 例 6 岁以下的单纯性股骨骨折患儿进行了调查,发现采用屈髋屈膝各 90°(90°/90°)的髋人字石膏固定后的优良率为 86%(优良标准为未出现石膏变形、骨折短缩少于 1.5cm、成角少于 10°)。在需要更换石膏的 20 例患儿中,仅 2 例骨折对位不良(致两侧肢体不等长>2cm),其中 1 例肢体过度增长达 1.5cm,另 1 例失去随访。Illgen 等认为,除非患儿原始短缩移位超出允许范围须进行牵引治疗外,其他均应采用一期髋人字石膏固定治疗,短缩需要更换髋人字石膏时膝关节屈曲角度应小于 50°。Caertak 和 Hennrikus 等采用 90°/90°位髋人字石膏固定治疗也得到了相似的结果。

Thompson 等在进行复位及石膏固定时于 X 线透视下做望远镜试验,若轴向加压后显示骨折处短缩超过 3cm 则不应采取髋人字石膏固定而应牵引治疗。他们利用这种方法使得一期髋人字石膏固定治疗儿童股骨干骨折的复位不良(短缩大于 2.5cm)的发生率从原来的 18% 下降到了 5%。

Martinez 等报道了 51 例采用一期髋人字石膏固定治疗的患儿中,有 26 例发生了过度短缩和成角畸形,尤其是粉碎性骨折者。虽然髋人字石膏固定可能发生短缩和成角畸形,但只要在损伤后的头 2~3 周之内每周进行 X 线和临床检查,过度畸形是可以检查出来的。短缩≤2cm 是可以接受的。X 线侧位透视是最好的检查手段。若 X 线复查显示有明显的内翻(>10°)或向前成角(>30°),应做石膏楔形矫形。通过屈曲远折端使骨折复位。总之,如果短缩超过 2cm 则可采用牵引或外固定架治疗。

短缩与成角畸形常发生在合并有多发性损伤和骨膜袖遭受破坏的骨折中。Fry 等发现,约 50%(23 例中有 12 例)10 岁以下由高能量损伤引起的闭合性股骨干骨折患儿需要再次复位或采取其他治疗措施以纠正初次复位后出现的过度短缩或成角畸形,仅 8%(2/24)的低能量创伤患儿需要再次闭合复位。

对于髋人字石膏固定时髋、膝关节的体位一直存有争议。有人曾报道采用髋膝伸直位并将足底部分的石膏去除的髋人字石膏固定以预防过度短缩,而有人推荐应根据不同的骨折位置采取不同角度的屈髋屈膝位的髋人字石膏固定,骨折越靠近近端,髋关节屈曲角度应越大。此种石膏不仅便于父母亲抱持携带孩子,并且方便患儿大小便而不必使用便盆,同时患儿在固定期间可挺直坐立和坐轮椅上学。

(三)牵引和石膏固定

自 18 世纪以来,牵引一直被应用于股骨骨折的治疗中。法国人采用牵引加接合夹板(小夹板)的希波克拉底牵伸术治疗儿童股骨干骨折,而英国则受 Pou 的影响采用屈髋屈膝位牵引治疗。Buck 介绍了简单水平位牵引的方法。Bryam 报道了屈髋 90°、膝伸直位的悬吊牵引法,但此法常可导致肢体末端血运不足。因此,此法现在除了用于年龄不超过 2 岁和体重不超过 9.1kg 的婴儿外,很少应用。然而,即使是婴儿组患者,采用分离式 Russell 牵引或一期髋人字石膏治疗为屈膝 45°位的改良 Bryant 牵引,可增加皮肤悬吊牵引的安全性。Callows 牵引也可采用。

皮肤牵引或骨牵引的适应证包括:①短缩超过 2~3cm 的 6 岁以下的不稳定性股骨骨折患者;②髋人字石膏不能维持良好的对位、对线与肢体长度的 6 岁以下的股骨骨折患者;③没有多发性骨折、颅脑损伤、严重软组织或血管损伤,能耐受长期卧床或髋人字石膏制动且其家人不愿接受手术治疗的 6～11 岁的股骨骨折患者。皮肤牵引的缺点是发生在皮肤和胶布或皮肤和泡沫牵引罩之接触面的一些问题,皮肤并发症通常在牵引重量超过 2.28kg 时发生,如皮肤溃烂、起水疱等。如果需要 2.28kg 以上重量的牵引或方便患者护理时,可应用骨牵引来维持骨折的对位、对线。

(四)外固定架固定

1.外固定器械的设计

外固定架结构的设计对最终疗效起着很重要的作用。一般来说股骨骨折很少应用环形外固定架,而常采用单边式或双边式外固定系统。

通过一个双球形的万向接头与伸缩杆连接。Orthofix 型外固定系统可通过伸缩杆进行骨折延长或动力加压,并通过万向接头调整骨折对位对线。

有一种用一个连接杆将螺钉固定装置与中间的固定杆相连接的新型 Orthufix 外固定架,其可滑动的螺钉固定夹允许辅助螺钉靠近骨折端固定或靠近远端固定螺钉处固定,这种外固定架还可以对骨折断端进行动力加压。但由于目前的研究热点已转向弹性髓内钉固定,对于用此类外固定架治疗股骨骨折的经验,临床医师已无暇做出系统的或大宗病例的报道。

外固定架技术上的另一发展是在固定螺钉上喷涂一层羟基磷灰石。不少外固定架存在螺钉-骨界面松动的问题。虽然还没有大量报道证实,但我们认为用喷涂羟基磷灰石的螺钉固定时,螺钉与骨界面的强度会有所改善。

撇开价格及其他因素不说,结构越来越灵活方便的外固定架还是值得推荐使用的。不需要解剖,复位的股骨骨折固定螺钉的排布可以更加密集、更远离骨折断端,而外固定架本身亦可离大腿侧面更远。

2.单边式外固定架的应用

首先应该做好术前准备,了解骨折线的形状并明确是否为粉碎性骨折,股骨远端骨骺和股骨转子之间是否有放置所选外固定架的空间。

选择合适的麻醉并成功之后,根据患儿体型与术者习惯,将患者安置在可透 X 线的手术台或骨折牵引床上,然后进行腿部消毒等患肢准备。无论是选用骨折牵引床还是可透 X 线的手术台,手术操作都很方便。我们常根据患儿体型、便于术者复位和助手操作来选择手术台。通常情况下,骨折牵引床既有利于骨折复位,又便于外固定的安置。首先,我们应尽力恢复骨折的长度和对线。如果是开放性骨折,应先消毒创面缝合伤口再安置外固定装置,骨折复位成功后即开始固定。必须记住各种外固定架所适用肢体长度的最大和最小范围,确定其内部结构所允许的最大调整角度。假如 Orthofix 外固定架末端的万向接头只允许有 15°的角度调整的话,就不能指望应用这种器械固定后做 40°的调整。所有的单边式外固定架一旦在骨折两端各打入第 1 枚螺钉后就不能再调整旋转了,因为即使是应用允许螺钉固定装置旋转的单边式外固定架,其螺钉固定装置的旋转轴位于外固定架上,不会通过股骨骨折处,更不可能是股骨纵轴。也就是说如果骨折遗留有 40°旋转畸形的情况下于其两端平行置入螺钉的话,单边式外固定架固定后 40°的旋转畸形将始终存在。因此,在股骨干远、近两端置入螺钉前必须先纠正旋转畸形。无论选用哪种类型的单边式外固定架,其操作要点先在股骨干远、近两端垂直于股骨干长轴各安置 1 枚固定螺钉,螺钉的排列应始终与股骨干长轴保持垂直,而不是以关节而作为参照。在安置第 2 枚固定螺钉之前,必须确保骨折没有旋转移位,因为单边式外固定架限制旋转但不限制长度与成角的调节。当固定螺钉与外固定架安置妥当后,拧紧所有的螺帽,用无菌敷料保护针孔处。

(五)髓内钉固定

1.弹性髓内钉固定术

对于儿童股骨骨折,无论是不锈钢制的 Endcr 钉,还是钛制的 Nancy 钉均可顺行或逆行插入。弹性内固定的优点在于微动可刺激骨痂生长,从而促进骨折愈合。正确使用弹性髓内钉,可使骨折部位获得足够的稳定,而不需要石膏外固定。但由于弹性髓内钉缺乏外固定架的强度,常使骨折愈合受到抑制。强度的不足还易使不稳定骨折发生成角畸形和侧方移位。由于同样的原因,使用弹性髓内钉固定与使用传统的非弹性髓内钉固定器械相比,前者更多地发生肌肉痉挛和术后疼痛。

(1)术前计划:本术式适用于 5~16 岁粉碎性股骨骨折患者。对于不稳定型骨折,使用弹性髓内钉固定需要一定的操作经验才能获得良好的效果。术后石膏制动使用外固定支具对于不稳定型骨折是有价值的。股骨远侧干骺端受累是使用弹性髓内钉固定的相对禁忌证。在正、侧位 X 线片上股骨干髓腔最狭窄处测量其宽度。通常情况下,术中使用的髓内钉直径要较上述髓内钉的最大直径小 0.5~1.0m。例如:髓腔直径为 8mm,则应使用直径 3.0~3.5mm 的弹性髓内钉。

手术操作可在骨折床或透 X 线的手术床上进行,但在插入髓内钉前必须在 X 线透视下证实骨折已经复位。对于体重小于 36.29kg 的患儿,无需骨折床也很容易进行操作。下面将以 AO 钛制弹性髓内钉为例描述操作过程(使用其他器械与此过程稍有不同)。

(2)髓内钉的预弯:首先测量准备插入的髓内钉的末端到骨折部位的距离,以对应于骨折线的对侧位置为顶点将髓内钉折弯 30°,然后将髓内钉尖端适度弯曲以便于插入以及在髓内钉插入后到骨皮质时可弹回,也便于髓内钉在股骨干近端包括股骨颈和大转子干骺端的前进。某些骨科医师主张避免将髓内钉折弯而是像使用传统的髓内钉那样使用弹性髓内钉。虽然没有坚持推荐,Lascombes 还是应用这项技术,特别是在使用更为坚强的不锈钢弹性髓内钉的情况下获得了满意的疗效。此技术一般要求髓内钉直径为 3.0~4.0mm,视骨干大小和儿童年龄而定。应使用 2 枚直径相同的髓内钉,避免使用直径不同的髓内钉。

由 Ligier 等描述的股骨骨折弹性固定技术要求在髓内钉的中段相当于骨折线的位置进行折弯,这会产生"弹簧"效应以加强对骨折的固定。髓内钉的反方向分布形成"预加应力"固定,可增强抗弯能力。2 枚在骨折线位置反向折弯的髓内钉可以显著增强骨折在内外翻和旋转应力下的稳定。

(3)逆行穿钉:患儿仰卧于手术床,患肢消毒铺单后暴露髋关节至膝关节。使用影像增强器对股骨远端进行正、侧位观察以确定皮肤切口的位置。皮肤切口长度不超过 3cm,应位于股骨远端的内、外侧进钉点稍远侧的位置,距股骨远端骨骺 2.5~3cm。用 4.5mm 的钻头或锥形钻在骨皮质上钻孔。

将髓内钉分别自股骨内、外侧插入直到骨折线部位。在距股骨远端骨骺 2.5cm 处的股骨远侧干骺端用钻头或锥形钻开门。开口时钻头向前倾斜 10°以便于髓内钉穿透儿童致密的干骺端骨质。髓内钉插入后贴着骨皮质向骨折部位推进。内、外侧髓内钉都插入至骨折线部位后,通过纵向牵引或使用透 X 线的骨折复位器使骨折复位。这种透 X 线的骨折复位器可以将不稳定的骨折保持在适当的位置以利固定。当第 1 枚髓内钉通过骨折线 2～3cm 后,将第 2 枚髓内钉穿过骨折线。然后将两枚髓内钉插向股骨近端,其中 1 枚朝向股骨颈,另 1 枚朝向股骨大转子。当第 2 枚髓内钉通过骨折线后将其适度旋转,注意不要使 2 枚髓内钉缠绕。在 2 枚髓内钉都通过骨折线后,需要透视以证实骨折复位是否满意以及髓内钉是否穿破骨折近端。

将髓内钉退出约 2cm,剪断钉尾后再插入股骨。钉尾应靠近股骨干骺端骨皮质,但应留出至少 1cm,以便骨折愈合后取出髓内钉。

(4)顺行穿钉:如果骨折位于股骨下段则应考虑从近端进行穿针。进针点在大转子下方的前外侧或通过大转子侧边。在大转子水平做皮肤切口后,于大转子下方骨皮质上钻 2 个 5mm 的孔,用咬骨钳咬去 2 个孔之间的骨皮质使其相通,顺行插入髓内钉。髓内钉的大小以及术后处理与逆行穿钉法相同。

(5)术后处理:对于不稳定的长斜形骨折或粉碎性骨折,予以石膏或牵引制动是有帮助的。作者发现术后早期使用膝关节制动器可有效减轻膝关节疼痛和股四头肌痉挛。一旦患者术后疼痛减轻就应开始物理治疗和下地负重以及缓慢的膝关节锻炼和股四头肌收缩练习,但不应进行高强度的膝关节被动运动,因其将增加骨折断端的活动和股四头肌痉挛。术后膝关节活动可恢复正常,但需要时间。完全负重需要 6 周时间。当骨折完全愈合后,通常在伤后 6～12 个月可以取出髓内钉。一般在门诊即可完成。

2.坚强髓内钉固定

无论是一期手术还是延期手术,交锁髓内钉都可以有效地治疗青少年开放性股骨骨折,包括由枪伤或高能量损伤导致的开放性骨折。虽然顺行交锁髓内钉固定能保持肢体长度,防止成角畸形和骨不连接,并可以使患者早期活动和减少住院时间,但也应该考虑其他风险更少的治疗方法。

(1)顺行交锁髓内钉固定技术:患者仰卧或侧卧于骨折手术床。自股骨大转子顺股骨干做一 5cm 长的纵向皮肤切口,经此切口显露股骨近端。可以通过正、侧位 X 线片精确地定位皮肤切口。分离臀大肌,辨清臀中肌,髓内钉应通过臀中肌在大转子末端的附着点插入,因为后方的剥离可能损伤血管。辨别梨状窝,应避免在股骨颈前方和后方放置拉钩,因可能损伤旋股外侧动脉。解剖应局限在大转子内侧表面而不应深入梨状窝。这样可以避免损伤邻近梨状窝内侧的旋股外侧动脉的起点。

将尖端为螺纹的导针沿大转子内侧插入,随后使用 9mm 钻孔器钻孔,再将球头导针插入近段股骨。不必解剖进针点的内侧和后方。使球头导针通过骨折线进入远端髓腔直到紧邻远端骨骺水平。在决定选择扩髓髓内钉或不扩髓髓内钉之前渐进地扩大髓腔。选择能够保持骨皮质接触的直径最小的髓内钉(一般为 8～9mm)并锁定近端和远端。远端只需要使用 1 枚锁钉,使用 2 枚也可以。避免使用那些有较大的近端截面的髓内钉。髓内钉近端尾部可稍长(约 1cm)以便以后取出。

(2)技术要点:解剖显露位局限于大转子末端不应扩展到关节囊和股骨颈中段。髓内钉近端尾部留出约 1cm 以便以后取出。

(3)术后处理:髓内钉可在 X 线片显示骨折愈合后 9～18 个月取出,以防止钉尾引起的股骨过度生长。在交锁髓内钉固定期间一般不需要取出近端或远端锁钉以形成动力固定。

(六)开放复位接骨板螺钉内固定

Ward 等报告应用 AO 加压接骨板治疗骨折愈合良好。上述这些研究者认为接骨板内固定有以下优点:可以获得解剖复位、手术容易、护理简单、无需石膏制动、可早期活动、适合任何大小尺寸的股骨干。接骨板内固定的缺陷包括:需要做较长的切口、接骨板有断裂的风险以及接骨板取出后可能发生应力骨折。他们认为接骨板内固定只适用于伴有闭合性颅脑损伤或复合损伤的 11 岁以下患者。Kregor 等报道的病例全部为复合损伤,接骨板内固定的目的是迅速稳定股骨骨折,使患者可以早期活动。Fyodomv 等回顾分析了使用 4.5mm 动力加压接骨板固定的 21 例患者,所有患者在术后第 8 周即开始扶双拐无负重练习行走。有 2 例发生接骨板断裂需要重新手术,1 例需要髋人字石膏固定以获得骨折愈合。强调尽量维持骨膜完整性的现代股骨接骨板技术将使这种治疗方法获得更为广泛的应用。

病理性骨折,特别是伴有大范围骨缺损的股骨远端病理性骨折,对以通过接骨板内固定加一期植骨来治疗,以避免长期的牵引和制动。

1.手术方法

手术应在无菌手术室严密操作,在硬膜外或全麻麻醉下进行。有条件可将患者置于透 X 线的手术床上,整个下肢消毒、铺单。采用股骨外侧入路,将股外侧肌显露,股骨尽可能保留附着于股骨的软组织肌肉附着点。将骨折复位并用动力加压接骨板固定。可以将合适的接骨板。如果骨折位于股骨的两端,没有足够的皮质骨进行固定时,全螺纹骨松质螺钉比皮质骨螺钉或部分螺纹的骨松质螺钉更适合用来增加内固定的稳定性。可以采用动态加压技术以获得稳定的固定和解剖复位。

2.技术要点

应当限制软组织剥离的范围。骨折线的两端至少应分别使用 3 枚螺钉固定,加强骨折术后稳定性,防止拔钉或断板。

3.术后处理

患者在术后不负重尽早开始练习,循序渐进至负重练习和耐受性训练。鼓励增加髋、膝关节的活动范围。

第四节　股骨髁上骨折

股骨髁上骨折是指发生于股骨髁至股骨干干骺端的联结部,也即密质骨和松质骨的移行部位的骨折,大多数病例为高速损伤及由高处坠落所致。在老年患者,由于干骺端骨质疏松,在屈膝位跌倒时,可引起该处嵌入骨折。此骨折常呈典型移位,骨折端向后成角及远骨折块由于股四头肌、腘绳肌及腓肠肌的牵拉而向后移位。大腿肌肉的强烈收缩,可造成骨折的短缩及内收肌的作用使股骨干外旋。

伤后除有典型的骨折征象,由于骨折的远骨折端向后移位,偶有导致腘动脉损伤的可能,局部可见张力性肿胀,小腿表现有肢体缺血征象。在开始治疗前,若未能注意到,常引起不良后果。摄 X 线片可确定诊断,了解骨折的类型和移位情况,有助于对创伤病理的分析。同时 X 线片应包括整个股骨干和髋关节,以免漏诊股骨颈骨折和髋脱位,偶尔需摄其他方位 X 线片确定骨折是否波及关节内。

股骨髁上骨折可区分为无移位或嵌入的和有移位的骨折。骨折常是呈横断或斜形,偶尔是粉碎性的。开放骨折也并非少见,开放伤口常位于髌上区域,由骨折端刺破皮肤所致。

一、早期处理

(1)对于单纯的股骨髁上骨折,利用牵引、夹板临时复位固定已经足够,骨牵引现在并不常用。

(2)当明确的软组织损伤或污染严重时可行超膝关节的外固定架固定,理想状态下 2 周内更换为内固定系统可以减少钉孔的感染。

二、标准治疗

(一)切开复位内固定治疗的原则

切开复位内固定治疗的目标就是恢复下肢的力线、提供坚强的固定和良好的软组织环境,便于早期活动。具体的过程如下。

1.关节面的解剖复位

涉及关节内的骨折,首要目的就是恢复关节面的一致性,最好是使用 3.5～6.5mm 的小折片螺钉、空心螺钉。有时用小螺钉来固定小的骨折碎块(一般为 2.0～3.0mm),必须要注意这些螺钉与髓内钉进钉点的位置、路径或保持钢板与螺钉之间有一定的间距。另外,还需要注意股骨远端的三维立体结构,避免股骨髁间窝、股骨髁中心的螺钉侵及窝内的软组织、韧带等结构。

2.机械轴的复位

通过钢板螺钉或髓内钉(如髁上髓内钉)可恢复股骨干的轴线。在一系列的关节内骨折的病例中,钢板和螺钉系统往往是首选,以避免置换关节。最终,选择哪种置入物取决于外科医师的经验和习惯。

(二)切开复位钢板螺钉内固定

虽然角钢板能够维持良好的复位固定,但是以对软组织的损伤大为代价。

(1)钢板一般放在股骨的外侧。在简单骨折中,通过骨折断端之间的加压固定能提供足够的稳定性,但是在复杂骨折中,通过这种复位却不能提供稳定的固定。

(2)锁定钢板对于复杂骨折的固定能起到一个非常重要的作用,角钢板对于粉碎性骨折能提供稳定的固定,从而可避免使用中和板,而且使用起来更方便(图 2-4-1)。

(3)有限切开技术对于钢板的设计提供了更多的帮助。

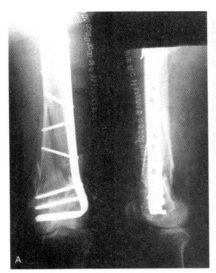
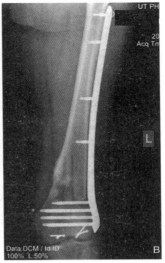
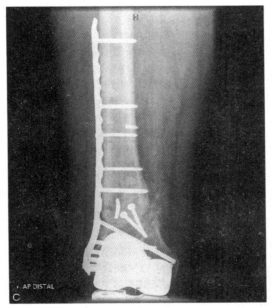

图 2-4-1　A.正侧位 X 线片示股骨髁上骨折选用 95°钢板固定；B.正位 X 线片示股骨髁间骨折选用有限切开钢板固定（LISS 系统）；C.正位 X 线片示假体周围骨折不愈合选用股骨髁锁定钢板

（三）切开复位髓内钉固定

髓内钉能够恢复下肢的力线，但也有一些缺陷。

（1）从理论上讲，髓内钉的置入可能会对关节面造成损伤。

（2）髓内钉的远端固定孔未达到股骨远端，因此固定强度有限，不能控制其在冠状面上的稳定，造成"雨刷效应"。

（3）定制的"髁上髓内钉"则能使用，它能提供足够的强度去同定，锁定钉能提供足够的支持（图 2-4-2）。

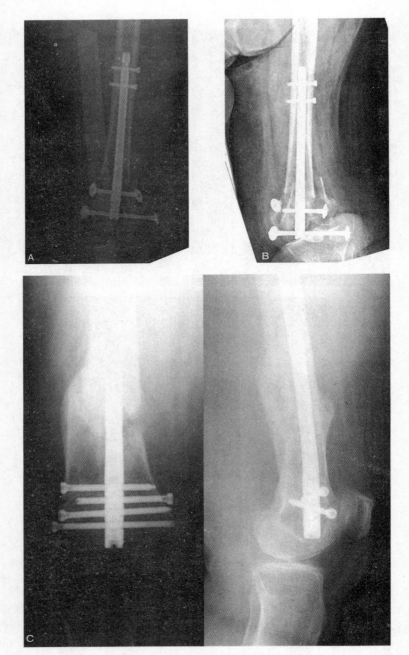

图 2-4-2　股骨远端结构复位后在位置稳定的前提下可使用股骨髓内钉治疗

A.提示股骨髁上骨折小切口髓内钉固定,由于稳定性不够,就像铅笔插在垃圾桶里;B.显示的也是个固定失败的例子,正确地使用髓内钉多点固定能提供良好的稳定作用;C.X 线片提示使用新型髓内固定系统在维持力线方面能提供良好的稳定作用

(四)重点注意事项

1.假体骨折

当出现股骨远端假体周围骨折的情况时,第一时间需要考虑假体是否有松动。如果有松

动,则需要排除是否为感染。如果使用的是不保留十字韧带的全膝关节假体,无论是钉板系统或是髁上髓内钉都适用(图 2-4-3)。如果使用的是保留十字韧带的膝关节假体,所述股骨假体将不允许使用髁上髓内钉系统。同样,股骨假体也会阻碍锁定螺钉的行进轨迹,因此需要考虑置入物的选择和固定角度钢板的位置。如果假体松动,最好采纳关节专家的意见。

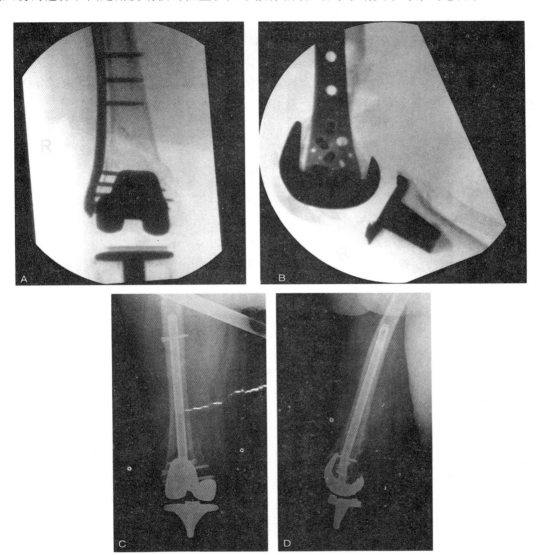

图 2-4-3 A.正位 X 线片;B.侧位 X 线片示假体周围股骨髁上骨折选用锁定钢板固定;C、D.正位 X 线片(C)和侧位 X 线片(D)假体周围股骨髁上骨折选用髓内钉进行固定

2.膝关节关节炎

既往患有膝关节炎的骨折患者可直接行初次膝关节置换,但要考虑关节炎症状的严重程度和持续时间,还要考虑骨折的类型是否适合这种治疗方式。一般这种情况下,直接行膝关节置换有一定难度,因为在股骨干骺端稳定的情况下假体才能稳定。对于骨量减少的患者来说,关节内的粉碎性骨折比关节外骨折更适合关节置换手术。在大多数情况下,恢复股骨轴的力

线,尽可能多地保留骨量以便未来需要时可行关节置换手术。

3.开放性骨折

(1)在急诊室就要开始进行抗生素治疗。

(2)排除有无破伤风。

(3)彻底的清创手术最重要,切除所有受污染和失活的组织(包括骨)和异物。扩创去除所有的骨碎屑,适当的清创显露骨组织。应用抗生素不能替代清创。

(4)若伤口较为清洁且软组织能够覆盖,可考虑急诊切开复位内固定。

(5)在大多数情况下,最好间隔48h再次进行清创。创面干净后,二期再行切开复位内固定处理。负压治疗或抗生素链珠可用于清创时临时伤口覆盖。

三、术前计划

(一)使用仪器和器材设备

确保你需要的时候所有的设备都已准备好。这包括以下仪器和设备。

(1)理想的置入物:锁定钢板或髓内钉。

(2)备好拉力螺钉,以免遇到关节内骨折。

(3)各种复位工具,包括用于关节周围的把持钩。

(4)克氏针。

(5)可用来透视的手术台。

(6)C臂机。

(7)如条件允许,备一套外固定架。

(8)股骨牵引器可以帮助股骨复位。当跨越膝复位时,牵引器可大大提高关节面的可视程度。

(二)定位

(1)患者取仰卧位。

(2)在股骨远端骨折处的最高水平下方放置垫子,使之抬高凸起。这有助于通过膝盖弯曲减少后凸畸形,并减轻对腓肠肌的牵拉,牵拉远侧骨折断端使其恢复张力。它也提升了股骨骨折的位置,便于侧位透视。

(3)另外,可将毛毯叠层放置在胫骨下方,可使胫骨升高并与水平面平行。使用预制的"三角形"材料也能达到一样的目的。

(4)未受伤的腿也要进行消毒,便于术中参考对比,特别是可用来评估旋转情况。

(三)显露

(1)选用钉板系统固定,侧位显露股骨远端和膝关节非常关键,术中关节内的透视也非常关键。一个切口,从股骨外侧髁至Gerdy结节以曲线方式延伸。在半月板水平纵向切开关节囊。将关节囊向前牵拉,可提升髌骨和更好地显露伸肌装置下方的股骨远端关节面。

(2)如果能闭合复位,骨折可通过闭合髓内针来固定治疗。另外,膝关节适当屈曲可更好地改善对线。特别是在选择髓内钉进针点时,如果膝关节屈曲程度不够,则无法选择正确的进针点。如果膝关节过度屈曲,髌骨下极可能会阻碍进钉,可通过髌骨内侧支持带切口进入。要么选择劈开髌腱进入。切口的大小要满足髓内钉置入。一些外科医师倾向于较大的切口,以便充分去除关节内的碎骨片。在正位 X 线片上,理想的进针点在髁间窝正中;在侧位 X 线片上,进针点位于 Blumenstat 线前方 1~2mm,避免损伤后交叉韧带止点。

(四)微创技术

通常,MIPO 技术和原则适用于切开复位钢板螺钉内固定。

(1)选择外侧入路。显露要充分,通过直接和间接复位技术恢复关节面的解剖位置和股骨力线。干骺端区域的粉碎骨折线往往不需要暴露。

(2)在透视状态下,将锁定板通过股外侧肌的深部逆行插入。远端固定是通过手术伤口直接进行,而近端的固定则是通过使用导向器连接到板上而获得。这就要求螺钉固定近端时通过微小的切口完成。完成该操作时需要透视。

(3)钢板在股骨髁外侧的前一半的定位是必要的,以避免远侧骨折断端螺钉过于集中。钢板必须被定位,避免股骨出现内、外翻畸形。

(4)在侧位像上必须谨慎确保钢板的近端位于股骨外皮层的中心:避免钢板向前后漂移,导致钢板和螺钉偏心,这可能导致不稳,固定失败。

(五)术后治疗

(1)术后患者应立即开始行髋、膝、踝关节 ROM 训练。这对于关节软骨的营养尤其重要;它也有助于受伤的关节运动。

(2)膝关节康复训练时和夜间睡眠时应佩戴超膝关节的支具,有助于膝关节伸直和防止关节挛缩。

(3)铰链式护膝有时对防止膝内翻/外翻是有用的。

(4)建议使用气压装置和常规预防血栓治疗。

四、并发症的预防

(一)感染

1.软组织感染

(1)手术切口有一个妥当的软组织覆盖。在挫伤、水肿或水疱破裂的情况下,手术应推迟,直到这些状况改善。

(2)减少对软组织的损伤。去除失活的骨碎片,避免其成为感染病灶。

(3)开放性骨折正确清创:开放性骨折,必须广泛清创。这包括骨折部位的显露和清创。切开复位内固定应推迟到伤口清洁,无坏死组织及异物后。

2.早期发现和治疗

早期术后伤口感染往往在术后 7~14d。浅表伤口感染,如果早期使用口服抗生素能获得理想的效果。

(二)运动功能丧失

1.稳定的固定

无论选择何种固定方式,主要目标之一就是获得足够的稳定性以允许早期的运动。

2.早期的活动范围

应避免关节僵硬,所以,主动活动和被动辅助运动对于膝关节活动范围的恢复至关重要。膝关节运动也有助于营养关节软骨。

3.支具

夜间使用静态延伸支具,帮助防止膝关节屈曲挛缩。

(三)骨不愈合

(1)预防感染。

(2)保持软组织的附着:采用间接复位技术和细致处理软组织防止骨失活,否则可能导致骨不连。

(3)稳定的固定:骨折部位固定不牢、过多的运动可导致骨不连,尤其是简单的骨折类型。

(四)骨折畸形愈合

1.周密的术前计划必不可少

(1)通过 X 线片仔细观察所有骨折线和骨折块。

(2)对侧的 X 线片可用来重建和对照。

(3)关节内骨折应 CT 扫描。

(4)术前描绘手术的步骤、设计复位技术和选择合适的置入物非常有必要。

2.术中评估

(1)和未受伤的腿做比较,患肢能获得一个较好的力线,尤其是旋转骨折。这可以通过消毒两条腿来实现。

(2)术中透视容易出现失真,认为力线不正确,可通过术后摄 X 线片验证力线。

3.熟悉置入物

如今有特定的方法和技术来评估置入物的使用。熟悉这些内固定物、所用的工具和置入物设计的细节将会帮助主刀医师更好地使用,同时也会减少复位不佳、固定失败等问题。

第三章 骨盆与髋臼损伤

第一节 骨盆骨折

骨盆骨折较常见,占全身骨折的1%~3%,多由强大的直接暴力所致,如压砸、碾轧、撞击或高处坠落等。骨盆骨折常合并有腹腔内脏损伤或大量内出血,因此休克发生率很高。在因交通事故死亡的患者中,骨盆骨折是第三位死亡原因,造成骨盆骨折死亡的主要原因是伴发的严重损伤和失血性休克。

一、损伤机制

骨盆骨折多因直接暴力所致。依照损伤暴力的方向及作用部位,损伤机制分为四种。①骨盆前后挤压暴力:不论伤员处于俯卧或仰卧位,首先发生骨盆前环骨折,包括耻骨联合分离、耻骨体骨折、单侧或双侧耻骨上下支骨折,断端分离。如前后挤压暴力继续,因两侧髂骨翼开口成前宽后窄的状态。此时,髂骨受挤压向外旋转变位,继而骨盆后环损伤。②骨盆侧方挤压暴力:首先发生骨盆前环闭孔区的骨折,损伤可局限在一侧耻骨单支或上下支,或双侧耻骨上下支骨折,断端重叠嵌插。侧方挤压暴力如再进一步,可造成髋臼处骨盆横断骨折,或髋臼前壁和前柱同时骨折,或髋臼后壁和后柱同时骨折,或臼底穿裂骨折伴股骨头中央性脱位。③骨盆受侧前方暴力:是一种特殊的损伤。当汽车相撞,伤员为司机时,均为坐姿,下肢屈膝屈髋外展位,侧前方暴力通过股骨向后内侧冲击,先发生前环骨折,继而髋臼骨盆横断、双柱伴髋臼前、后壁骨折,同时发生股骨头后脱位。④骨盆受垂直剪切暴力(如伤员从高处坠落,单肢着地):发生臼顶骨折伴股骨头脱位。严重者,先发生前环骨折,继而髋臼骨盆穿裂横断、双柱劈裂骨折,臼顶及其上方髂骨纵裂骨折,股骨头中心脱位。

由间接暴力造成骨盆骨折较少见,多为肌肉附着点撕脱骨折,常见于青少年,由于奔跑、跳跃等猛烈的肌肉收缩,发生髂嵴、髂前上棘或坐骨结节的骨骺撕脱,或局部肌肉附着点的骨块撕脱。

二、分类

1.Tile 分类(表 3-1-1)

表 3-1-1 Tile 分型

A 型	稳定的骨盆骨折
A1	典型的撕脱骨折,骨盆环完整

A2	不移位的骨盆环骨折
A3	骶尾骨的横形骨折
B 型	旋转不稳定,垂直稳定
	前后向压缩损伤,"开书"骨折,分 3 期
B1	一期:耻骨联合间隙<2.5cm,不波及后环
	二期:耻骨联合间隙>25cm,单侧后环损伤
	三期:耻骨联合间隙>25cm,双侧后环损伤
B2	外侧压缩损伤——同侧,耻骨支多前侧骨折,后侧压缩
B3	外侧压缩损伤——对侧,前方损伤多在后方损伤对侧;4 个耻骨支均前方骨折;半骨盆向前上旋转;半骨盆屈曲致下肢不等长;复位须去旋转;常因直接打击髂嵴引起
C 型	旋转和垂直都不稳定
C1	同侧前方和后方骨盆损伤
C2	双侧半骨盆损伤
C3	骨盆并髋臼骨折

(1)结合损伤机制及稳定性

①A 型:稳定。

②B 型:旋转不稳定。

③C 型:垂直不稳定。

(2)有助于确定预后和治疗选择。

2.Yong-Burgess 分类(表 3-1-2)

表 3-1-2　Young-Burgess 骨盆环损伤分型

类型	并发损伤	亚型	放射影像或解剖特点	治疗或评估
前后压缩(APC)	脑、腹部、内脏和盆腔血管损伤发生率渐增	Ⅰ型	耻骨联合增宽 1～2cm;骶髂韧带完整	通常非手术治疗盆腔血管损伤占 6.5%
	死亡原因常见为内脏和盆腔血管损伤引起的失血	Ⅱ型	耻骨联合增宽>2cm;骶髂前韧带损伤;骶结节韧带损伤;骶髂后韧带完整	血流动力学不稳定时急诊外固定;外固定架或耻骨联合钢板治疗;盆腔血管损伤占 10%
	死亡原因常见为内脏和盆腔血管损伤引起的失血	Ⅲ型	半骨盆白盆环完全分离	行人常见的严重损伤;最大 24h 液体复苏;血流动力学不稳时急诊外固定;确定性固定须前后联合;盆腔血管损伤占 22%
侧方压缩(LC)	常见伴有脑、腹部损伤	Ⅰ型	骨盆前环损伤,损伤侧骶骨受冲击	常起因机动车事故;常非手术治疗,健侧负重;偶尔外固定血流动力学不稳定或多发伤欲早期活动者

类型	并发损伤	亚型	放射影像或解剖特点	治疗或评估
	脑外伤比出血易致死	Ⅱ型	骨盆前环损伤,髂翼关节或骶髂关节附近新月体骨折	常起因机动车事故;偶尔外固定血流动力学不稳定;内固定为确定性固定;盆腔血管损伤占8%
		Ⅲ型	损伤侧的1型或2型损伤,合并对侧骶髂关节"开书"损伤;骨盆环损伤侧内旋,对侧外旋	常因压缩损伤,多独立,少伴其他损伤;急诊外固定血流动力学不稳定;内固定为确定性固定;盆腔血管损伤占23%
垂直剪切(VS)	同侧方压缩型		半骨盆垂直移位;骶髂关节常破坏,偶尔骨折经过骶骨或髂骨	多因坠落致伤;急诊外固定血流动力学不稳定;血流动力学稳定即牵引;内固定为确定性治疗;盆腔血管损伤占10%
联合机制			LC伴VS或LC伴APC	血流动力学不稳定时急诊外固定;基于原发伤确定性固定;盆腔血管损伤占10%

(1)基于损伤机制

①前-后压缩。

②横向压缩。

③垂直剪切。

④组合机制。

(2)基于暴力方向和大小,产生一系列相关的伤害。

(3)提醒外科医师潜在的复苏需求和并存的损伤形式。

3.Bucholz分类

基于后骨盆环损伤的严重程度。

(1)Ⅰ型:前环损伤,后环稳定或完整(可能有无移位的骶骨骨折或骶髂前韧带损伤)。

(2)Ⅱ型:前环损伤并骶髂关节部分破坏,但骶髂后韧带保持完整。

(3)Ⅲ型:骶髂关节完全断裂(包括骶髂后韧带),有半骨盆移位。

三、骨盆的稳定性

1.决策(手术与非手术、负重状态)基于骨盆稳定度和移位程度。

(1)骨盆稳定性:定义为骨盆能够承受正常生理力而不变形。

(2)骨盆不稳有两个部分:旋转不稳定、垂直不稳定。

(3)相关的骨损伤可能模仿纯韧带受伤,导致骨盆不稳。

(4)骨盆不稳定常见的影像学表现

①在任何平面上,后骶髂关节复合体移位>5mm。

②存在后侧间隙,而非压缩。

③L_5横突或棘骶突坐骨端撕脱。

(5)术中偶尔可能需要牵拉(或压力)检查,以确定稳定性。

2.切断韧带的研究

(1)切断耻骨联合:耻骨联合分离<2.5cm,完整的骶棘韧带防止进一步移位,骨盆旋转和垂直向均稳定。

(2)切断耻骨联合及骶棘韧带:耻骨联合分离>2.5cm,骨盆进一步外旋受后侧髂嵴与骶骨邻接限制。骨盆旋转不稳定,而垂直稳定。

(3)切断耻骨联合、骶棘韧带、骶结节韧带及后侧骶髂韧带:导致骨盆旋转和垂直均不稳定。

四、合并伤

1.高能量损伤通常有合并损伤

(1)主要的中枢神经系统、胸部和腹部损伤。

(2)出血:占75%。

(3)合并肌肉-骨骼伤害:占60%~80%。

(4)泌尿生殖系统损伤:占12%。

(5)腰骶丛损伤:占8%。

(6)死亡率:占15%~25%。

2.出血

骨盆骨折时高达75%。

(1)出血是骨盆骨折患者死亡的主要原因。

(2)需要积极的补液复苏,骨盆骨折后的高死亡率与低血容量休克相关。

(3)出血来自骨、血管和内脏。

(4)腹腔内出血:高达40%的患者出现。

(5)只在10%~15%的患者有动脉出血。

(6)出血主要源自静脉丛,导致巨大腹膜后血肿。

(7)腹膜后间隙可容纳高达4L的血液。

(8)动脉损伤的位置可根据骨盆骨折的类型预测。

①APC-Ⅲ型或Tile C型损伤:臀上动脉损伤最常见。

②LC模式:闭孔动脉或髂外动脉的一个分支损伤最常见。

3.开放性骨盆骨折

开放性骨盆骨折的死亡率高(30%~50%),潜在的大血管损伤引起出血,胃肠道和泌尿生殖道损伤发生率高,可能需要对肠道损伤行结肠造口术,需要积极的多学科综合治疗。

五、紧急处理

1.盆腔束带

商业设备,可用于院前和急诊骨盆骨折稳定。在 APC("开书")骨折,利用骨盆束带可以关闭骨盆环和填塞静脉出血。长期使用可引起皮肤坏死等并发症。一个简易的束带可以使用一张布单包围骨盆,提供环形压缩。

2.医用抗休克裤(MAST)

过去常用于院前稳定,现在大多使用骨盆束带代替。并发症包括妨碍检查、降低肺膨胀、可能导致下肢骨筋膜隔室综合征。

3.骨牵引

骨牵引可用于纠正半骨盆的垂直移位。

4.低血容量性休克患者的复苏。

(1)在上肢建立 2 个大口径静脉通道(16G 或更大)。下肢静脉通道可能由于骨盆静脉损伤不太有效。

(2)在 20min 内输注至少 2L 的晶体溶液,观察患者的反应。

(3)如果只有一个短暂的改善或患者没有反应,则进行血液输注。通用供者 O 型血可立即用于活动性出血。特定类型的血液通常在 10min 内可获得。充分交叉配血的血液是首选,但约需 1h 来完成交叉配血。

(4)50%～69%的不稳定骨盆骨折患者需要 4U 或更多的血液;30%～40%的患者需要 10U 或更多的血液。

(5)血小板和新鲜冷冻血浆在大量输血时应用,可纠正稀释性凝血功能障碍。

(6)避免或纠正低体温:温暖的液体能增加环境温度,避免热损失。低温可导致凝血障碍、心室颤动和酸碱失衡。

(7)有足够的液体替代后,成年人的尿量应每小时约为 50mL(ATLS 指南)。

5.外固定

(1)紧急放置:对血流动力学不稳定、不响应初始液体复苏的患者。

(2)作用

①稳定骨盆,预防血栓破裂。

②可减少骨盆容积。

(3)如果骨盆后环破坏,仅外固定骨盆前环不能提供充分的稳定。

(4)与复位方向一致,做与骨盆边缘角度合适的皮肤切口(以避免额外地延长切口)。

(5)用克氏针可帮助确定骨盆边缘方向。

(6)离腹足够远安装连杆,以应对胀腹。

6.盆腔 C 形钳

原始设计时,夹具作用于髂骨与骶骨连线上,需要透视和专家操作,医源性损伤的风险比标准的前方外固定架高。更新设计后可作用在股骨转子区域,减少错误置放的潜在并发症。

7.血管造影栓塞术

用于液体复苏后血流动力学仍不稳定,而不能应用外固定器或其他来源出血(腹部、胸部)被排除的患者。动脉出血只发生在10%~15%的患者。

8.腹膜包裹

普遍用于欧洲的创伤中心。显著降低血产品输注和急诊血管造影。

六、明确的手术治疗

1.外固定

(1)急诊稳定和复苏时临时使用。

(2)明确可用于"开书"损伤(Tile B1型,Young-Brugess APCⅡ型,BucholzⅡ型),后骶髂关节完好无损时。

(3)骨盆后环中断时,单一外固定不能提供足够的稳定。

2.内固定

根据骨折类型,许多技术可应用。骨折致后方不稳定的需要稳定后方。如果髋骨是完整的,耻骨联合错位时应先用钢板完成复位,可以帮助复位骨盆后环;否则,后环须先复位。

3.前路耻骨联合钢板

一个简单的耻骨联合分离>2.5cm时,复位和固定可以在急性腹部手术后延长切口完成,或用Pfannenstiel切口延期进行。确定中线,分开腹直肌。股直肌止点可能已从耻骨支撕脱,不需要松解。

(1)用Weber钳复位"开书"型损伤:穿过腹直肌夹于前侧,夹在耻骨体同一水平。

(2)如果半骨盆向后移位,可以使用Jungbluth骨盆复位钳得到向前的复位力。锚定板和置于耻骨后的螺母可防止钳拔出。

(3)内置物:几种不同的钢板和螺钉可选用。Matta推荐一种六孔3.5mm预弯重建板。如果后路固定不能进行,有学者用双钢板提高稳定性。剩余的耻骨活动可能导致螺钉松动、钢板断裂。

4.耻骨支骨折

多采用非手术治疗。不稳定骨折可经髂腹股沟入路用钢板固定,另一个办法是置入耻骨上支髓内螺钉。

5.骨盆后环固定

(1)移位的骶髂关节骨折需要切开复位。非解剖复位将伴有长期疼痛。垂直移位时畸形愈合,可导致双下肢不等长,坐位不平衡。

①后路:患者取俯卧位,易于暴露和用骶髂螺钉安全固定。伤口愈合并发症在一些病例报道达25%,在另一些病例则<3%。

a.Matta带角度爪钳可以用来复位,一尖放在坐骨切迹,另一尖放在髂骨外侧。

b.头侧移位:可用Weber钳复位或股骨牵开器,将Shantz钉放在髂嵴后侧。

②前路:患者取仰卧位,神经损伤的风险较高(L_5神经根位于骶髂关节内侧2cm)。用两

板平行或四孔方形钢板固定,可直接看到关节,但前方钢板可能引起关节后方张开,固定不如骶髂螺丝稳定,可能引起关节融合,推荐用于有后方软组织严重损伤时。

(2)骶髂螺钉:可在仰卧位或俯卧位进行。随闭合复位经皮放置,或切开复位骶髂关节或骶骨骨折同时进行。需要 C 形臂良好的可视化。老年患者使用垫圈,防止螺钉穿透骨皮质,实心螺钉较空心螺钉坚强,允许使用振荡钻,获得更好的感觉反馈。放置 1 个或 2 个螺钉取决于解剖和稳定性。

(3)后路经骶骨钢板:用 4.5mm 重建钢板经皮下隧道,安全固定到双侧髂后上棘。

6.骶髂关节的新月体骨折和骨折脱位

可能涉及骶骨或髂骨的一部分。

(1)如果髂骨的完整部分足够大,且牢固固定于骶骨,用骨块间拉力螺钉固定(不需要用骶髂螺钉)。

(2)如果骨折片很小或骶髂关节后侧韧带损伤,选用骶髂螺钉。

7.髂骨翼骨折

移位或不稳定的髂骨翼骨折可能需要经髂腹股沟入路固定。除在髂嵴或近髋臼处,髂骨翼很窄,沿髂嵴内、外侧放置钢板或用 3.5mm 长螺钉固定。

七、非手术治疗

(1)稳定无移位或轻度移位的骨折可采用非手术治疗。外侧压缩损伤(Young-Brugess LC1 型,Tile B2 型)时骶骨压缩骨折通常稳定,治疗只是用健侧负重。

(2)简单的"开书"(Tile B1 型 1 期,Young-Brugess LPC 2 型,Bucholz Ⅱ型)损伤,耻骨分离<2.5cm,可非手术治疗。

(3)非手术治疗不稳定或严重移位的骨折,需要延长制动,产生不好的结果。

(4)早期活动可防止长期卧床休息的并发症。

(5)垂直不稳定型骨折有禁忌证时,可行骨牵引治疗。

八、损伤和治疗的并发症

1.神经损伤

在初始损伤(如拉伸或压缩)时即可能发生。在手术操作、入路中和钻头螺钉方向不对时,可能出现医源性损伤,总发生率为 10%～15%。许多患者均有部分或完全恢复,永久性神经损伤是影响患者功能预后的主要因素。

2.血栓栓塞

(1)深静脉血栓形成:发生率为 35%～50%。可在盆腔或下肢静脉发生。

(2)肺栓塞(PE):有症状的 PE 发生率为 2%～10%,致死性 PE 发生率为 0.5%～2%。

(3)多种预防和治疗可选:低剂量肝素、低分子肝素、香豆素、机械加压装置、下腔静脉过滤器。

(4)诊断:静脉造影术、二维超声、磁共振静脉成像。

3.封闭的内在套脱伤

由软组织剪切损伤引起,皮下组织从深层筋膜撕裂。最常见于大粗隆,也可见于侧腹和大腿。症状和体征包括肿胀、轮廓变形、皮肤过度活动和受累区域的感觉缺失。细菌可以定植。治疗:连续清创。

4.固定物失效

耻骨疲劳失效常见,无症状的患者仅需观察。

九、骨折不愈合和畸形愈合

(1)最常见于初始复位不足的移位和不稳定骨盆环损伤。

(2)头侧位移,导致双腿不等长度、坐位不平衡。

(3)处理复杂:手术时间平均7h(经验丰富的外科医师)。平均出血量为1977mL。并发症发生率为19%。风险有神经、血管损伤。

(4)重建往往需要三阶段:前路,松解结构或截骨;后路,松解结构或截骨,然后复位和内固定;再前路,复位和内固定。根据畸形,或者先后路。

(5)往往由于软组织条件约束,骨折不愈合或畸形愈合妨碍畸形矫正。正常的内固定可能不足以防止复位丢失,手术矫正后需要限制活动长达5个月。

十、畸形等后遗症

(1)如果半骨盆垂直移位,可下肢不等长和坐位不平衡。

(2)耻骨骨炎:发生于膀胱颈悬吊手术后。可因运动员活动过度诱发损伤,如反复外展髋和腹直肌收缩引起,骨扫描显示双侧吸收,而肿瘤或应力骨折显示单侧吸收。体格检查发现耻骨联合上压痛、髋关节被动外展疼痛。红细胞沉降率正常。

第二节 髋臼骨折

一、概述

髋臼骨折通常发生于年轻人的高能量机动车事故。髋臼骨折的影像学分析和Letoumel分型帮助外科医师更好地选择合适的手术入路。移位的髋臼骨折需要手术进行解剖复位。不匹配的髋臼,即使移位小到1mm,也会导致创伤后关节炎,表现为股骨头侵蚀、关节软骨丧失。这种情况常被误诊为缺血性坏死,后者的特点是股骨头塌陷,但关节间隙保存。

二、骨性解剖

髋臼是无名骨的一部分,由髂骨、坐骨和耻骨形成。Letournel描述髋臼呈一个倒"Y"形,有前、后柱。前柱包括骨盆边缘、前壁、耻骨上支及髂骨翼前沿。后柱包括大坐骨切迹、小坐骨切迹、后壁、坐骨结节及大部分四边体表面。

三、影像学检查

(一)位置和放射学标志

影像学检查包括以下位置:前后(AP)位、45°闭孔斜位、45°髂骨斜位。在 AP 位上,投向骨盆的 X 线束形成 6 条放射线影,但未必是解剖学标志。正常放射线影的中断,意味着那个区域的骨有骨折。确定骨折真正没有移位,必须从 3 个位置中的至少 2 个看到放射线影没有移位。

(二)45°斜位

1.45°闭孔斜位

摄片时将骨折髋臼旋转朝向 X 线束,显示闭孔,前柱在内侧,后壁在外侧。

2.45°髂骨斜位

摄片时将骨折髋臼旋转离开 X 线束,显示髂骨翼,后柱在内侧(大坐骨切迹和小坐骨切迹),前壁在外侧。

(三)骨折髋臼分析

1.非匹配性

除骨折移位外,还要对髋臼内的股骨头匹配程度进行分析。细微的向前半脱位可以在闭孔斜位发现,细微的向后半脱位可以在髂骨斜位看到(参考髋臼的圆顶,观察股骨头的位移)。比较伤侧与健侧前后位和 45°斜位影像,观察股骨头的细微半脱位,有助于发现髋臼骨折的轻微移位。

2.顶弧角测量

顶弧角为平行于身体穿过髋臼中心的垂线,与从髋臼中心到臼顶骨折区的直线的夹角。内侧顶弧角(MRA)在前后位上测量,前侧顶弧角(ARA)在闭孔斜位上测量,后顶弧角(PRA)在髂骨斜位上测量。45°顶弧角测量的意义大致同臼顶 10mm 计算机断层扫描(CT)。这些顶弧角测量用于手术决策,在 T 形和横形骨折(见治疗部分)中很重要。

(四)CT 扫描

股骨头与髋臼的匹配性和骨折分型通常可以只用放射影像就能进行。CT 则有助于确定:后骨盆损伤(如骶髂关节骨折、骶骨骨折)、四边体表面骨折、后壁边缘撞击、关节内折片的旋转,关节内游离片段。CT 扫描通过观察骨折平面的方向识别骨折。垂直骨折面对应于横形骨折或 T 形骨折,水平骨折面对应于柱骨折。三维 CT 可以提供骨折结构的整体画面,但由于在计算机重建时平滑效果,无移位骨折和在 CT 扫描平面上的骨折可被漏掉。从图像中移除股骨头,对于髋臼的评价可能更为有用。

四、分类

Letournel 的髋臼骨折分类将骨折分成简单骨折(后壁骨折、后柱骨折、前壁骨折、前柱骨折和横形骨折)和复合骨折,即两个简单骨折的复合(后柱骨折和后壁骨折、横形骨折伴后壁骨折、T 形骨折、前壁骨折或前柱骨折伴后半横形骨折、双柱骨折)。

（一）简单骨折

1.后壁骨折

后壁骨折涉及不同大小的髋臼后部及关节的表面。在前后位和闭孔斜位,后唇线可见移位。骨折可能涉及大坐骨切迹及小坐骨切迹,但前后位上髂坐线保持完整。有时可见鸥翼征,移位的后壁向内成铰链连接样,其外侧向上向后移位。

2.后柱骨折

后柱骨折累及坐骨的髋臼后表面。骨折线出坐骨大切迹,穿过关节面,通常通过闭孔和耻骨下支。偶尔,骨折线垂直劈开坐骨结节,不进入闭孔。依后柱骨折块大小,骨折线向前可以涉及骨盆的泪滴或边缘。

3.前壁骨折

前壁骨折涉及前柱的中央部分,在前后位和髂骨斜位上,破坏髋臼前沿,但不破坏耻骨下支。在前后位和闭孔斜位,髂耻线中断。

4.前柱骨折

前柱骨折可非常高(达髂嵴)或非常低(达耻骨上支)。在前后位和闭孔斜位,髂耻线中断。骨折涉及耻骨下支,在前后位上可伴有臼顶内移。

5.横形骨折

横形骨折将髋臼分为两部分。上部包含臼顶及其以上,下部包含前、后壁的一部分和完整的闭孔(除非闭孔因并发的骨盆损伤而破坏)。Letournel基于骨折线穿过髋臼的位置,再分类为:①经顶型,骨折线穿过髋臼上部关节面;②近顶型,骨折线穿过关节面和臼杯窝交界处;③顶下型,骨折线穿过臼杯窝。横形骨折的骨折线涉及两柱,但不被认为是双柱骨折。在横形骨折时,两柱间彼此没有分离。横形骨折波及前唇、后唇、髂耻线、髂坐线,但闭孔通常完整。

（二）复杂骨折

复杂骨折或复合骨折通常结合了两种简单的骨折类型。

1.后柱骨折合并后壁骨折

髂坐线从泪滴处移位,但髂耻线完整。即使是1mm的移位都可引起严重的关节病。

2.横形骨折合并后壁骨折

包括一个简单的横形骨折,合并后壁骨折。闭孔通常完整。

3.T形骨折

T形骨折是横形骨折附加一个垂直骨折,后者将后柱下部与前柱下部分开。垂直骨折通常破坏闭孔,因此区别于横形骨折。垂直骨折线偶尔更偏向后部,分裂坐骨而闭孔完好。

4.前壁骨折或前柱骨折合并后半横形骨折

即前壁骨折或前柱骨折,并伴有后柱的横形骨折。此型与T形骨折之间的区别通常微妙。不同点在于前部骨折线的方向。在CT扫描中,T形骨折的前部骨折线是垂直的,而前壁骨折或前柱骨折伴后半横形骨折时,前柱骨折的前部骨折线是水平的,前壁骨折则呈斜向约45°。此外,前柱骨折经常涉及髂嵴,而这不会发生在T形骨折。

5.双柱骨折

双柱骨折时前柱和后柱同时被破坏,同横形骨折一样,伴有横向后壁骨折、前壁骨折或前柱骨折合并后半横形骨折、T 形骨折。双柱骨折也有两柱分离,与 T 形骨折和前壁骨折或前柱骨折并后半横形骨折相似。然而,在双柱骨折,关节面已从完整的髋骨的后部完全分离,而其他类型的骨折有一些关节面仍在其原来的解剖位置完好地附着于部分后髂骨。由于两柱(含整个关节面)自后髂骨的完整部分向内侧移位,"马刺征"在闭孔斜位显示最佳,表示后髂骨的完整部分仍保留在其解剖位置。这是双柱骨折的特异标志。

(三)其他类型的骨折

任何分类系统都会存在一些重叠类型。此外,为了将骨折分型减少至 10 个,一些合并或复杂的骨折类型被放入与其相近分型,因为它们的治疗非常相似。前壁骨折合并前柱骨折被分到前柱骨折,后柱骨折伴前半横形骨折被分入 T 形骨折。

五、治疗

髋臼骨折是关节内骨折,由于是下肢的主要负重关节,需要准确地恢复关节面的完整性及连续性,以保证术后关节良好活动度和无疼痛。目前对髋臼骨折,特别是有明显移位的髋臼骨折,手术治疗已成为共识。许多学者认为,高质量的复位是获得良好功能的基础。Matta 还指出,虽然解剖复位和差的复位的早期临床结果可能没有明显的区别,但随着时间的延长,解剖复位的优势便日渐显露。他认为要获得长期良好的临床功能,解剖复位是基础。因此,对髋臼骨折的治疗,应该同其他关节内骨折的治疗原则一样,尽可能做到解剖复位。有无合并损伤是影响治疗效果的重要因素,尤其是合并股骨头损伤,无论是软骨磨损还是剥脱,均容易在早期发生创伤性关节炎。但是,股骨头软骨损伤在术前的 X 线平片甚至 CT 扫描片上很难发现,所以,在术前对预后进行判断时应考虑这一未知因素。许多骨折类型相同,但临床结果差别很大可能与这一原因有关。另外,坐骨神经损伤以及同侧下肢的合并伤均对结果有明显影响。因此,对合并损伤采取积极有效的治疗也是获得最佳疗效的关键。

(一)手术时机

手术时机对于疗效的好坏也起重要作用。应考虑行急诊手术的情况为:伴有不能闭合复位的髋关节脱位、进行性神经损伤、合并重要血管损伤以及开放性骨折。对于未合并其他部位损伤且全身情况较好的患者,可在伤后 2～6d 手术。对于复合伤患者,伤后前 6d 应以处理合并伤及稳定全身情况为主,伤后 11～21d 将进入免疫抑制期,不利于患者恢复,因此伤后 6～10d 为手术的"有利时期"。

髋臼骨折的复位质量是决定术后髋关节功能优劣的重要因素之一,髋臼周围有广泛的肌肉组织附着,周围骨质几乎全部为松质骨,血液循环丰富,骨折后局部出血多,伤后短时间内很容易形成骨痂及畸形愈合,使手术复位及固定的难度增大,从而影响最终疗效。Letournel 等指出,髋臼骨折的最佳手术时机为伤后 4～7d。理论上超过 7d,骨折表面形成新的骨痂,断端内填充瘢痕组织,使手术暴露、复位、内固定等都变得困难,增加手术难度。超过 15d,骨折面重塑,各断端失去解剖匹配,与骨折片相连的肌肉也会因失去拮抗力而变短,必须行更广泛的显露,以期正确复位。超过 3～4 周,由于髋臼及其周围血供丰富,骨痂生长迅速,X 线片中仍有相当"清晰"的骨折线,在术中已很难辨认,更难以判断骨折在三维方向上的旋转情况,手术难度明显增加，如欲在直视下复位，应清除大部分骨痂，这将增加术中失血，且往往仍难以取得完善的复位。3～4个月以上未做过任何治疗或首次手术失败的陈旧性骨折，基本上已失去切开复位的机会，应选择其他治疗如全髋关节置换术。

(二)保守治疗的适应证

髋臼骨折的治疗方法应根据病情的具体特征而制定，能以保守治疗获得满意疗效的简单骨折应选择保守治疗，但如保守治疗未能达到目标或虽已整复仍不能维持复位，应果断地决定手术治疗。保守治疗的指征：根据影像学检查，包括CT三维重建图像。①关节间隙正常，髋臼无移位或移位小于3mm，断端稳定，无移位倾向者；②虽有移位骨折但距臼顶负重区较远，顶弧角大于内30°、前40°、后50°（按Matta顶弧角标准）；③双柱骨折分离移位小于3mm，且彼此间与股骨头对应关系尚好或软组织交锁使其包容状态逐渐恢复者，即Letournel等所谓的"双柱二次匹配"；④合并骨质疏松的老年患者宜考虑牵引复位或采用人工关节置换；⑤部分累及前柱的髋臼内壁骨折；⑥有明确手术禁忌证或合并全身多发伤者。

(三)髋臼骨折手术适应证

①按Matta顶弧角标准，移位骨折累及髋臼负重顶；②股骨头与髋臼对位不佳（即股骨头未处于负重顶下方），股骨头脱位造成关节失稳；③关节腔内有游离碎骨片、软组织剥脱或软组织交锁；④复合伤或合并同侧肢体损伤时护理需要；⑤严重移位的粉碎性骨折；⑥合并坐骨神经损伤需早期手术探查术。

量化的髋臼骨折手术指征为：①髋臼后壁骨折缺损面积大于40%；②骨折移位大于3mm，经复位后效果不佳；③移位骨折累及髋臼顶（Matta顶弧角标准）小于内30°、前40°、后50°（顶弧角即X线平片上通过髋臼几何中心画一条经过臼顶的垂线，再做该几何中心和臼顶骨折断端的连线所成的交角。在闭孔斜位片、正位片、髂骨斜位片上相应地测得前顶弧角、内顶弧角、后顶弧角），即臼顶负重区受累；④髋臼顶弧和股骨头的几何中心之间的距离大于3mm，即对位不佳。

切开复位内固定治疗髋臼骨折已成为共识，但对于移位并波及关节面的髋臼骨折，伴有髋关节脱位骨折、广泛粉碎性骨折、压缩性骨折、股骨颈或股骨头骨折的髋臼骨折往往效果不良，若复位不良、髋臼或股骨头骨软骨缺损、外伤引起软骨吸收和股骨头或髋臼缺血坏死等，髋关节不可避免地发生严重的创伤性髋关节炎，最终必须行全髋关节置换术来改善关节功能。

(四)髋臼骨折手术入路

1.腹股沟入路

Letournel于1960年发展了髂腹股沟入路作为髋臼及骨盆的前方入路用于治疗髋臼前壁、前柱以及骨盆骨折。不能显露髋臼的关节面是它的缺点。然而，这个切口提供了从耻骨联合到骶髂关节前面髂骨内板的显露，手术中常采用其中的一段进行显露。包括四边形体和耻骨支的上下表面。髋关节的外展肌肉未受到干扰，使术后尽早康复成为可能。髂腹股沟入路可以应用于后柱移位较小的横形骨折和双柱骨折、前柱合并后半横形骨折等复杂骨折。该入路术中仅需剥离髂肌，术后异位骨化发生率低，并能联合后侧入路治疗任何类型的髋臼骨折。但该入路对后柱暴露有限，复位技术要求较高，不能很好地控制关节内的复位情况。该入路解剖结构相对复杂，术中注意保护相关间隙的血管、神经、精索或子宫圆韧带等结构。

2.髂股骨入路

Letournel 改进了 Smith-Peterson 切口或称髂股骨入路。髂骨内侧壁的肌肉被推开以便直接获得髋臼前柱的显露。

手术方法：切口始于髂嵴中部，向前越过髂前上棘，然后向远端沿缝匠肌的内侧缘到达大腿中段 1/3 处。切开浅、深筋膜，分离阔筋膜张肌与缝匠肌的间隙，显露股直肌。从髂前上棘处切断缝匠肌的附着点。分离股外侧皮神经的外侧分支。从髂嵴上切开腹部肌肉组织并将它们向内侧牵开。下一步，推开髂肌以显露髂窝。保护股神经、股血管及股外侧皮神经的其余分支，通常它们在分离平面的内侧。切断股直肌的两个起点，并将肌肉拉向内侧，可显露髋关节囊的前表面及髋臼的前柱。髂腰肌肌腱可以被切断，提供髋臼前柱的显露。髂股骨入路可以提供包括后方骶髂关节至前侧的耻骨上支的显露，但不包括耻骨联合。

3.后侧入路

Kocher-Langenbeck 的后侧入路，提供髋臼后壁及后柱的显露。其缺点是对前柱暴露欠佳，有损伤坐骨神经、臀上动脉的风险，术后下肢外展肌力将受影响，异位骨化的发生率也高于髂腹股沟入路。

4.扩展型的髂股入路

同时显露髋臼的前后柱需要分别使用前后切口入路，有些医生采用扩展型的髂股入路，从而避免分别从前、后路进行显露。扩展型髂股入路提供了髂骨内外板、髋臼及前后柱的完全显露。它需要从髂嵴和大转子上切断臀中肌与臀小肌的起点与止点。注意避免臀上血管的损伤，防止髋外展肌的缺血坏死。术前 CT 下动脉血管造影（CTA）是必须的，当动脉造影显示存在坐骨大切迹骨折合并臀上血管损伤时，不能采用该入路。扩大的髂股入路：该入路能暴露几乎整个半骨盆，有利于解剖复位，缺点是剥离和创伤较大，可能损伤臀上动脉，术后异位骨化的发生率相当高。如损伤臀上动脉，可能导致外展肌缺血坏死。尽管如此，仍有不少学者推荐此入路治疗超过 14d 的陈旧性骨折及"T"形骨折、横行合并后壁骨折和双柱骨折等严重的髋臼骨折。

5.改良髂股入路

Reinert 等对扩展型髂股入路做了改良。通过截骨松解外展肌的起点与止点。使肌肉坚强的"骨对骨"的再附着，减少术后早期康复失败的风险。要注意避免臀上动脉的损伤，防止外展肌坏死。在施行手术时，可以采用同一皮肤切口入路的全部或一部分。

手术方法：髂前上棘后方 2cm 切开皮肤，向后沿髂嵴切开 8～10cm。在切口中部、大腿的外侧向远端作弧形切开，形成一个"T"形切口，切开远端，止于大转子远侧 15cm 处，在深筋膜外皮下游离直至髂前上棘、缝匠肌与阔筋膜张肌肌间隙，形成前侧皮瓣。同样方式形成后侧皮瓣。术中注意保护股外侧皮神经。屈曲髋关节 45°并外展。从大转子的中点向远端纵行切开阔筋膜到阔筋膜张肌止点远端 2cm 处。然后切开臀筋膜，沿臀大肌纤维方向钝性分离臀大肌，直至臀下神经及血管。于阔筋膜张肌附着点以远 2cm 横向切开阔筋膜的前部，松解臀大肌股骨止点的近侧部分，钝性扩大阔筋膜张肌与缝匠肌的间隙。向深部解剖阔筋膜张肌的前后侧面，将其与缝匠肌和股直肌分开。在切口的近端结扎并切断旋股外侧动脉的升支。从髂骨板推开腹肌和髂肌，向后方延伸解剖，显露骶髂关节和坐骨大切迹。髂前上棘截骨，将附着的缝匠肌和腹肌沟韧带与腹肌和髂肌一起向内侧翻折。用骨刀由髂嵴内侧面开始截除一块三面皮质骨的髂嵴长约 10～12cm,高 1.5cm。保留外展肌群附着于骨块上,向外侧翻开此肌骨瓣。在翻开过程中骨膜下将外展肌群由髂骨外板上推开。注意保护好臀上神经和血管。行大转子截骨术,将外展肌群由髋关节囊上分开、向后方小心翻开外展肌和附着的大转子。从大转子上松解短外旋肌群,保留股方肌以保护旋股内侧动脉的升支。找出并保护坐骨神经。如果需要进一步前方暴露,则松解开股直肌的直头和反折头。在髋臼盂唇处环形切开关节囊。在关闭切口时,在髂前上棘打孔,并用粗线将股直肌缝合在髂前上棘上。用拉力螺丝钉修复所有截骨骨块,将髂肌及外展肌重新固定于髂嵴上。

6.三叉形扩展型入路

提供了对髋臼、前后柱、髋骨内壁及髂骨的外侧面的显露。Y 形入路:该入路能提供和扩大髂股入路相似的暴露,且能避免扩大髂股入路可能损伤臀上动脉的风险。但该入路术后异位骨化发生率则高达 52.6%。

7.联合入路

扩大的髋臼手术入路虽可同时暴露前后柱,但对双柱的显露均不彻底。对严重的双柱骨折或陈旧性骨折,可联合应用 K-L 入路和髂腹股沟入路。复杂髋臼骨折采用前后联合入路有明显优点,骨折显露良好,且髂骨外板骨膜下剥离范围明显少于任何单一后侧入路,术中解剖复位率高,适合于任何复杂髋臼骨折,术后异位骨化发生率与单一 K-L 入路基本一致。前后联合入路可以很容易地对后柱和前柱重建钢板固定,或后柱钢板＋前柱拉力螺钉固定。Shazar 等研究表明:双柱同时固定优于单柱固定,而后柱钢板＋前柱拉力螺钉能达到最为坚固的内固定。但联合入路需做 2 个切口,创伤大,增加了手术时间、出血量、感染机会等,并对髂骨、臀肌的血供影响较大。

髋臼骨折切复内固定术是对失去连续性的髋臼前、后柱行解剖复位后再予坚强内固定,以恢复其力学传导和对股骨头的包容等功能。一个成功的髋臼骨折手术需要良好的手术暴露和合适内固定的选择。手术入路的选择是髋臼骨折治疗中的关键点,对于单纯的髋臼前壁、前柱或后壁、后柱骨折,手术治疗相对简单。对于髋臼横形骨折、"T"形骨折和双柱骨折这类复杂性髋臼骨折,选择恰当的手术入路有助于减少手术创伤,减少手术并发症,有利于骨折的复位;相反,则不但使手术创伤加大,增加手术危险性,还有可能导致骨折复位困难甚至不能达到解剖复位而影响日后关节功能。

(五)各型骨折的治疗

髋臼骨折手术治疗难度较大。在涉足这一领域之前,我们强烈建议参加一个现有的综合训练课程,包括尸体解剖和切开复位内固定操作训练班。髋臼骨折的最佳治疗需要专门的骨盆器械、内固定器材和设备,包括可透视的骨盆床、所有型号和长度(最长达 110mm)的螺钉,能三维塑型以适应髋臼特殊形状的重建钢板。AO/ASIF 组织为骨块复位设计的骨盆钳尤为有用。

1.后壁骨折和后柱骨折

髋臼骨折最常见为后壁骨折。后壁骨折多数累及关节面,且易合并髋关节脱位,骨折常位于髋臼后上缘,且向后方移位,易发生坐骨神经损伤。患者取俯卧位或侧卧位。对于单纯后壁骨折,最好采用俯卧位,因为肢体的重力有助于股骨头复位,这样也便于骨折片的复位,经Koher-Langenbeck入路,用拉力螺钉和一块重建钢板沿坐骨、髋臼后面到髂骨外侧面固定。如骨折块向上延伸进入髋臼顶,可行转子截骨以增加显露。手术暴露骨折时,应注意保护骨折片血供,术中切勿将后壁骨折块从后关节囊上剥离,以防发生后壁缺血性坏死。如CT扫描提示关节内存在骨折片,应设法取出。GouLet等建议加用弹性钢板以加强粉碎性骨折的稳定性。这些钢板是用1/3管形钢板制作的,在其最后的孔眼处切割或折断,残端弯成鱼叉状,以把持难以用螺钉固定的骨折块。弹性钢板应略微过度塑形,如此在重建钢板放在弹性钢板上固定时,能牢固维持所把持骨块的位置。我们发现此手术方法对多块骨折和很靠近髋臼缘的骨折非常有用。

对于髋臼边缘关节软骨面嵌压需引起特别注意,髋臼边缘关节软骨面嵌压是指髋臼边缘的部分关节面及软骨下骨由于其下方骨小梁的压缩骨折所致的移位,术前X片检查往往不能发现,术前CT检查及其三维重建可明确提示该类骨折,术中常发现后壁复位后股骨头和髋臼的不匹配,对于该类骨折术中以股骨头为模具将嵌压关节软骨面撬起进行复位,遗留的空间以松质骨填塞作为支撑,术后予以牵引治疗6周。

尽管后壁骨折是最易复位的骨折类型,但文献报告的骨折后远期结果却不尽相同。伴随的髋关节脱位易造成的股骨头缺血性坏死、边缘嵌压、粉碎性骨折和股骨头骨软骨损伤都会对这些骨折的预后产生不良影响。

单纯后柱骨折比较少见,常伴有股骨头后脱位,更常见的情况是后柱骨折伴后壁骨折,后柱骨折块因受到骶结节韧带和骶棘韧带的牵拉常常发生内旋,股骨头移位也造成骨折块向后、向内移位。术中屈曲膝关节,后伸髋关节,以保护坐骨神经,同时减少股二头肌、半腱肌、半膜肌的张力,有助于髋臼后柱的复位。常规采用Koher-Langenbeck入路,根据需要决定是否行转子截骨。除纠正移位外,还必须同时矫正旋转畸形:在使用复位钳复位骨折时,用Shanz螺钉打入坐骨以控制旋转。典型的固定是1枚拉力螺钉,辅以1块沿后柱放置的塑形重建钢板。复位程度可以通过髋臼后表面和股骨头相匹配的关节软骨来评估。对于四边形区检查技术,这需要切断骶棘韧带暴露坐骨大、小切迹,以食指伸入骨盆内检查四边形区的复位程度。对于后柱骨折伴后壁骨折,首先复位后柱骨折,沿后柱缘置放1块短重建钢板,用另1块钢板固定后壁骨折,用穿过这块钢板的螺钉维持后柱骨折块的旋转复位。

2.前壁和前柱骨折

对于此类骨折患者采用仰卧位。前柱骨折可分为高位前柱骨折或低位前柱骨折,前者累及髂嵴前部或髂前上棘,可导致头臼匹配不良,往往需要手术治疗;而后者仅累及髂前下棘或耻骨上支骨折向上延伸,不引起明显的头臼匹配不良,非手术治疗常常能取得较好的疗效。需行手术治疗的骨折可经髂腹股沟或髂股入路,以支撑钢板固定。前柱骨折可采用类似入路,沿骨盆缘用1块塑形重建钢板固定。在髂耻转子水平,髋臼内壁薄,一般不宜在该部位放置螺钉。经髂骨翼高位裂开的前柱骨折还需沿髂嵴固定。

3.横形骨折

这类骨折尽管看起来简单,但也存在一系列的困难,治疗的关键在于选择合适的入路,如果骨折块主要的旋转和移位方向在前方,尤其是骨折线前高后低的横形骨折,应该采用髂腹股沟入路，经后入路复位主要向前方移位的骨折非常困难。对骨折块主要的旋转和移位方向在后方，建议采用经 Koher-Langenbeck 后入路。横过臼顶的骨折或发生在髋臼窝上方的骨折预后最差，准确复位十分重要。臼顶旁骨折，是指发生于髋臼窝与关节面交界处的骨折，通常也需要复位，而髋臼顶下的骨折，常可采用非手术治疗。

横形骨折复位采用后方入路，以 Farabeuf 钳复位骨折时，用固定于坐骨的 Schanz 螺钉控制旋转。通过牵引肢体，并经坐骨大切迹触摸四边形骨面的复位情况，可直接评价关节内的复位。后方入路固定方法是沿后柱放置支撑钢板，前方固定采用 1 枚 6.5mm 空心拉力螺钉从髋臼上方插入前柱。拧入前方拉力螺钉时，需小心谨慎，避开附近的髂血管。经髂腹股沟入路，可通过不同的方法进行复位。前柱采用 1 块重建钢板沿骨盆缘固定，后柱至少用 1~2 枚拉力螺钉固定。对于复杂的横形骨折可采用联合手术入路。术中应行髂骨斜位和闭孔斜位检查，确保骨折复位及螺钉位置满意。

对于横形骨折伴后壁骨折，后壁骨折通过 Koher-Langenbeck 入路后方显露，术中行转子截骨可增加显露，尤其是后壁骨折块大、且用来判断复位的完整的后柱皮质面很小或甚至没有时。前柱骨折可经髂腹股沟入路复位，因而对于横形骨折伴后壁骨折通常需行联合入路，根据骨折的特点和所用的入路而选用不同的固定方法。

4."T"形和前柱-后半横形骨折

"T"形骨折是较难处理的一类骨折，非手术治疗这种骨折疗效不佳，而手术治疗又很难达到解剖复位，由于髋臼"T"形骨折可被认为是由相对独立的前柱骨折和一个相对独立的后柱骨折所构成，术前 CT 扫描及其三维重建对选择合适的手术入路及其内固定方式十分必要。对轻微后移位的"T"形骨折类似于前柱后半位横形骨折，后者通过仅有轻微的后方移位，可通过髂腹股沟入路治疗这两型骨折。沿骨盆缘放置塑型钢板固定，将拉力螺钉拧入后柱，如果"T"形骨折有明显的后方移位和轻微的前方移位，单纯后入路可能足以显露，通常置入前柱的拉力螺钉。如果骨折的前后两部分均有明显移位，通常需采用可延伸的或联合入路。有时，在这类骨折和其他骨折类型中，出现一个分离、移位和粉碎的内壁骨块。如果该骨块很靠近端而影响稳定性，可在前柱钢板下安放 1 块弯曲 100°~110° 的弹性钢板，维持此骨折块的复位。

5.双柱骨折

双柱骨折为髋臼全部关节面累及骨折，又称"浮动髋"，这种骨折的主要特征是在前柱上有一裂隙，这条裂隙在冠状面上与其下方的髂骨分离。这种骨折常常在关节外，在闭孔斜位片上呈现"马刺征"。从骨折线形态看是"T"形骨折，只不过是横形骨折线高于髋臼顶而已，因而这类骨折有时被描述为经过髋臼上方的"T"形骨折。令人感到惊奇的是，在 CT 和三维重建片上看，许多双柱骨折的股骨头与髋臼匹配良好，也就是髋臼的二次匹配，如果头臼匹配良好，可以采取保守治疗，老年患者更应该如此，保守治疗有希望获得较好的临床效果。骨折的粉碎程度各异，治疗可能极为复杂和困难。双柱骨折的术前计划非常重要，通常在手术前将髋臼骨折模型复制到骨盆标本上，便于制定合适的手术入路和内固定方式。许多双柱骨折可通过髂腹股沟前入路治疗，但对于累及骶髂关节的骨折，明显的后壁骨折，或需在直视下复位的关节内粉碎骨折，则需采用后侧或可延伸的入路显露。一般而言，复位从骨折的最近端开始，逐渐向关节方向进行。每个小骨折块均需解剖复位，因为骨折上方的髂骨略有错位，在关节水平就会放大。有些人提议前后联合入路,以减少扩大入路的并发症。固定方式根据骨折类型和所用入路而定。

6.如何避免螺钉进入髋关节

螺钉进入髋关节可能会损伤关节软骨,术中骨科医师对螺钉长度和方向的把握,是防止这种并发症的关键。同时也需要影像增强器检查以防止螺钉进入关节腔或盆腔。Anglen 和 DiPasquale 对髋臼螺钉固定进行临床和实验研究,认为术中活动髋关节并进行听诊,可以准确判断螺钉是否进入关节腔。Ebraheim 等强调行髋臼骨折螺钉固定时,骨科医生应熟悉髋臼的解剖变异,同时包括骨盆前后位像、入口位像、髂骨斜位像和闭孔斜位像在内的透视影像应非常好,一般以术中 C 臂机透视下进行。总而言之,在患者离开手术室之前,临床和影像学检查要确认所有螺钉都没有进入关节内。术后 CT 扫描及其三维重建对判断螺钉是否进入关节腔十分有用,且临床广泛使用的钛合金螺钉比不锈钢螺钉 X 线伪影少。

7.人工关节置换

但对于新鲜髋臼骨折是否需要一期行全髋关节成形术仍有争议,但普遍认为 45 岁以上合并股骨头、股骨颈骨折、骨折严重粉碎合并髋臼或股骨头软骨广泛毁损,预计复位内固定后创伤性关节炎仍不可避免者,骨折前存在严重的 OA、骨质极度疏松、合并严重内科疾病者应早期行全髋关节成形术。

(六)术后处理

术后应用闭式吸引引流,抗生素使用 48~72h,术后第 2~3d 开始髋部被动活动。患者是否能够早期挂拐杖部分负重下地活动取决于患者自身情况以及手术后内固定的稳定性。最好在水肿消退,伤口初步愈合后,才开始步行,髋关节和下肢的被动活动,可由理疗师指导下进行或使用 C 形臂机。患者疼痛减轻后,全身和局部情况允许,可部分负重 15kg,并行完整步态和足跟一足尖行走运动,部分负重要持续 8~12 周,12 周后根据 X 线片情况决定是否完全负重行走。经 Koher-Langenbeck 和可延长切口显露后,外展肌群的康复非常必要。深静脉栓塞和异位骨化的预防参见并发症部分。

手术完成后,对骨折复位及内固定位置的判断常规需行闭孔斜位片、髂骨斜位片和前后位片检查,术后 CT 扫描及其三维重建对判断骨折复位情况和螺钉是否进入关节十分有用。

髋臼骨折复位程度将明显影响临床疗效,髋臼骨折复位的评定以前后位和 45°髂骨、闭孔斜位 X 片上关节面的最大移位来判断。①解剖复位指最大移位 0~1mm;②满意复位指最大移位 1~3mm;③不满意复位是指最大移位>3mm。

六、并发症

最常见的并发症包括伤口感染、医源性神经麻痹、异位骨化、创伤后关节炎和血栓栓塞性并发症。此外,大转子浅面皮下组织及深筋膜之间可发生血肿和脂肪液化,形成封闭的脱套伤(Morel-Lavallee 损伤)。这种病变可导致多达 30% 的患者发生感染,因此需要预先或术中进行引流和清理,以降低感染的风险。

(一)创伤后关节炎

假设骨折正确分类且入路适宜,复位精确度是影像临床效果和防止创伤后关节炎的最重要因素。

（二）切口感染

血性渗液可能会持续 1～2d，清亮渗液可以持续长达 10d。如果渗液增加或改变为混浊分泌物，即立即切开及清创可能出现的感染或血肿的指征。关节外感染的患者最终可能有一个良好的功能结果，但深部或关节内感染通常预后较差。

（三）医源性神经麻痹

医源性神经麻痹是暴力或长期牵引坐骨神经的结果，通常涉及腓神经。保持膝关节至少屈曲 60°并后伸髋关节，可降低坐骨神经的紧张度。在一些治疗中心，应用术中监测体感诱发电位和运动诱发电位，观察变化幅度或延长时间，以防止医源性损伤。神经监测在急诊髋臼手术中的作用尚不确定。术后足下垂可能在手术后 3 年内消退，此前不应考虑肌腱转移手术。

（四）异位骨化

异位骨化通常是无痛的，行扩展髂股入路后最为常见，经髂腹股沟入路也较常见。已证实异位骨形成的危险因素包括 T 形骨折、伴股骨头或胸部外伤、男性患者。用吲哚美辛 25mg，每天 3 次，口服，持续 8 周，可减少异位骨化的发生率。术后放射（700cGy，单次剂量），以及这两个方法联合，亦被证明是有效的。清理坏死肌肉，减少髂骨外侧面软组织剥离，可以帮助减少异位骨形成的风险。异位骨形成与运动范围显著相关，因为前后位 X 线片上可见明显骨桥接时，患者可有超过 110°的髋关节屈曲。45°斜位和 CT 扫描有助于评估异位骨形成的严重程度，可作为练习指征（屈髋＜90°或固定的旋转移位）。如果可以，手术切除异位骨应推迟 6～12 个月，等待异位骨已经成熟。骨扫描可以判断骨的活跃度。

（五）深静脉血栓形成

深静脉血栓和肺栓塞可以发生。尽管有争议，笔者从患者入院时就采用充气加压靴，直到患者手术后不再卧床。一旦引流被去除，就开始应用药物预防（低分子量肝素）。药物预防的禁忌证是脾破裂和重型颅脑损伤。在这些情况或已有深静脉血栓形成的指征时，术前应使用过滤器。

第四章 脊柱与脊髓损伤

第一节 颈椎损伤

一、概述

颈椎损伤通常是由诸如机动车车祸、从高处坠落、高强度运动(如足球、跳水)和暴力损伤等引起的意外导致的。创伤患者在被排除无颈椎损伤前,首先应被假定有颈椎损伤。误诊往往导致永久性残疾。约 2.5% 的颈部钝性创伤患者有骨折发生。年龄大于 65 岁及男性患者是颈椎创伤的高危人群,每个因素的风险约是年轻的患者的 2 倍。C_2 是损伤最常见的椎体,占所有骨折的 24%。C_6 和 C_7 占骨折的另外 39%,下颈椎($C_3 \sim C_7$)占椎体骨折的 65%,脱位和半脱位的 75%。

(一)主要病史

在评估创伤患者时,明确损伤机制是非常重要的。高能量机动车事故、从高处坠落以及伴有头部受伤的患者,应高度怀疑颈椎损伤。正如下面将要讨论的,患者颈部和头部受到不同的力,可能会导致不同的损伤模式。因此,我们应该明确损伤时是否有压缩力、分离力、伸展力、偏斜力、侧屈力、旋转力或位移力等。例如,分离力量可以引起韧带损伤,这在最初的影像学表现上可能不明显,结合损伤机制需进一步排查。同样重要的是明确患者是否已患有颈椎疾病,如弥漫性特发性骨肥厚症、强直性脊柱炎、颈椎间盘突出或狭窄,既往是否有颈椎手术史,以及任何相关的神经缺陷。了解患者目前有无颈部及四肢麻木、疼痛、无力或感觉异常及其程度,患者症状随时间进展情况也需要明确。

有颈椎损伤嫌疑的外伤患者在专科检查前必须用坚固的颈托行颈椎制动。颈部应该保持在中立的屈伸位,衣领不宜过紧,以衣领与下颌之间不超过两根手指距离为宜。在颈托固定前,对颈椎任何畸形均不宜进行矫正。

(二)主要体格检查

在任何创伤的评估中,首先要评估呼吸和循环系统。腹部和胸部的瘀斑(系好安全带的标志)提示并高度怀疑脊柱的屈曲-分离损伤。在二次检查时,颈托固定应小心取下,并检查颈部是否有旋转畸形。颈后方应触诊是否有压痛、台阶感或捻发音。中线骨压痛应与近轴肌疼痛区分开来。在颈托重新固定后,应小心地翻动患者,对其他脊椎进行视诊和触诊。神经系统检查是必要的,并应包括神经功能的测试。在高位颈椎损伤时,需注意检查脑神经功能。

以下是一些可能有助于评估颈椎的检查技巧(涉及颈部运动的检查应推迟到影像学检查后再进行)。

1.霍夫曼征

检查者以示、中两指夹持患者的中指中节,迅速弹刮患者中指指甲,观察其拇指的收缩情况。这种反射为阳性时,预示着颈脊髓疾病,因为它是一种极度活跃的深反射。

2.莱尔米特征

患者尽最大可能地弯曲颈部和躯干。手臂及脊柱放射痛或感觉异常提示颈椎管狭窄。

3.闭目难立征

站立时,患者保持手臂向前伸展,闭上眼睛。无法保持平衡者为阳性,提示脊髓疾病,特别是脊髓后角损伤。

4.压颈试验

检查者站在患者身后.慢慢地伸展并旋转患者头部至可疑的神经损伤一侧,并施加温和的轴向压力。手臂放射痛或感觉异常为阳性,提示颈椎椎间孔狭窄。

(三)去除颈托固定

根据同家紧急 X 射线使用研究(NEXUS)低风险标准,如果损伤符合下列条件,已佩戴颈托的创伤患者,如果没有明显的脊髓损伤,可在临床无影像检查时解除颈托:

(1)患者必须保持意识清醒。

(2)患者处于非醉酒状态。

(3)无神经系统损伤。

(4)必须没有痛苦的、分散注意力的损害。

(5)颈椎后正中线无压痛。

如果患者符合以上所有标准,NEXUS 建议颈部可以在无任何影像学检查条件下去除颈托。另一种标准,加拿大 C-脊柱法则(CCR)相比上述标准已经被证明对颈椎损伤具有更高的敏感性和特异性,可能降低影像检查率。重要的是,CCR 能评估是否有特定的高风险或低风险,以此为依据,判断是否需要进行影像检查以及颈部能否主动左右旋转 45°,从而明确能否在临床无影像检查时解除颈托。

同颈椎要迅速用颈托坚强固定一样,颈椎损伤评估无需颈托固定时,去除颈托也很重要,可预防并发症,如吸气困难和溃疡(尤其枕部和颌下)。

(四)颈椎影像检查

如果无法去除颈托,则需要进行 X 线和(或)CT 扫描辅助评估脊柱损伤。标准颈椎 X 线片包括正位(AP)、侧位和齿状突张口位。侧位下脊柱应该通过检查椎体前缘线、椎体后缘线、棘椎线和棘突线判断序列情况,不可忽略软组织线。如果颈胸段观察不清,可以通过游泳者体位或 CT 扫描明确。斜位片可以帮助评估椎间孔狭窄程度。如果标准 X 线片怀疑存在颈椎不稳定,可行过伸-过屈 X 线片明确,但这些应该只对意识清醒、没有颈部疼痛或神经损伤、颈部活动不受限的患者进行检查。所有的影像检查可明确是否骨折、增生、不稳、后凸、椎前软组织增厚等。椎前软组织通常在 C_2 处约 6mm 或以下,在 C_6 约 18mm。

在许多创伤中心,CT 因其灵敏度高、速度快、影像清晰,从而取代了 X 线作为最初评估脊髓损伤的影像检查。另外，在 X 线片上无法取得清晰的影像或者已见异常表现时应进行 CT 检查。一些患者依据影像表现即可去除颈托，而其他的将等到临床符合标准时再去除（如醉酒患者）。如果怀疑有神经或软组织（如韧带）损伤，应采用磁共振成像（MRI）检查。该技术可明确有无韧带断裂、椎间盘突出、脊髓损伤等。磁共振血管造影和 CT 血管造影可评估椎动脉损伤。

（五）手术治疗和非手术治疗

在讨论颈椎损伤的具体分类之前，有必要强调一下外科手术治疗的主要目的。任何外科干预的目的是减少脊髓损伤或神经根压迫，为颈椎提供短时和长久的机械稳定，从而减少疼痛，矫正脊柱畸形和防止进一步的神经损伤。尽管在选择手术治疗或非手术治疗时，有许多指导原则帮助外科医师治疗特殊的颈椎损伤，但重要的是要考虑患者个体化因素，如患者一般状况、既往史、损伤因素、个人信仰等。

二、上颈椎损伤

（一）寰枕关节脱位或不稳

创伤性寰枕关节脱位或不稳是一种并非罕见的致命性损伤，患者多死于事发现场。以往文献多以个案病例和伤后存活率等形式来报道。有学者报道，来得及去医院救治的寰枕关节脱位患者 63 例，其中 38 例是儿童。Bucholtz 报道的 100 例摩托车交通事故死亡者中，24 例死于颈椎外伤，上颈椎占 20 例，其中 8 例死于寰枕关节脱位，占死于颈椎外伤患者的 20%～35%，占交通事故死亡人数的 8%。寰枕关节脱位或不稳定多发生于儿童，是成人的 2～3 倍，占颈椎外伤人数 0.7%～1%。随着现场急救技术的普及和提高及转运条件的大大改善，在美国约 80% 的寰枕关节脱位的患者能被送达医院急救中心。

1.损伤机制

儿童的枕髁小，与成人相比关节面呈水平状，稳定性差，受损时易发生寰枕关节脱位。寰枕关节的稳定结构主要是软组织，寰枕间的直接稳定结构有侧块关节囊、寰枕前后膜、项韧带；间接稳定结构有枕枢间韧带，如覆膜、翼状韧带和齿突尖韧带。Weme 的研究结果认为覆膜和翼状韧带是寰枕间的一线稳定结构，切断两者会引起颅骨前移。寰枕关节半脱位或关节面错位超过 2mm 说明主要结构已破坏。头颈前屈时齿突抵触枕大孔前缘限制过屈；覆膜限制后伸，极度后伸会损伤覆膜；翼状韧带限制侧屈。过屈可损伤后部结构，极度过屈也可损伤覆膜。

创伤性寰枕关节脱位的损伤机制尚不清楚，多由于过伸伤引起，少数情况下，极度过屈也可引起。高速行进的车辆肇事和高处跌落伤是寰枕脱位的主要致伤原因。头面部遭到突然打击，而颈和躯干的惯性继续向前，可能在枕骨和寰椎联结处造成剪切作用，导致寰枕关节脱位。因此，寰枕关节后脱位多见。也可因暴力骤停后肌肉猛烈收缩而复位。

分娩创伤是新生儿寰枕脱位的重要原因，多见于臀位产或暴力器械引产致颈椎在产程中过伸、旋转等致伤。

2.损伤分型

Traynelis 报道 1 例创伤性寰枕关节脱位幸存者，并分析了以往文章报道的 17 例患者，依

据 X 线片,提出以下分型:

Ⅰ型:前脱位,枕髁相对于寰椎侧块向前移位,是最多见的类型,偶见单侧脱位。

Ⅱ型:纵向脱位,枕髁相对于寰椎侧块垂直向上移位>2mm,牵拉损伤所致,由于枕骨与枢椎间的韧带受到损伤,会同时发生寰枢椎间分离。

Ⅲ型:后脱位,枕髁相对于寰椎侧块向后移位,此型相对少见。

除了上述的脱位类型外,还有寰枕旋转脱位,以及同时伴有纵向脱位和前脱位或后脱位的报道。

3.临床表现

由于寰枕关节的解剖部位特殊,所以其结构破坏、脱位,可引起一系列临床表现。

(1)神经系统:可表现为眼球震颤,两侧瞳孔不等大,但对光反应存在;还可出现去大脑强直、Brown-Sequard 综合征等。在颅神经中,下 6 对颅神经易受损伤。还可能出现四肢弛缓性瘫痪、踝阵挛阳性及偏瘫。所以当颅脑检查无异常或不能解释患者的神经症状时,而同时颈、胸、腰椎检查亦无异常发现,或异常不足以解释某些症状时,不要忽略了寰枕关节脱位。由于寰枕关节脱位发生率小,常合并复合伤,易被忽视。若在搬运或检查、治疗期间某些神经症状突然出现或加重时,千万不能忽略寰枕关节脱位。

(2)呼吸系统:由于脑干损伤,可表现为呼吸骤停、呼吸抑制和不规则呼吸。常是寰枕关节脱位患者的死因。

(3)心血管系统:也是由于脑干损伤,可表现为心搏骤停、心动过缓。

4.诊断

由于合并颅脑损伤时掩盖了创伤性关节脱位的表现,或诊治注意力过分集中在颅脑损伤上;颅底和上颈椎的结构复杂而混乱,常常合并畸形,X 线上的一些确定诊断的解剖标志难以辨认;一些诊断方法中需确认的解剖标志太多,误差大,存在假阳性和假阴性,尤其是儿童,一些结构尚未发育完全;患者没有神经损害表现。上述这些原因易导致创伤性寰枕关节脱位被漏诊或误诊。出现以下任何一种情况都要考虑创伤性寰枕关节脱位的可能性:①任何一个交通事故死亡者;②下颌骨骨折或颌下软组织挫伤者;③伤后急性心肺功能不全者;④X 线侧位相显示咽后壁软组织明显肿胀者。

诊断过程中,颈椎 X 线起着重要的作用。有以下几种测量方法:

(1)Wholey 等提出了测量枕骨大孔前缘中点至齿状突尖之间的距离。通常该距离小于10mm,当该距离大于 10mm 时对诊断寰枕关节脱位有意义。但影响该距离的因素较多,如伸屈时该距离的变化就很大。

(2)Dubin 提出拍摄两下颌骨重叠时上颈椎侧位片,测量下颌骨皮质后缘到 C_1 前缘的距离,正常范围是 2~5mm,但也有学者提出异议,认为伸屈和张口时该距离的变化很大。

(3)Power 提出测量 BC:OA 的数值,BC 是枕骨大孔前缘中点到 C_1 后弓中点,OA 是枕骨大孔后缘到 C_1 前缘中点。BC:OA 的正常值为 0.77,一般小于 0.9,大于 1.0 对诊断前脱位有意义。但当伴有 C_1 的骨折时,BC:OA 就不能正确判断寰枕关节脱位。

(4)Kaufman 等提出颅底与 C_1 的距离不超过 5mm,超过 5mm 时对诊断脱位有意义。

(5)Lee 等提出 X 字型评估法。BC_2SL 是枕骨大孔前缘中点到 C_2 棘突中点的连线,OC_2

是枕骨大孔后缘中点到 C_2 椎体的后下缘的连线,2 条线组成 X 型。评估时不用测量长度及角度,只看 X 的形状,BC$_2$SL 恰好与齿状突后上角相切,OC$_2$ 与寰椎后结节相切。

（6）BAI-BDI 法：此种方法由 Harris 等提出,分别测量枕骨大孔前缘中点到 C_2 后侧皮质连线的距离（BAI）和枕骨大孔到齿突尖的距离（BDI）,BAI 应小于 12mm,BDI 为 2～15mm。

上述 6 种方法各有利弊,没有任何一种 X 线测量方法是十分可靠的,凭借平片难以对所有的病例进行确诊,主要原因是寰枕交界区域解剖关系复杂,影像重叠,使得理论上的诊断指标在实际应用中遇到困难。复查颈椎侧位平片,并且反复对比,比单次颈椎侧位平片对诊断更有帮助。

尽管从颈椎中立和伸屈侧位可以做出脱位的放射学诊断,但人们常常忽视这一点。软组织影可能会增大（通常在关节处＞7mm）。此区域的软组织肿胀是值得注意并需要进一步检查评估。轻微骨折或者韧带损伤会造成咽后间隙的出血,颈颅部椎前软组织的改变,这时需要对颈颅部进行 CT 检查。当颈颅部出现异常的椎前软组织时 CT 检查的阳性率为 16%,这几乎是文献报道急性颈椎损伤发生率的 3 倍。MRI 对骨性脱位等解剖结构不如 CT 清楚,但它可以清楚地判断损伤区域的韧带及软组织损伤程度,对判断脑干、延髓的完整性及损伤程度有益。

5.治疗

寰枕脱位的急救和确定性治疗需从以下两方面实施：①呼吸功能衰竭和脊髓损伤的治疗；②脱位的复位和恢复稳定性的治疗。由于损伤的严重性,患者在事故现场情况危急,很容易因呼吸功能障碍猝死,现场救治时头颈部制动很重要,防止脊髓进一步损伤。首先,将颈椎制动于中立位,必要时气管插管维持通气,入院后可行气管切开术。呼吸循环稳定后,尽快稳定枕颈部,尽可能复位。需要注意的是,所有寰枕脱位的患者都不能用颈托制动,因为颈托有重复损伤的力学机制,有纵向牵引的作用,会增加纵向脱位,加重神经损伤。对牵引复位的争议也较大,此种损伤极不稳定,牵引也会增加纵向脱位。不主张手法牵引,建议密切监视下轻轻牵引复位。因此,所有的寰枕脱位患者在术前头颈部制动上均建议采用 Halo 支具制动。儿童采用保守治疗,用 Halo 支具制动后可发生坚强的纤维愈合。成人则不同,保守治疗不易达到坚强稳定的效果,需要手术行寰枕或枕枢间骨性融合。

（二）寰椎横韧带损伤

1.寰椎横韧带的结构与功能

寰椎横韧带位于枢椎齿突的后方,它的两端附着于寰椎侧块内结节上。横韧带将齿突束缚于寰椎前弓的后面。横韧带腹侧与齿突后面相接触的部位有纤维软骨,韧带在此处增厚,并与齿突构成寰齿后关节。横韧带的长度约为 20mm,中间部比较宽阔,宽度大约是 10.7mm,在接近两侧块的附着部最窄,宽度约为 6.6mm,横韧带中点部位的厚度约为 2.1mm。

寰椎横韧带几乎完全由胶原纤维构成,仅有少量的弹性纤维以疏松结缔组织的形式包绕在韧带表面,韧带的中部没有弹性纤维。总体来说,纤维组织的走行与韧带是一致的。横韧带由侧块内结节附着点走向齿突的过程中逐渐变宽,纤维束以约 30°角互相交叉形成网状。这种组织结构使得以胶原纤维为主体的横韧带也具有了一定程度的弹性,在张力作用下横韧带可以拉长 3%。这样,屈颈动作时,由于横韧带被拉长,寰椎前弓与齿突间可以有 3mm 的分离。

寰椎横韧带是维持寰枢关节稳定的最重要的韧带结构，它的作用是限制寰椎在枢椎上向前滑移。当头颅后部突然遭受暴力寰椎前移，横韧带受齿突切割可能发生断裂。生物力学实验发现，横韧带的载荷为330N，超过这个量横韧带即可断裂。

2.临床表现和诊断

寰椎横韧带断裂后寰椎前脱位，在枢椎齿突与寰椎后弓的钳夹下可能会出现脊髓损伤。由于呼吸肌麻痹，患者可以当场死亡。由于有脊髓损伤的病例多来不及抢救而死于呼吸衰竭，所以在临床上见到的因外伤导致横韧带断裂的病例多没有神经损伤。Dickman对一组39个寰椎横韧带损伤的病例做了统计分析，其中1例因高位四肢瘫入院不久即死亡，另一例有轻微的四肢瘫，其余37例均无神经损伤。

普通X线片无法显示寰椎横韧带，但可以从寰枢椎之间的位置关系判断横韧带的完整性。最常用的方法是观察颈椎侧位X线片上的寰齿间距（ADI），当屈颈侧位X线片上由寰椎前弓后缘至齿突前缘的距离超过3mm（儿童超过5mm）即表明寰椎横韧带断裂，CT也不能直接观察到韧带，但可以发现韧带在侧块内结节附着点的撕脱骨折，在这种情况下，虽然韧带是完整的，但已失去了它的功能。MRI用梯度回波序列成像技术可以直接显示韧带并评价它的解剖完整性，在韧带内有高强度信号、解剖形态中断和韧带附着点的积血都是韧带断裂的表现（图4-1-1）。

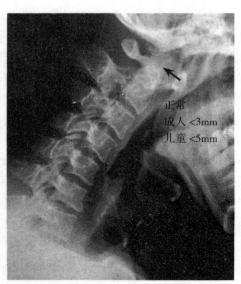

图4-1-1　寰齿前间隙

Dickman把寰椎横韧带损伤分为两种类型（图4-1-2）：Ⅰ型是横韧带实质部分的断裂；Ⅱ型是横韧带由寰椎侧块附着点的撕脱骨折。两种分型有不同的预后，需要不同的处理。

3.治疗

Ⅰ型损伤在支具的保护下是不能愈合的，因为韧带无修复能力。这种损伤应尽早行寰枢关节融合术。Ⅱ型损伤应先行保守治疗，在头环背心固定下，Ⅱ型损伤的愈合率是74％。如果固定了3～4个月韧带附着点仍未愈合，仍存在不稳定，则应手术治疗。

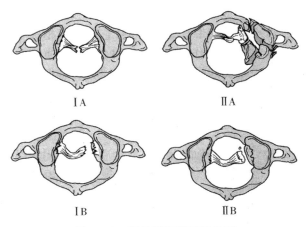

IA   IIA

IB   IIB

图 4-1-2 寰椎横韧带断裂分型

(三)寰椎骨折

寰椎骨折各种各样,常伴发颈椎其他部位的骨折或韧带损伤。寰椎骨折占脊柱骨折的1%~2%,占颈椎骨折的2%~13%。Cooper在1822年首次报道了在尸解时发现的寰椎骨折。1920年,Jafferson研究分析了以往文献报道过的42个病例以及他自己的4个病例,发现寰椎骨折可以是暴裂性的,在前后弓可以各有2个断点,整个寰椎断为4块,这种骨折以后被称为Jefferson骨折。但是,在临床实践中,典型的Jefferson骨折是很少见的,3处以下的寰椎骨折比较多见。如果前后弓均有骨折,导致两侧块分离,称其为寰椎暴裂骨折。寰椎骨折后椎管变宽,一般不会出现脊髓损伤。

1.损伤机制及骨折类型

最常见的致伤原因是高速车祸,其他如高处坠落、重物打击及与体育运动相关的损伤都可以造成寰椎骨折。Jefferson推测,当暴力垂直作用于头顶将头颅压向脊椎时,作用力由枕骨髁传递到寰椎,寰椎在膨胀力的作用下分裂为4个部分。实际上,来自于头顶的外力在极特殊的方向作用于寰椎才可以造成典型的Jefferson骨折。Panjabi等在生物力学实验中对处于中立位及后伸30°位的尸体颈椎标本施加以垂直应力,结果在10个标本中只出现了1个典型Jefferson骨折。在Hays的实验中用46个标本模拟寰椎骨折,出现最多的是2处骨折,其次是3处骨折,没有出现4处骨折。Panjabi等认为,当头颈侧屈时受到垂直应力容易出现前弓根部的骨折,而颈椎过伸时受力,颅底撞击寰椎后弓或寰枢椎后弓互相撞击容易导致寰椎后弓骨折。事实上,各种损伤机制可以单独或合并发生,形成各种类型的骨折。这取决于诸多因素,如作用于头颅的力的向量、受伤时头颈的位置、寰椎的几何形状以及伤者的体质。

寰椎骨折可以出现在前、后弓,也可以在寰椎侧块(图4-1-3)。Sherk等认为后弓骨折占寰椎骨折的67%,侧块的粉碎骨折占30%。当前后弓均断裂时,侧块将发生分离,寰椎韧带在过度的张力作用下断裂。韧带可以在其实质部断裂,也可以在其附着处发生撕脱骨折。横韧带撕脱骨折的发生率占寰椎骨折的35%。不论横韧带断裂或是撕脱骨折都会丧失韧带的功能,使寰椎向前失稳。如果前弓的两端均断裂,将会出现寰椎向后失稳。如果寰椎后弓的两端均断裂,对寰枢关节的稳定影响不大。

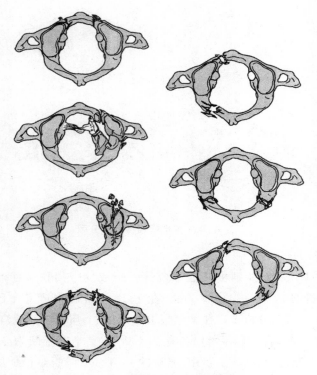

图 4-1-3　寰椎骨折的各种类型

2.影像学诊断

寰椎骨折的诊断首先要做 X 线检查,在颈椎侧位片上可以看到寰椎后弓的骨折。但是,如果骨折位于后弓与侧块结合部,可能看不清楚。如果是前弓骨折,可以在侧位片上看到咽后壁肿胀。但要留意,伤后 6h 咽后壁肿胀才会出现。在开口位 X 线片上观察寰枢椎侧块的对位情况,如果寰椎侧块向外移位,说明有寰椎骨折。Spence 等发现,当左右两侧寰椎侧块移位总计达到 6.9mm 时,提示寰椎横韧带已断裂(图 4-1-4)。有时,在开口位片上还可以看到横韧带在侧块附着点的撕脱骨折。CT 扫描可以显示寰椎的全貌,可以看到骨折的位置以及是否有横韧带的撕脱骨折,从而确定寰椎的稳定性。摄屈颈侧位 X 线片观察寰齿前间隙是否增大,进而判断寰椎横韧带完整性的方法是不实际的。因为寰椎骨折后疼痛导致的肌肉痉挛将影响患者做屈颈动作。

3.治疗

无论哪种寰椎骨折都应首选保守治疗。对于侧块没有分离的稳定性寰椎骨折,用软围领保护即可。如果寰椎侧块分离小于 6.9mm,应用涉及枕颏胸的支具 3 个月。侧块分离超过 6.9mm 的病例应用头环背心固定。头环背心只能制动,而没有复位的作用。颅骨牵引可以使分离的侧块复位,但头环背心难以防止侧块再度分离,因为这套装置没有轴向牵引的作用。要想最终获得良好的对位,只有将牵引的时间延长至 3 周以上,以便侧块周围的软组织达到瘢痕愈合,有了一定的稳定性后再用头环背心固定。文献报道,寰椎骨折保守治疗的效果是很好的,横韧带撕脱骨折的骨性愈合率在 80% 以上。只有极个别的病例因迟发性的寰枢关节不稳定需要手术治疗。寰椎侧块粉碎骨折的病例后期颈椎运动功能的恢复较差。对于寰椎骨折伴有横韧带实质断裂的病例,尽管韧带不可能愈合,也不应急于做寰枢关节融合术,可以先用外固定保守治疗,待寰椎骨折愈合后再观察寰枢关节的稳定性,如果稳定性尚好就可以不做融合术。当轴向负荷作用于寰椎导致横韧带断裂的情况与屈曲暴力造成的情况不同,在前一种情况下,翼状韧带和关节囊韧带都是完好的,它们对寰枢关节的稳定能起一定的作用;在后一种情况下,横韧带断裂的同时翼状韧带和关节囊均已断裂,寰枢关节必然失稳。

如果骨折愈合后确有寰枢关节不稳定,则应做寰枢关节融合术。枕颈融合术只有在寰椎侧块粉碎骨折不良愈合而产生顽固性疼痛时才有必要,对于伴有横韧带断裂或Ⅱ型齿突骨折的后弓骨折没有必要做枕颈融合术。

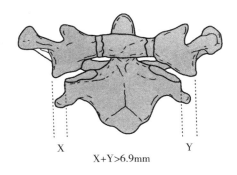

$X+Y>6.9mm$

图 4-1-4　横韧带断裂后 C_1 侧块向外移位 $>6.9mm$

(四)齿状突骨折

1.相关解剖和分型

作为第二颈椎的枢椎,除了有一个向上突起的齿突外,在结构上比寰椎更像下面的脊椎。齿突的前面有关节面,与寰椎前弓的后面形成关节。齿突有一个尖状的突起,是尖韧带的起点。齿突的两侧比较平坦,各有翼状韧带附着。齿突的后面有一个凹槽,寰椎横韧带由此经过。

枢椎的骨折大多涉及齿突。Anderson 根据骨折的部位将齿突骨折分为三型:齿突尖骨折(Ⅰ型)、齿突基底部骨折(Ⅱ型)、涉及枢椎体的齿突骨折(Ⅲ型)。Anderson 的分型方法对治疗方式的选择有指导意义:Ⅰ型骨折是翼状韧带的撕脱骨折,仅需保守治疗;Ⅱ型骨折位于齿突直径最小的部位,愈合比较困难,可以选择保守治疗或手术治疗;Ⅲ型骨折由于骨折的位置很低,骨折面较大,骨松质丰富,易于愈合,所以适合保守治疗。

2.影像学检查

颈椎侧位和开口位 X 线摄片是首先要做的影像检查。如果患者确有齿突骨折,将会表现为头颈部剧痛,此时做颈椎屈、伸侧位摄片会很困难。如果就诊时创伤已经发生几个小时了,在颈椎侧位 X 线片上可以见到咽后壁肿胀。如果 X 线摄片难以确定有否齿突骨折,可以做枢椎 CT,以齿突为中心的冠状和矢状面重建 CT 可以证实平片上的可疑影像。CT 比 X 线影像可以提供更多的信息,但也容易因为成像质量的问题而产生误导,造成误诊。患者如果没有神经损伤就不必做 MRI 检查。在中矢面重建 CT 和 MRI 影像上见到的软骨结合残迹容易被误认为是齿突的骨折线。

3.治疗原则

齿突骨折的治疗包括使用支具固定的保守治疗和借助于内固定的手术治疗。支具可以选择无创的,如颈围领、枕颈胸固定装置和有创的头环背心。

手术有前、后两种入路。前入路用中空螺钉经骨折端固定;后入路手术固定并植骨融合寰枢关节,不指望骨折端的愈合。由于齿突中空螺钉固定可以保留寰枢关节的旋转功能,所以应作为首选的手术方式。

Ⅰ型骨折由于位于寰椎横韧带以上,对寰枢关节的稳定性影响不大,所以用最简单的支具保守治疗就可以。

确定Ⅱ型骨折治疗方案,要参考骨折原始移位的程度、齿突与枢椎体成角的度数、患者的年龄、骨折端是否为粉碎性的、骨折面的走向以及患者自身对治疗方式的选择。骨折发生的一瞬间,齿突平移或与枢椎体成角的程度越大,骨折愈合的可能性越小;患者的年龄越高,骨折越不易愈合;粉碎性骨折即使得到很好的固定也很难自然愈合。如果估计骨折愈合的可能性很小,可以选择直接做后路寰枢关节融合术。

对Ⅱ型骨折,如果选择保守治疗则必须用最坚固的外固定方式(Halo-vest,头环背心)。由于头环背心仅有固定而没有牵引复位作用,所以,如果在骨折发生后马上就安装,不一定能将骨折在解剖对位状态下固定。Ⅱ型骨折由于骨折的对合面比较小,而对合程度与骨折的愈合结果又密切相关,所以应努力将其固定在解剖对位状态。如此,可以先使用头环或颅骨牵引弓在病床上做颅骨牵引,待骨折解剖对位后再持续大约2~3周,以便寰枢关节的软组织得到修复、骨折端形成初期的纤维连接。此时再安装头环背心,就可以很容易地将骨折端固定在解剖复位了。文献报道Ⅱ型齿突骨折用头环背心固定的愈合率为70%左右。

Ⅱ型齿突骨折如果骨折面是横的或是从前上向后下的,就适合做中空螺钉固定。如果骨折面是由后上向前下的,在用螺钉对骨折端加压时会使骨折移位,这样的病例相对来说不适合做中空螺钉固定。

Ⅲ型骨折用一枚中空螺钉内固定是不可靠的。这是因为骨折的位置低,螺钉在骨折近端的长度太短;骨折端的骨髓腔宽大,螺钉相对较细。Ⅲ型骨折比较适合保守治疗,文献报道用Halo-vest头环背心固定,Ⅲ型骨折的愈合率可以达到98.5%。

(五)枢椎峡部骨折

枢椎峡部骨折也称 Hangman 骨折、枢椎椎弓骨折,是发生于枢椎椎弓峡部的垂直或斜行的骨折,它可使枢椎椎弓和椎体分离,进而引发枢椎体向前滑移,所以也称为创伤性枢椎滑脱。常由交通事故、跳水伤或坠落伤造成。由于出现骨折移位后,椎管是增宽的,所以很少合并神经损伤。有人顾名思义将 Hangman 骨折说成是绞刑骨折,这样的命名从骨折的发生机制上说是不确切的。实施绞刑时,受刑者的颈椎经受过伸和轴向牵拉力,可以造成枢椎与其下颈椎的分离。而我们见到的 Hangman 骨折,虽然也由颈椎过伸损伤造成,但是往往合并有垂直压缩力。发生 Hangman 骨折时可能合并有前、后纵韧带和颈2、3间盘纤维环的撕裂,可继发颈椎失稳。

Effendi 将该骨折分为三型,并结合其损伤机制提出了治疗方式。Levein 和 Edwards 改进了该分型。

绝大多数 Hangman 骨折都可以在支具的固定下得到良好愈合。对于没有移位的骨折（Ⅰ型），推荐用 Philadephia 围领和枕颈胸固定支具治疗。如果颈 2 相对于颈 3 前移 4mm 或有 11°以上的成角（Ⅱ型），仅靠支具保护是不易自然愈合的，Halo-vest 头环背心效果较好。手术治疗仅仅适于那些用 Halo-vest 不能维持良好复位、骨折陈旧不愈合或合并颈 2、3 关节突关节脱位（Ⅲ型）的病例。

如果只有枢椎椎弓骨折分离而没有颈 2、3 椎间关节的损伤，而患者又无法接受外固定治疗，可以选用后路枢椎椎弓根（即椎弓峡部）螺钉固定。使用拉力螺钉可以将骨折端加压对合。这种固定方法更适合骨折接近枢椎下关节突的病例，这样的病例螺钉在骨折的远端有更长的固定长度，固定效果更好。如果枢椎椎弓骨折分离很严重，伴发枢椎体前滑移或成角移位，就需要对颈 2、3 椎间关节施以固定并植骨融合。前路颈 2、3 椎间关节植骨加椎体间钢板螺钉固定是比较可靠的方法。对于颈 2、3 脱位严重的病例，应在使用颅骨牵引将枢椎尽量复位后再做植骨、固定。也有从后路做颈 2、3 固定、植骨的方法：枢椎做椎弓根螺钉固定，技术难度并不高，利用拉力螺钉还可将枢椎椎弓的骨折分离加以复位。但如果颈 3 用关节突螺钉固定，则稳定性不可靠；如用椎弓根螺钉固定，在操作上有相当的难度，风险较大。

（六）枢椎椎体骨折

枢椎椎体骨折即发生在齿突基底与椎弓峡部之间区域的骨折，这一定义将部分 Anderson 定义的Ⅲ型齿突骨折也收入枢椎椎体骨折的范畴。

枢椎椎体骨折占枢椎损伤的 11%～19.7%，占上颈椎损伤的 10%～12%，临床上并非罕见。枢椎椎体骨折的致伤原因多见于交通事故伤，占 71%～80%，其他原因见于坠落伤（13%～14%）、滑雪伤（6%）、跳水伤（4%），男性略多于女性。

Benzel 将该骨折分为三型）：Ⅰ型骨折，侧位 X 线片可见类似于 Hangman 骨折的表现，即表面上看为双侧椎弓峡部骨折，同时伴有 C_2 相对 C_3 的前移，轴位 CT 可见冠状面骨折线位于 C_2 椎体后缘。鉴于损伤机制的不同，伸展型骨折可在椎体前下方看到泪滴样撕脱骨折片，这通常是由于 C_2～C_3 水平过伸所致。一般 C_2～C_3 水平椎间盘也有撕裂，C_2～C_3 椎间隙前方增宽；而屈曲型损伤可看到 C_2～C_3 背侧间隙增宽，同时可能在 C_2 椎体后下方看到泪滴样撕脱骨折片，轴位 CT 可能见到骨折线累及横突孔。Benzel Ⅱ型骨折，矢状位 CT 重建能更清楚显示骨折位置，冠状位 CT 重建可见到 C_2 椎体呈矢状位的骨折线，寰椎侧块向下压到枢椎椎体，这也印证了Ⅱ型骨折的损伤机制主要是轴向负荷。若轴向负荷的暴力稍偏外侧，可能造成Ⅱ型骨折的变异型，骨折线仍垂直，但可以累及横突孔及椎板。Benzel Ⅲ型即为 Anderson Ⅲ型齿突骨折，开口位 X 线片及 CT 矢状位重建可见骨折线位于齿突基底，呈水平位，而单纯轴位 CT 扫描有可能会漏诊骨折。

绝大多数枢椎椎体骨折均可行非手术治疗获得痊愈。若骨折存在较多的成角或移位，可以先行颅骨牵引复位，1～2 周后进行外固定。根据患者损伤的稳定性可选用颈部围领、枕颈胸支具或 Halovest 头环背心，固定时间 8～16 周。保守治疗骨折愈合率 90%以上。由于该节段椎管储备间隙较大，该病合并神经损伤的概率相对下颈椎椎体骨折少，保守治疗后大多预后较好。

三、下颈椎损伤

(一)概述

颈椎外伤占整个脊柱外伤的 50% 以上,大部分与高能损伤有关,其中交通事故伤约占 45%,坠落伤约占 20%。在所有钝性损伤中,颈椎外伤占 2%~6%。大约 40% 的颈椎外伤患者合并神经功能损伤。颈椎外伤,尤其是骨折脱位后,经保守治疗后死亡率及致残率均较高。现在,随着诊断及治疗手段的提高和内固定技术的发展,颈椎外伤的死亡率及致残率有了显著的改善。

(二)病史及体格检查

对于清醒患者可简要了解既往病史及这次外伤的发生经过,包括坠落高度、汽车撞击的方向、重物击打的方向及部位等,由此可推测颈椎外伤发生的机制。体格检查要包括脊柱及身体其他部位的系统检查,避免遗漏肢体及脏器损伤,检查脊柱时要逐一触摸棘突,检查有无压痛、骨擦音及台阶,观察瘀斑、裂伤及穿通伤口的部位,颈前部的肿胀及饱满提示颈椎前方的血肿及颈椎外伤的发生。头部及颈椎的旋转畸形往往提示颈椎单侧小关节交锁,头面部的瘀斑往往是外力直接作用的结果,提示外力的播散方向。在清醒患者要进行详细的神经学检查,包括所有皮节及肌节感觉、运动及相应反射,肌肉力量按照 0~5 级记录,注意反复检查记录神经损害有无进展,肛门周围感觉存在提示骶髓功能残留,是不全损伤的体征,提示治疗后会有所改善,脊髓损伤可按照美国脊柱损伤协会的分级标准进行分级。在不清醒的患者,神经学检查受到限制,但肛门张力可以评价,球海绵体反射也可检查,其恢复提示脊髓休克结束,通常在 48h 内结束。

(三)初期影像检查

对于创伤患者应常规进行颈椎侧位、胸部及骨盆的 X 线检查,颈椎侧位片可发现 85% 的颈椎外伤,对于 C_7~T_1 部位的损伤仅有 57% 的病例在 X 线片上能显示。目前 CT 检查已经普及,因此 CT 检查在颈椎外伤早期的影像检查中已经变得不可缺少,一方面可以准确显示颅底及颈胸段的损伤,另一方面可以更精确显示细微的脱位、关节突交锁及骨折,特别是 CT 重建影像可显示椎体间的顺列及椎间隙的改变情况。颈椎侧位影像要注意观察棘突椎板交界连接线、椎体后缘连接线、棘突间的距离、椎体间的距离、关节突的对合关系及椎体前缘的连线。这些连线的中断或异常往往提示颈椎骨折脱位。

有关除外颈椎外伤的最佳检查方法还存在争论,文献报道漏诊率在 10%~48%。普通 X 线片是有效的检查方法,标准的颈椎检查包括正侧位及开口位片,83%~99% 的颈椎外伤可通过上述 X 片得到显示,斜位片在创伤时应用价值小,可显示椎板及关节突骨折,颈胸段可通过牵引肢体或采取泳姿位显示,即一侧肢体外展、另一侧肢体位于体侧以减少肩部遮挡。对于清醒患者静态片无异常可进行动态 X 线检查,8% 的患者可显示不稳定,但早期因肌肉痉挛,造成伸屈位片不准确,可延迟进行这项检查。侧位片要观察椎前软组织厚度,C_2~C_3 水平大于 7mm、C_6~C_7 水平大于 21mm 高度提示颈椎外伤,颈椎后凸角度可通过 Cobb 方法即上位椎体上终板及下位椎体下终板连线夹角确定,后凸角度大于 11° 提示后方韧带损伤或不稳定,棘突关节突分离椎体无骨折提示外力造成颈椎屈曲旋转轴在前纵韧带,椎体骨折伴棘突分离提示旋转轴在关节突,椎体前后移位可通过测量椎体后缘切线间的距离确定,侧方移位少见,可通过侧块连线测量移位距离。

CT 检查可显示椎体纵向骨折线、骨块突入椎管程度、椎体粉碎程度及椎板椎弓的骨折，重建影像可显示颈椎顺列，特别是小关节对合情况。

MRI 检查可显示脊髓影像、椎间盘及后方韧带结构影像，还可以评价血管情况。T_1 像可显示解剖结构，T_2 像显示病理及韧带结构，MRA 可显示颈椎血管。脊髓水肿 T_1 显示低或等信号，T_2 显示高信号。脊髓出血时其信号与血液的化学状态、磁场强度及检查程序有关，急性期（1～7d）T_2 显示低信号，7d 后血细胞溶解 T_1、T_2 均显示高信号。正常韧带在 MRI 图像显示低信号，韧带损伤时则显示高信号，同样椎间盘损伤也显示高信号。单侧或双侧小关节脱位时椎间盘突出发生率高，闭合复位可能造成脊髓损伤加重，术前 MRI 检查十分必要，MRI 可清楚显示突出的椎间盘。硬膜外血肿多发于颈椎外伤患者，发生率约 1％～2％。多发生在后方硬膜外，早期（1～3d）MRI 显示 T_1 像高信号，T_2 低信号，3～7d 血肿中心信号同早期，周围则 T_1、T_2 均显示高信号。

诊断：综合病史、体征及影像资料做出完整诊断，内容包括颈椎损伤解剖部位、程度及分型，神经损伤解剖部位及程度，多发创伤合并其他脏器损伤者应一并做出诊断。

（四）C_3～C_7（下颈椎）损伤

1.Allen-Ferguson 分类系统

Allen-Ferguson 分类系统，由 165 位患者 X 线片检查结果统计，并根据损伤机制划分下颈椎骨折和脱位（图 4-1-5）。根据损伤发生时，脊柱主要受力方向，描述了以下 6 种损伤类型。

（1）屈曲压缩型。

（2）垂直压缩型。

（3）屈曲分离型。

（4）伸展压缩型。

（5）伸展分离型。

（6）横向屈曲型。

根据损伤和解剖结构破坏的程度不同，上述 6 种类型可再细分为不同的亚型。

2.下颈椎损伤分类系统

最近引入的下颈椎损伤分类系统（SLIC）（表 4-1-1），是在 Allen-Ferguson 分类体系基础上建立的，其伤情分级系统依据如下。

表 4-1-1　下颈椎损伤分类系统量表

特征	分值
形态	
无异常	0
压缩	1
爆裂	+1=2
分离*	3
旋转/位移&.	4

续表

特征	分值
椎间盘韧带复合体	
完整	0
不确定%	1
破坏**	2
神经损害	
无损害	0
神经根损伤	1
完全性脊髓损伤	2
不完全性脊髓损伤	3
脊髓连续受压，神经功能不全	+1

＊小关节错位，过伸损伤；&.关节脱位.不稳定性"泪滴状"骨折，或晚期屈曲压缩损伤；%仅有棘突间变宽及 MRI 信号改变；＊＊椎间盘间隙扩大，小关节错位，或脱位

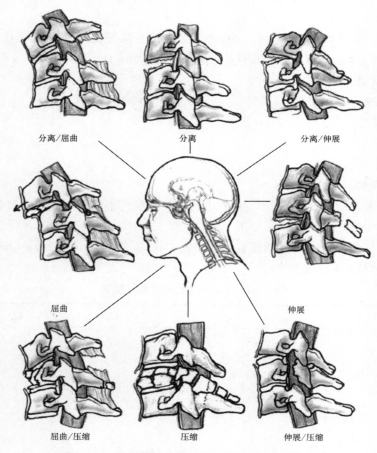

图 4-1-5 下颈椎损伤的 Allen-Ferguson 分级系统

（1）损伤形态。

（2）椎间盘损伤程度（MRI 评价最佳）。

（3）神经损伤程度。

在 SLIC 量表上得分较高的损伤更需要手术治疗。Dvorak 等描述了基于 SLIC 尺度的手术算法。

3.屈曲压缩损伤

屈曲压缩损伤是脊柱处于一个弯曲的位置时，同时受轴向压力，造成相对稳定到高度不稳定的损害。损伤轻微的患者仅存在前上终板压缩骨折。对于损伤严重的患者，出现"泪滴状"（三角形）或四边形骨折，后纵韧带复合体完全断裂，且椎体后下缘向后脱位进入椎管。有神经系统损伤的患者应行 MRI 检查对颈椎间盘进行评估。对于无神经损害的单纯压缩骨折患者通常可以通过颈椎矫形器治疗。对于"泪滴状"和四边形骨折通常需要急性前路减压（椎体次全切），为确保脊柱稳定，手术联合前路植骨融合及后路内固定。

4.垂直压缩损伤（爆裂骨折）

单纯垂直压缩可导致颈椎爆裂骨折。脱出椎体骨块进入椎管内（完全爆裂骨折）在颈椎损伤中很少见，主要发生在尾椎骨。进行 MRI 扫描评估椎间盘和后韧带复合体的损伤是非常重要的。根据骨块脱出和神经损害程度，选择前路减压复位，结合后路内固定治疗。

5.屈曲分离损伤（关节脱位和骨折）

在侧位 X 线片上，关节面应对合良好，关节的间距不应超过 2mm。关节面间距增大或者两个关节面呈关节突半脱位或脱位，与韧带或骨损伤有关。

Allen-Ferguson 分级系统将分离屈曲损伤分为四部分：关节半脱位、单侧关节脱位、双侧关节脱位 50%，以及双侧关节完全脱位。一个椎体的下关节突越过下位椎体上关节突，即为关节绞索，或"跳面"。脱位最常见于 $C_5 \sim C_6$ 和 $C_6 \sim C_7$。单侧小关节面脱位通常为不到 50% 的椎体移位，而双侧小关节脱位通常涉及超过 50% 的移位。双侧关节脱位与颈椎脊髓损伤的高发生率有关，约有 30% 的患者有完全的脊髓损伤。

许多学者建议在手术前进行 MRI 检查以排除椎间盘突出，约 7% 的病例合并椎间盘突出。如果 MRI 显示椎间盘突出，则需在前路复位前减压。如果没有椎间盘突出，且患者意识清楚，检查配合，也可以考虑闭合复位，过程如下。

Gardner-Wells 钳用于头部对称两侧耳郭 1cm 以上，并与外耳道一致。适当向后进针可以利用头盖骨的屈曲力，从而有助于复位（注意向前进针能施加一种额外的伸展力，需预防颞浅血管和颞浅肌损伤的风险）。在连续的 X 线辅助下，以 10 磅的重量单位逐渐增加牵引力。最大牵引力目前尚存在争议，一些学者建议安全重量限制为 70 磅，但仍有报道成功应用 100～140 磅。当 X 线检查显示近端关节面刚好位于尾端关节面之上，助手可继续复位。对于单侧关节面脱位，头部应向脱位方向旋转 30°～40°。对于双侧关节脱位，应触诊脊柱后侧棘突有无断裂，将压力施加于尾端棘突。然后头应该在左右两个方向顺序旋转 40°。一旦出现任何神经症状的发展或加重，则必须去除全部牵引，并行 MRI 检查。

对于小关节突脱位的病例，通常需要外科手术干预。根据脊髓受压程度或者采用前路切开复位解除神经损害的难度，选择单纯前路，单纯后路，或者前后路联合。

6.伸展损伤

Allen-Ferguson 系统将颈椎伸展损伤归类为压缩伸展损伤或分离伸展损伤。压缩伸展损伤范围从单侧椎弓根骨折到双侧椎弓根骨折以及头侧椎体向前前脱位（前下和后上韧带损伤）。分离伸展损伤时，牵张力作用于椎体前柱导致前纵韧带断裂或横向骨折。在轻度损伤时，椎体无移位入椎管。重度损伤时，椎体后方韧带复合体损伤，导致椎体向后移位进入椎管。

7.横向屈曲损伤

横向屈曲损伤多为由头颈部侧方暴力钝性损伤造成的。这将导致创伤同侧椎体分离力和反向的压缩力。轻度损伤时，导致椎体不对称压缩骨折，并合并伴有椎弓根骨折。重度损伤时，伴有韧带断裂，并导致椎体和椎弓滑移。

侧方屈曲损伤、过伸和旋转损伤也可导致颈椎侧块骨折，特别是 Kotani 等描述的粉碎性骨折。Kotani 分类系统对这些骨折的分类如下。

（1）分离型：骨折线累及单侧椎板及椎弓根断。

（2）粉碎型：在侧块内和周围有多条粉碎性骨折线。

（3）纵贯型：由尾侧椎体上关节突垂直撞击头侧椎体下关节突引起的外侧肿块纵向骨折线。

（4）创伤滑脱型：创伤导致双侧峡部断裂，双侧关节突间骨折，导致椎体完全分成前部和后部。

多数侧块骨折需要外科手术稳定.如后路减压融合或前方复位椎间融合。对于没有严重不稳的侧块骨折.可以通过患侧后方单个椎弓根螺钉固定达到稳定目的。

8.颈椎棘突骨折

这种类型骨折多为颈椎下段和（或）胸椎上段棘突的撕脱骨折（最常见于 C_7）。可能是由于过度的屈曲或伸展力，导致肌肉韧带拉伤造成的直接棘突的创伤。这些骨折通常通过非手术治疗即可达到治愈目的。对于慢性疼痛患者可以考虑行手术治疗。

（五）治疗

1.保守治疗

部分颈椎外伤可采取保守治疗方法，采取保守治疗的适应证包括：①颈部软组织损伤；②颈椎附件骨折包括单纯棘突、横突骨折；③椎体轻度压缩（小于 25%），不合并神经损伤、椎间盘损伤及后方韧带损伤；④因身体原因或其他技术原因暂时不能采取手术治疗或需要转移的患者。

最常用的方法是颈椎围领固定，颈椎围领的作用是减少颈椎活动度，借助颈椎周围的皮下骨突起到固定保护作用，包括枕骨、棘突、肩胛冈、肩峰、锁骨、胸骨及下颌骨。软围领没有制动作用，只应用于颈椎软组织牵拉伤。硬质围领根据材质及设计可起到不同程度的制动作用，围领前方要开窗方便气管切开时连接通气管道，在野外救助时最可靠的方法是将下颌及前额用胶带固定在硬质的担架板上。在应用颈椎围领时要注意相关并发症，包括皮肤压疮，特别是枕骨、下颌骨及胸骨部位，合并严重颅脑损伤的病例约 38% 会发生皮肤压疮并发症，早期除外颈椎外伤避免不必要的时间过长的围领制动。

颈胸固定装置可使固定延续到上胸椎，制动作用比颈围领强，研究显示 79%～87% 的屈伸活动、75%～77%的旋转活动及51%～61%的侧屈活动得到限制。其缺点是不方便拆卸，同样存在皮肤压迫问题，对枕颈及颈胸段固定效果差。

颅骨牵引也是颈椎外伤保守治疗的方法之一，对不稳定的颈椎外伤可获得即刻制动，对等待手术固定或转运的患者是非常有益的。通过牵引可达到颈椎骨折脱位的复位，但对于枕颈不稳定、椎体间存在分离及合并枢椎椎弓断裂伤的病例应当禁止使用。牵引可以部分恢复颈椎顺列，部分复位突入椎管的骨块，创伤性后凸也可得到部分矫正，因此可使脊髓压迫减轻。实施牵引要避免过度，过度牵引可造成脊髓损伤加重。

Halo背心固定：随着颈椎内固定技术的普及，头环背心在治疗下颈椎骨折脱位的应用越来越少。但对不适合手术的病例，头环背心是控制颈椎旋转和移位的最好方法，但其缺乏对抗纵向负荷的功能。

2.外科手术治疗

（1）术前治疗：正确、及时、有效的术前处理也是确保治疗成功的不可缺少的一步，主要包括：

①吸氧：面罩吸氧，浓度维持在40%，保持PaO_2 100mmHg(13.3kPa)、$PaCO_2 < 45$mmHg(6kPa)，如果患者的PaO_2与$PaCO_2$比值<0.75应考虑行气管插管。

②维持血压：不低于90/60mmHg，否则容易造成脊髓损伤加重。

③脱水治疗：可减轻继发性脊髓损伤。

a.甲强龙：仅在伤后8h内给药有效。首次剂量30mg/kg，15min内给入，如伤后少于3h，用法为5.4mg/(kg·h)，持续24h；如伤后超过3h但仍在8h内，用法为5.4mg/(kg·h)，持续48h。

b.GM-1：仅在伤后72h内给药有效，用法为100mg/d，持续18～32d。

（2）手术治疗

①复位：可以达到稳定脊柱和间接减压的目的。因此，对于脊椎骨折脱位的患者，在做CT及MRI或检查前必须有颈部支具保护或行颅骨牵引，对于暴散骨折或有脱位的患者必须尽早进行复位，应争取在伤后6h内复位。

目前，颈椎骨折脱位的复位方式有以下方式：

a.全麻下颅骨牵引复位（图4-1-6）：术前应有MRI检查结果，除外椎间盘突出，椎管内有椎间盘组织占位者不适合闭合牵引复位，以免造成脊髓损伤加重，应尽快准备外科手术复位，经前方入路取出椎间盘组织再复位椎体。我们的经验证明，绝大部分骨折脱位可经此方法得到复位。其复位时间明显短于传统方式，平均23min，牵引重量轻，平均11kg，患者无痛苦，复位成功率达98%，且未出现牵引后神经损伤加重。需要在全麻下进行，必须有透视监测，最好有神经电生理监测。具体方式为：全麻后于双侧耳上1.5cm同时拧入Gardner-Well牵引弓螺钉（图4-1-7），患者头颈部屈曲30°，起始重量5kg，间隔5min增加2.5kg，每次增加重量后在透视下观察有无过度牵引，并用电生理仪监测脊髓传导功能有无损害，透视见交锁小关节出现"尖对尖"对顶后（图4-1-8），将颈部改为仰伸位，使之完全复位后总量减为5kg维持牵引。

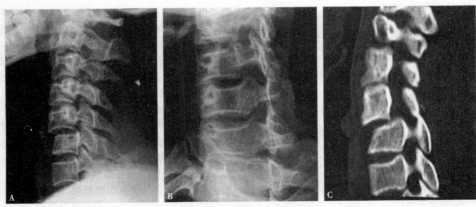

图 4-1-6 C_5～C_6 单侧关节交锁，Ⅱ度屈曲分离损伤

b.床旁牵引复位：此法复位成功率较低，在我院为 47％，所用牵引重量较大，由于是在患者清醒状态下实施，患者较为痛苦和恐惧。具体方式为：抬高床头，先在局麻下安放 Gardner-Wells 牵引弓，患者颈部屈曲 30°，起始牵引重量为 5kg，C_1 以下每增加一节段加 2.5kg，即 C_2 脱位加 2.5kg，C_3 脱位加 5kg，C_4 脱位加 7.5kg，以此类推。以后每 30min 增加 2.5kg 并拍床旁片，直至交锁小关节出现"尖对尖"对顶后，将颈部改为仰伸位，使之完全复位后总量减为 5kg 维持牵引。最大重量可加至体重的 50％并持续 1h，如仍不能复位或在牵引过程中神经损伤程度加重则将重量减少到 5kg 维持，改为手术复位。目前临床常用的牵引弓有 Gardner-Well 弓及 Halo 环，材质包括不锈钢、钛及碳素纤维三种，牵引前要检查固定钉的强度避免牵引时断裂或脱出。安装牵引弓前应拍 X 线片或 CT 检查以除外颅骨骨折。中立位进针点应在耳廓上方 1cm，经过外耳道的纵向线上。在此位置可实施最佳纵向牵引，适度偏前或后可产生后伸或屈曲作用，协助矫正后凸或过度前凸。进针点皮肤使用碘酊消毒，利多卡因局麻包括骨膜，固定针通过进针点拧入穿透外层骨板，避免过度拧紧穿破内侧骨板引发脑损伤，过松也可造成钉脱落而造成大量出血。

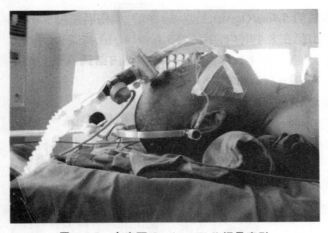

图 4-1-7 全麻下 Gardner-Well 颅骨牵引

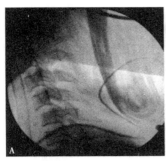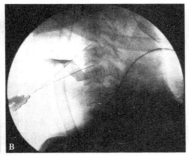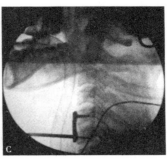

图 4-1-8　全麻下牵引复位

双侧小关节脱位的牵引复位时牵引弓应安装适度偏后 1cm,牵引时可同时产生屈曲便于复位,首先调整滑轮屈曲牵引解锁,然后转为中立位或后伸牵引,维持后伸位置。起始牵引重量为 2.5～5kg,C 形臂 X 线机或拍片避免枕颈部或脱位部位的过度牵引,注意神经体征变化,每次增加重量 5kg,观察 15min,再次透视或摄片确认无过度牵引,直至复位,牵引重量不应超过 25～30kg,复位后牵引重量维持 2.5kg 或 5kg,维持适度后伸位置。牵引时患者要保持清醒,能配合体格检查。

单侧小关节交锁时,往往损伤外力小,颈椎在脱位的状态尚很稳定,所以复位需要更大的力量,牵引弓安装适度偏后,牵引屈曲解锁小关节,术者双手握牵引弓正常侧轴向推压脱位侧牵拉,旋转头部向脱位侧,会听到细微弹响或感到弹跳。摄片确认复位成功,维持牵引重量 2.5～5kg 轻度过伸位。

闭合复位存在脊髓损伤加重的风险,其中重要的致病因素是椎间盘突出,复位前进行 MRI 检查是必要的,特别是对昏迷不清醒患者或在麻醉下进行复位时,MRI 检查除外椎间盘突出更为必要。

c.手术切开复位(图 4-1-9):如果闭合复位失败,可以采用手术切开复位。复位方式可依手术方式选择前路或后路切开复位。我院多采用前路,先切除脱位椎体间的椎间盘,用 Caspar 椎体牵开器或椎板撑开器复位,在术中透视的监控下逐渐撑开椎间隙至小关节突对顶,此时将上位椎体向后推移至复位。后路切开复位相对直观简单,可用两把鼠齿钳分别夹持上下两个脱位脊椎的棘突,向头尾两端牵开棘突,在肉眼直视下观察小关节,直至复位。有时,脱位时间较长复位困难时则需要切除部分下位椎体的上关节突以达到复位目的。

②手术时机选择:手术时间的选择目前尚无定论,早期手术可尽早解除脊髓压迫,稳定脊柱方便护理。动物实验研究显示早期减压手术可促进脊髓功能恢复,临床上尚无证据表明早期减压可改善脊髓功能恢复。早期复位及减压固定不但可以减轻由创伤导致继发的脊髓损伤的程度,还可以达到稳定脊柱,便于护理及翻身,防止肺部感染、PE 等致命并发症。脊髓不完全损伤的患者应力争在 24h 内进行,完全损伤的患者也应力争在 72h 内手术治疗。

③手术指征:颈椎外伤后如果出现不稳定性骨折脱位和(或)脊髓神经根功能损害均应进行手术治疗,保守治疗仅适用于稳定性骨折及无脊髓损伤患者。根据文献认为下颈椎外伤的手术指征为:

a.继发脊髓损伤。

b.椎体滑移≥3.5mm。

c.后突成角≥11°。

d.椎体高度丢失≥25%。

e.椎间盘损伤。

f.任何形式的脱位。

g.双侧关节突、椎板、椎弓骨折。

h.后方韧带结构损伤伴前方或后方骨性结构损伤。

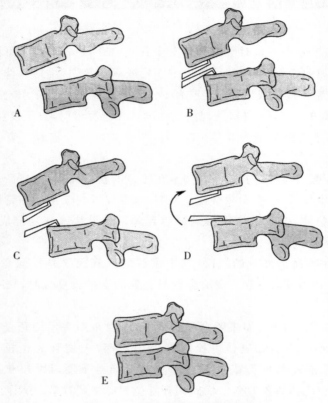

图 4-1-9　前路切开复位示意图

　　④手术方式：根据骨折脱位的类型，采用不同的手术入路，主要为 3 种手术入路：前路、后路及前后联合入路。一般均在全麻下进行，术中全程颅骨牵引。其选择的适应证如下：

　　a.前路：是目前治疗下颈椎骨折脱位的最常用术式。前路手术适合于椎间盘突出压迫脊髓、椎体骨折脱位及椎体小关节交锁合并椎间盘突出的病例，可进行单纯椎间盘切除减压融合前路钛板螺钉固定术、椎体次全切除钛网融合固定及椎间盘切除撑开复位椎间融合固定手术。撑开复位时避免过度撑开损伤脊髓，不能复位者可再行后路手术复位。植入钛网或骨块时因外伤造成不稳定要避免过度撑开，可通过推压头顶使椎间加压固定。前路钛板固定时钛板应尽可能置于椎体中央，在冠状面螺钉应向中线偏斜 10°～15°以避免损伤前方椎动脉，在矢状面螺钉应平行或轻微远离融合的椎体终板，螺钉长度应根据术前影像资料确定或术中测量确定，头尾端椎体各置入 2 枚螺钉。早期的颈椎前路固定钛板要求螺钉穿透 2 层骨皮质，现在的多角度锁定螺钉不需要穿透2层骨皮质,但可以达到同样的固定效果,对钛板本身要求有足够强度,重建和维持稳定是颈椎外伤前路手术固定的首要步骤,厚度过小的钛板可应用在颈椎病患者以减少术后吞咽不适,但尽量避免应用在颈椎外伤患者。

可用于大部分骨折类型,包括:单纯前方结构损伤、椎体骨折椎间盘损伤;前方结构损伤合并后方单侧骨折(椎板、椎弓、关节突)或单一韧带结构损伤(棘间韧带、棘突);小关节脱位。其优点为:仰卧位易于麻醉管理和术中观察,创伤小、失血少,能直接清除损伤的椎间盘,椎间植骨融合率高,一般只需做一个运动单元的固定,术后并发症少;缺点是前方解剖结构复杂,有时复位较困难,前路固定较后路固定抗旋转力弱。手术方式包括:

前路椎间盘切除、植骨融合内固定:用于没有骨性结构损伤的脱位及椎间盘损伤,植骨材料可采用自体髂骨、椎间融合器,用自锁钛板内固定。

椎体次全切除植骨融合内固定术:用于有不稳定椎体骨折的颈椎损伤,植骨材料可采用自体髂骨、钛网、人工椎体,用自锁钛板内固定。

手术技巧及注意事项:

切口的选择:

左侧或右侧:在显露深层的过程中,喉返神经和迷走神经的分支均有可能受到伤及。左侧入路损伤神经的危险相对较小,因为在左侧神经走行更容易被探查。右侧入路可能更易于右势手医生的操作,习惯选择右侧入路。

横切口或纵切口:横切口可以用于大部分颈椎骨折前路手术,从美观角度也更符合患者要求。皮肤切口常沿皮肤皱纹从中线斜向胸锁乳突肌的中部。如果需要减压3个椎体以上节段,宜采用沿胸锁乳突肌前缘的纵行切口。切口位置的选择可以通过体表解剖标记进行定位(表4-1-2)。

表 4-1-2　颈前路切口的体表标志

硬腭	寰椎椎弓
上腭下界	$C_2 \sim C_3$
舌骨	C_3
甲状软骨	$C_4 \sim C_5$
环状软骨	C_6
颈动脉结节(横突前结节)	C_6

无论皮肤切口高低,均是采用标准的前外侧入路来达到 $C_3 \sim T_1$ 椎体前缘、椎间隙以及钩突关节的显露。

手术显露技巧:

体位的摆放:在患者的肩胛间区垫一个毛巾卷。然后让患者的颈部向对侧旋转15°。轻度后伸位往往也有一定帮助。在麻醉和肌松状态下,椎管狭窄的患者极易出现脊髓过伸损伤,摆放体位时要格外当心,此时常需采用纤维气管镜辅助气管插管。

为了提高术中透视检查的可视性,尤其对于低位颈椎,应将双臂放在两侧(裹住双手并保护好腕管),然后用胶布固定,维持双肩向下的位置,但不要用过大的力量,以防止臂丛损伤的发生。也可用布圈套在两个手腕上,在需透视时施行牵引。

在显露中,做深层剥离前要用手指触摸血管搏动,仔细辨清颈动脉鞘。事先留置鼻饲胃管有助于认清食管结构并防止食管损伤。

在进行深层剥离时,应避免损伤相邻节段的椎间盘。另外,过度牵拉颈长肌会导致颈交感链的损伤并出现术后 Horner 征。

在整个手术过程中确认中线非常重要:偏向一侧操作可损伤椎动脉。在椎间盘切除过程中可将钩椎关节作为确定椎间盘过界的标志。此外,也可用神经剥离子或小探子探查椎体外缘。

当手术减压需较长时间时,应每间隔一定时间将拉钩取下一小会儿,使受牵拉的软组织结构得到放松。

前路钢板的放置:根据以下原则选择钢板:钢板的长度既要使螺钉(最好是可以变换角度的)能够拧入椎体,又不能遮盖相邻的椎间隙。将钢板放在准备拧入螺钉的位置,X线透视观察钢板的位置和长度。拧入第一枚螺钉,但是暂时不要完全拧紧。重新观察钢板的位置,并在对角线(上方或下方)拧入螺钉,将钢板固定在最后的位置上,拧入其他的螺钉。X线检查确定螺钉的位置,确认螺钉不在植骨块上或者椎间隙内。

b.后路:后路手术应沿后正中线切开分离,避免进入椎旁肌以减少出血,尽可能保留棘间棘上韧带,沿骨膜下剥离暴露椎板,只暴露需要复位固定的侧块关节,很少需要椎板切除减压,合并发育性或退变性椎管狭窄者可在复位后进行椎板成形脊髓减压术,同时进行侧块固定融合术。复位时可纵向牵引使交锁的关节解锁,同时应用刮匙或神经剥离子撬拨复位,复位困难者可切除部分下位颈椎的上关节突再复位。后方固定目前最常用的是侧块螺钉加钛板或钛棒固定,侧块螺钉以 Margal 法安装,长度可突破侧块前侧骨皮质,对手法复位困难者可在安装侧块螺钉之后固定远端钛棒,应用提拉装置撑开复位再适度加压恢复小关节对合关系。固定节段要根据复位后侧块的稳定性决定,关节交锁复位对合良好无缺损可单纯固定两侧脱位的侧块关节,头尾端各 1 枚螺钉。局部稳定性差,关节突缺损或侧块骨折,前方椎体骨折时可头尾端各固定 2 个节段。脱位节段小关节表面粗糙化并植骨融合。颈椎椎弓根固定技术要求高,风险比侧块固定大,应慎重使用。侧块螺钉的连接可使用钛板或钛棒,使用万向螺钉和钛棒可允许螺钉安装不需要根据钛板螺钉孔的位置进行,安装螺钉时可根据解剖选择最佳位置而不必担心螺钉间连接的问题。棘突钛缆固定也是后路固定的方法之一,适用于单侧或双侧小关节交锁复位后关节突无缺损,棘突椎板无骨折者,可在上位椎体棘突椎板交界处钻孔,穿过钛缆与下位椎体棘突加压固定,维持后方张力待软组织愈合。

主要用于后方结构损伤,包括小关节脱位、后方双侧骨性结构损伤(椎板、椎弓、关节突)。包括椎板切除术、椎板成形术、侧块螺钉钢板内固定及椎弓根内固定术。其优点是后方解剖结构简单,复位较容易,内固定抗旋转力较强;缺点是无法探查可能损伤的椎间盘,术后发生颈痛的可能性大,通常需要做至少 2 个运动单元的固定,融合率低。该入路单独使用较少,有时与前路联合使用治疗复杂的下颈椎骨折脱位。

手术技巧及注意事项:

患者的准备和体位:在气管插管和翻身至俯卧位过程中必须保持颈部的稳定。使用 Mayfield 头架,一根针置于耳廓上方 2.5cm 处。在头架的另一侧有 2 根针置于耳廓上方 2.5cm 处,保持头部中立位牵引弓应平行于床面。框架置于前额的前方并与手术台固定。也可以使用马蹄形的头架,注意要避免眼部受压以免发生视网膜缺血,此并发症一旦出现,患者有可能终生失明。头高脚低体位可以减少出血和降低脑脊液的压力。对于肥胖或颈部短粗的患者可用胶布贴在肩部向尾侧牵引以利于显露。

切口:沿着棘突行正中切口。确认项韧带并从正中切开。C_3~C_6 的棘突常呈分叉状。C_2 和 C_7 棘突更加突出。通常以 C_2 棘突进行定位。行骨膜下剥离椎旁肌至椎板。在 C_1 水平不应当超过中线旁1.5cm,因为椎动脉正好位于这个区域。

内固定:无论选择钉板还是钉棒固定均应先进行预弯以维持或恢复颈椎前凸。在拧入螺钉之前应当确认内固定平贴各个小关节。如果棘突和椎板完整,可以将其背侧皮质粗糙化,以便安入内固定后植骨。如果这些结构已经被切除,例如椎板切除术,可以将小关节面皮质粗糙化,植入小骨条后再安放钢板。内固定上的螺孔应当正对拟融合节段各个侧块的中点。钻孔前应测试螺钉孔对应的位置。安放内固定后拧入螺钉,但是不要完全拧紧,以免内固定扭转和翘起。对于 C_3~C_4 节段的螺钉固定,确定关节突的中点。螺钉钻入点依据不同的技术和钢板上的螺孔位置而不同。根据解剖学研究,An 技术最不容易损伤神经根。根据这项技术,使用尖锥或小磨钻在侧块中点内侧 1mm 处开出一个钻入点,这一步骤对于防止钻头滑移非常重要。使用限深钻头以向头侧 15°、向外侧 30°方向钻孔。根据所选用的螺钉不同,可以选择钻透单侧皮质或双侧皮质。使用 3.5mm 丝锥攻丝,拧入 3.5mm 的皮质骨螺钉。4mm 的螺钉用于翻修。螺钉的平均长度是 10~12mm。如果钻入点偏下和偏内,建议使用 Magerl 技术。如果钻入点位于正中,建议使用 Roy-Camille 技术。

如果融合节段上至 C_1,可以经侧块钢板拧入 Magerl 螺钉。采用上述方法显露 C_2 小关节,螺钉的钻入点为 C_2 下关节突下缘、侧块中线内侧 1mm 处。在正、侧位 X 线透视监视下钻孔。钻头从上关节突后缘穿出,穿过小关节并进入 C_1 侧块。使用 3.5mm 丝锥攻丝,拧入 3.5mm的皮质骨螺钉。

有些内固定系统限制了钢板上螺钉的位置。必须注意,在钻孔之前应当确认钢板适合所有融合节段上的钻入点。解决的方法是根据钢板的方向和局部的解剖选择最适合的螺钉固定技术。

c.前后联合入路:用于前方结构损伤后并后方双侧骨性结构损伤,一般先行前路手术复位及固定骨折脱位,再行后路减压固定。强直性脊柱炎的骨折脱位也应行前后固定。

(3)常见并发症及处理

①多尿及低钠、低钾:颈脊髓损伤多尿低钠血症于伤后(4.5±1.2)天开始出现,伤后(14±3)天达到高峰,伤后(39±10)天恢复,尿量最多可达 14000mL/d,在严重颈脊髓损伤(ASIA A 级)患者中的发生率几乎为 100%。治疗主要应给予高张含钠液,应用肾上腺皮质激素(氢化可的松),而过度限水可能会加重病情。

②中枢性高热:体温升高时间多为伤后 2~7d,平均为 3~8d,体温为 38.5~41.2℃,持续2~3 周,平均为 18.2d。严重颈脊髓损伤(ASIA A 级)患者发生中枢性高热比例占 76%,临床特点为高热、无汗、面部潮红、鼻塞、惊厥、抽搐、呼吸困难等症状,药物降温效果不佳,受外界环

境温度影响而变化。血象检查白细胞无显著升高。对此类高热要严密观察体温变化,积极行颈椎牵引制动,早期应用脱水剂、肾上腺皮质腺激素以减轻脊髓损伤和水肿,早期减压固定,不能因高热而延误手术时机。采取物理降温措施,冰袋冷敷、冰水灌肠或乙醇擦浴,并调节室温在 $18\sim20℃$。鼓励患者多饮水。在高热时,持续中流量吸氧,提高脊髓的耐受性,利于其康复,给予足够的电解质、液体、糖、氨基酸,以补充能量消耗。

③前路

a.最常见的并发症是取骨区的不适,包括疼痛、感染、髂骨骨折及股外侧皮神经麻痹。位于其次的并发症是咽喉疼痛或吞咽困难,主要为过度牵拉气管所致。

b.血肿压迫气管:由于伤口出血量较大而引流不畅造成。如患者出现缺氧、窒息症状,颈部明显肿胀增粗而引流量少或无,应立即切开伤口清理血肿、止血,否则会出现植物人甚至死亡的灾难性后果。

c.食管和气管的损伤少见,食管损伤的漏诊会导致早期食管瘘。随即会出现纵隔炎,其发病率和死亡率均很高。可通过小心放置拉钩来避免。

d.喉返神经损伤导致声带麻痹发生率可高达 11%,但常为单侧或一过性,多为过度牵拉所致。如术后 6 周症状无改善应进行喉镜检查。

e.交感链的损伤可导致 Horner 综合征,常为过度牵拉颈长肌所致,表现为上睑下垂、瞳孔缩小和无汗症。

f.神经损伤和脑脊液漏:据报道总的发生率约为 1%。一过性 C_5 神经根损伤最为常见。但灾难性的脊髓损伤也有报道。

g.术后 10 年内 25% 的病例可见相邻节段退变。此种情况多见于老年患者,尤其是以前已有退变或手术融合水平达 C_5 及 C_6 者。

h.血管损伤(包括颈血管鞘和鞘内的血管,其被胸锁乳突肌前缘所保护)的报道少见。自动撑开器放置不合适可伤及血管鞘。手持的牵开器如过度牵拉也可引起灾难性后果。减压范围过于偏外可损伤椎动脉,也可损伤左侧颈胸交界处的胸导管。

④后路

a.眼部受压:使用马蹄形的头架时未将前额放置在头架上而直接压迫了眼部或在术中头部位置移动造成。避免的方法是术前仔细检查眼部位置,使用 Mayfield 头架,如无此头架用颅骨牵引或宽胶布固定头部。此并发症一旦出现,患者有可能终生失明。

b.血肿压迫脊髓:由于伤口出血量较大而引流不畅造成。主要特点是进行性加重脊髓损害症状及体征,引流量少或无。疑似患者应 B 超或 MRI 确诊,确诊后应立即行手术清除血肿、止血重新放置引流,否则将造成永久性脊髓损害。

c.C_5 神经根麻痹:多为一过性。术后出现肩部及上臂痛,三角肌和肱二头肌无力。主要由脊髓后移导致的神经根牵拉造成。非甾体抗炎药、颈部制动可缓解疼痛,肌无力在 12 个月内逐渐恢复。

d.椎动脉损伤:为椎弓根螺钉或侧块螺钉位置不当所导致。

e.内固定松动、断裂:最常见于最头端或尾端的螺钉,可以更换。如已经融合可以取出钢板。

（4）术后处理及康复

①常规放置负压引流，引流留置 48h 或直至 8h 内引流量小于 10mL（前路）或 30mL（后路）。

②术后 48h 应用抗生素。

③引流拔除后拍摄术后片，内固定位置满意即可鼓励患者坐起或下床活动。术后当晚即可翻身，应鼓励早期活动。

④术后佩戴硬质颈椎围领 6～12 周。一般患者除洗浴时间而外，应持续佩戴围领。

⑤限制运动直至融合。避免提取重物、体力劳动、屈曲、扭转等。

⑥于术后 1 个月、3 个月、6 个月和 12 个月进行门诊随访及常规影像学检查，以了解神经功能恢复情况和植骨融合情况。

第二节　胸腰椎损伤

一、胸腰椎及神经解剖特点

（一）T_1～T_{11}椎体

胸椎椎体呈心形，而椎管相对较小，呈圆形。由于胸椎两侧与肋骨相连，故椎体两侧的上下和横突末端均有小的关节面，分别称上肋凹、下肋凹和横突肋凹。胸椎棘突细长并向后下倾斜，关节突较长，排列较垂直而呈前后方向。胸椎除椎体、椎间盘、关节突关节连接外，还有肋骨组成的胸廓与其相连，从而大大增加了胸椎的稳定性。胸椎伸屈活动较小，但在下胸椎有一定的旋转活动。椎体的血供来自胸主动脉的肋间动脉分支，沿椎体前方及侧方，又分出小支即前外侧椎体动脉。肋间动脉的后支又进入椎间孔，分为前支、中支及后弓支，分别供应椎体及椎弓。

（二）胸腰段

胸腰段一般指 T_{11} 至 L_1 或 L_2 段脊柱。此段结构有 3 个特点：①胸腰段上端为较固定的胸椎，所以胸腰段成为活动腰椎与固定的胸椎之间的转换点，躯干活动应力易集中于此；②胸腰是生理后突，腰椎为生理前突，胸腰段为两生理性曲度的衔接点，肩背负重应力易集中于此；③关节突关节面的朝向在胸腰段移行。Singer 对 161 例胸腰椎损伤行 CT 检查，发现小关节的移行集中在 3 个层面，在 T_{11}～T_{12}者占 52％，$T_{12}L_1$ 占 24％，其余在 T_{11}～T_{12} 与 $T_{12}L_1$ 之间。实验研究表明，小关节由冠状面转变为矢状面处，易遭受旋转负荷的破坏。胸腰段脊柱在解剖结构上的 3 个特点，构成胸腰段脊柱骨折发生率高的内在因素。

（三）腰椎

腰椎的椎体较颈椎和胸椎大而厚，主要由松质骨组成，外层的密质骨较薄。从侧面看，腰椎椎体略呈楔状，横径大于前后径，并从上到下逐渐增大。椎弓发达，位于椎体后方，包括椎弓根、椎板、上下关节突、棘突和横突。关节突较长，上下关节面基本呈矢状位。棘突宽大，呈矢状位后伸，末端圆钝，且棘突间隙较宽。棘突、横突及上下关节突都是肌肉、韧带的附着部位，并由此连接上下腰椎。椎间孔较大可为卵圆形、三角形或三叶草形。椎间孔内有脊神经通过。腰椎椎体厚而大,关节突较长,其组成椎间连接,既有较好的活动性,又有较好的稳定性,其生理前凸的存在,对人体适应站、坐、卧 3 种姿势甚为重要。因此对其骨折脱位复位、脊柱固定及融合,均需要注意维持腰椎的生理前凸姿势。

腰椎在胚胎生长、发育过程中较易形成一些先天性的解剖异常,如先天性的 6 个腰椎,L_5 与 S_1 融合形成腰椎骶化,T_{12} 发生移行形成腰化,L_5 棘突未融合而形成隐性脊柱裂,可造成晚期腰痛症状的 L_3 横突肥大等。所有这些先天性的畸形都有可能成为腰部疾患的病理基础,在一些诱发条件下则可能由此产生腰部疼痛、下肢疼痛、麻木等症状。

腰椎主要由腰动脉供血。腰动脉来自腹主动脉,髂腰动脉或骶中动脉,于椎间孔处分出脊柱前支、中间支和背侧支形成椎管内血管网。腰椎的营养动脉在后纵韧带深面与对侧同名动脉吻合形成动脉丛,椎体中央支数目较少,系由椎体前外侧面及背侧进入为主要营养血管,中央支在椎体中 1/3 平面发出一支向前直行至椎体中心,呈树枝状,伸向椎体上下端,周围支较短分布于椎体周围骨质。腰椎内静脉系统丰富,有椎管内前后 2 个静脉丛和椎管外前后 2 个静脉丛及体壁、肋间和腰静脉等相通,椎管内静脉尚能与盆腔腹腔血流相通,而回流至下腔静脉或髂总静脉。

(四)胸腰椎椎弓根解剖特点

椎弓根是连接椎体与其后面附件之间的桥梁,呈椭圆形,周围为坚强的骨皮质,为椎骨最坚固的部位。即使患者有骨质疏松,椎弓根仍有足够的强度提供固定。

上胸椎椎弓根短窄而薄,椎弓根的上缘与椎体上终板相平行,椎弓根的下缘位于椎体的上 2/3 处。椎弓根后部稍高,前部稍低,这一特点说明椎弓根的长轴中心线向下有一定的倾斜度,另外由于胸椎体积小,其椎弓根长轴中心线与椎体矢状面形成内倾角。临床进钉时应结合患者的手术节段及影像学资料注意这 2 个倾角。

国外资料的椎弓根高度从 $T_3 \sim T_5$ 逐个增加,为 $0.7 \sim 1.5$cm,宽度是由 $0.7 \sim 1.6$cm。国内资料椎弓根高度和宽度从 $T_1 \sim T_5$ 逐个增大,最小值分别是 5.4mm 和 10mm,因此应用椎弓根螺钉时,直径应在 4mm 为佳,由后向前贯穿椎弓根时,由胸椎到腰椎螺钉也需逐渐加长,T_9 到 L_1 为 40mm,$T_2 \sim T_5$ 是 45mm(图 4-2-1)。

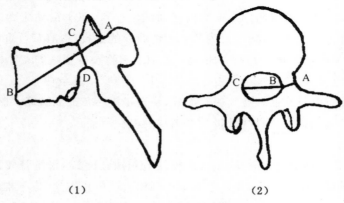

(1)   (2)

图 4-2-1 椎弓根通道示意图

(1)AB 为通道长,CD 为矢径 (2)AB 为横径,BC 为根间距

因胸椎椎弓根的内侧为脊髓,相距 0.2~0.3cm,由硬脊膜及脑脊液相隔,在 L_1 以下则为神经根和马尾。由于神经根位于椎弓根内下方,故椎弓根的内下部是最危险的部位,而椎弓根的外上部钻孔则很少有危险。

椎弓根的延长深度为椎弓根轴线长度(包括上关节突厚度,临床上可称为骨螺钉通道深度)。椎弓根螺钉进入脊椎的长度,因螺钉与脊椎矢状轴所成夹角的大小而不同,螺钉从椎弓根以 0°角进入者最短,而有向前、向内成角者则进入较长。椎弓根的方向在 T_1~T_3 根内斜;从 T_4~L_4 几乎是矢状面的,其角度不大于 10°;而 L_5 则为例外,向内的倾斜为 30°。Skillant 以 e 角和 f 角来表示椎弓根的方位,e 角为椎弓根纵轴与脊椎矢状轴所成的夹角,测量结果 L_1 为 5°,L_2 为 10°,L_3 为 10°,L_4 为 10°~15°,L_5 为 15°,f 角为椎弓根纵轴与椎体水平所成的夹角,"+"表示椎弓根纵轴自后上向前下方,反之为"-",根据 52 具干燥脊椎骨标本的测量结果,f 角在腰椎椎弓根基本为水平位。故螺钉钻入时应向内偏斜 10°~15°,平行于椎体终板(图 4-2-2)。

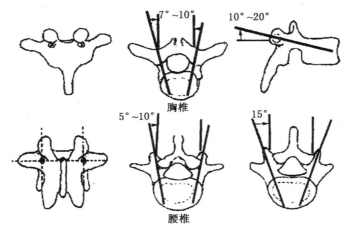

图 4-2-2　胸腰椎椎弓根螺钉进入点和角度

(五)脊髓

胸段脊髓较细,神经根离开脊髓椎间孔,自上而下,同序数脊髓节段约比同序数脊椎高2~3节,脊髓圆锥的水平多位于 L_1 下缘。Reimann 与 Anson 收集各家报道的 692 例,结合自己的 129 例解剖观察,指出脊髓圆锥下极位于 L_1 椎体下缘者占 24%。胸腰段脊髓有 2 个特点:①以 T_{12}~L_1 骨折脱位为例,脊髓圆锥终止于 T_{12}~L_1 及 L_1 上 1/3 者,是下神经元损伤,表现为迟缓性截瘫。如圆锥终止于 L_1~L_2 间者,在脱位间隙以下可有数节脊髓,系上神经元损伤,下肢特别是膝以下表现为痉挛性截瘫。所以同一水平的骨折脱位,由于圆锥的水平不同,而出现不同的截瘫。②由于圆锥多终止于 L_1 椎体中上部,如以 T_{10} 脊椎下缘相当于 L_1 脊髓节,则 T_{11}~L_1 下缘处,就集中了 L_2~S_5 脊髓及其相应的神经根,即胸腰段为脊髓与神经根在所在部位,骨折脱位即损伤了脊髓,又损伤了神经根。脊髓对损伤的抵抗力低,而神经根则相对抵抗力强。脊髓损伤未恢复者,其神经根损伤可能恢复。所以胸腰段骨折脱位合并截瘫者,其神经根损伤常有一定恢复。

脊髓血供由脊髓前动脉、脊髓后动脉和根动脉供应,脊髓前动脉和后动脉均起于颅内,由枕骨大孔下行,脊髓前动脉为 1 条或 2 条走行于脊髓前正中裂,至脊髓圆锥为止,且不断与脊髓后动脉吻合,脊髓后动脉有 2 条走行于脊髓后外侧沟,至圆锥与前动脉支吻合。此 2 条动静脉均较细,走行距离又长,故需不断接受由颈动脉、肋间动脉和腰横动脉分出之根动脉补充血供,但不是每一椎间均有根动脉,颈段脊髓多由颈升动脉之分支成为根动脉,$T_1 \sim T_2$ 节段的血供相对较小,是易发生缺血的部位,在下胸椎的根动脉中有一支较大者,称为根大动脉,起自左侧 $T_2 \sim T_{12}$ 水平,供应大半胸髓,也称大髓动脉,其出肋间动脉后沿椎体上升约 1 个或 2 个椎节段进入椎间孔,根动脉又分为上升支、下行支,并与脊髓前动脉和后动脉吻合,当由于脊椎骨折脱位遭受损伤时,如无其他动脉的分支与其吻合,易导致下胸椎脊髓缺血(图 4-2-3)。

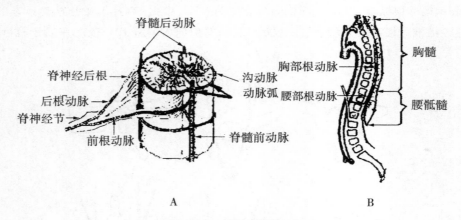

图 4-2-3　脊髓血液供应

A.脊髓血供　B.脊髓根动脉和大根动脉

二、诊断

(一)合并损伤

50％的胸腰椎骨折无脊髓损伤。40％的屈曲牵张损伤伴有腹腔脏器损伤(即脾破裂或肝破裂),20％是不连续的损伤。从高处跌落常见头部损伤和肢体损伤。

(二)概述

损伤后应首先明确危及生命的损伤、血氧和低血压,并进行相应的"ABCs"(气道、呼吸、循环)和高级创伤生命支持(ATLS)。然后进行颈托保护和全脊柱固定。

1.病史

明确相关损伤的可能机制。通过见证人可以了解机动车事故的全部细节(速度、碰撞位置、应用的保护措施)。评估神经症状可以知道脊髓或神经元病变。

2.体格检查

"圆木滚动"对全脊柱进行视诊和触诊,如棘突忽然下沉、软组织缺损和捻发音。伴随直肠检查应注意肠鸣音、肛周感觉、肛门反射和球海绵体肌反射。初步诊断中,脊髓损伤具有50％的漏诊率。系统的神经检查包括运动和感觉以及生理和病理反射。休克创伤患者应仔细评估并确定致使脊髓休克的病因。腹部压痛、瘀斑应怀疑"安全带"的损伤。

（三）临床诊断和类固醇使用

脊髓休克和完全性损伤与不完全性损伤

脊髓休克是一种生理性脊髓功能障碍,它发生在损伤节段下面的弛缓性麻痹、反射消失和感觉消失,99%的患者在48h后恢复。重新检查显示球海绵体肌反射恢复表示脊髓休克结束。损伤节段以下所有运动(Frankel等级从0到5)和感觉消失表示神经完全损伤,损伤水平以下存在部分脊髓或神经功能为不完全损伤。美国脊髓损伤协会(ASIA)提出脊髓损伤的标准是根据运动和感觉水平以及骶尾神经的存在或缺失来确定。

（四）影像学检查

有多种方式可有效地显示胸、腰椎骨折。一旦发现脊柱骨折,影像学资料需包括整个脊柱以避免不相连脊柱骨折的漏诊(通常是CT)。

1.X线片

有时需要摄正侧位及游泳体位的X线片来观察和明确颈胸段脊柱解剖。侧位X线片可评估椎体、关节突、棘突椎间孔。椎体丧失高度(50%)和皮质边缘丢失也表示压缩的脊柱损伤类型。应注意后椎体线或角度,因为这可以区分爆裂骨折(与压缩性骨折区分)与椎管受累情况。前后位X线片可显示侧位压缩性骨折、棘突与椎弓根列线增宽,从而可诊断后方结构损伤和继发的脊柱后方韧带复合体(PLC)失稳(30°后凸)。侧位X线片还可进行矢状后凸畸形、前方或后方移位(2.5mm)测量。在前后位X线片上观察终板,可明确在侧位X线片漏诊的细微损伤。由于灵敏度低和CT对胸部、腹部和骨盆的扫描作用,X线片越来越不受欢迎。然而,稳定骨折非手术治疗应行支具保护下的站立侧位X线片检查,从而确保没有塌陷或后凸畸形的初始X线片。

2.计算机断层扫描(CT)

CT可在矢状位、冠状位与三维重建显示骨折类型。在多发伤中,CT扫描能显示内脏和骨损伤,如Inaba等的研究表明,与X线片相比,CT重建扫描对定位、分类和描述胸腰段损伤上表现出更优的灵敏度,不同观察者间一致性更强(单独X线片对爆裂性椎管受压总体低估了25%)。怀疑FDI并为了评估腹腔内损伤时,建议行腹部CT检查。

3.磁共振成像(MRI)

MRI作为首选对椎间盘突出、硬膜外血肿、韧带损伤和脊髓损伤的诊断。韧带和神经结构损伤的特征和分类都可显示,如撕裂、水肿、血肿、外伤性椎间盘突出和囊肿或瘘管的存在。"黑色条纹"(黄韧带经典的表现)的不连续性伴有T_2液体向表面延伸的局部条纹表明伴张力带的撕裂和不稳。T_2或T_1加权图像很容易看到脊髓水肿或出血。GSW患者使用MRI有争议。

（五）脊柱稳定性

(1)损伤的分类一般涉及脊柱稳定性的概念。White和Panjabi对临床不稳定做了定义,"在生理载荷下丧失保持脊柱椎骨之间关系的能力,在这样一种方式下,既没有损害也没有继发对脊髓或神经根的刺激和没有不适的畸形发展或疼痛"。

(2)Holdsworth主要明确了后方韧带复合体是稳定胸腰段的关键结构。他将骨折脱位和剪切损伤看作不稳定,而所有其他的骨折被认为是稳定的。两柱理论源于椎体和椎间盘作为承重柱,比后方起张力带作用的结构(小关节囊、棘间韧带)更重要。

(3)1994年,James等证实后柱生物力学的重要性(而不是中柱),并强调在神经功能完整和没有后柱受累的患者中应采取非手术治疗。体外研究表明,除了后方韧带复合体(PLC)的破坏,旋转扭矩或前柱的后方(后环)的分离也产生不稳。

(4)Denis提出的三柱理论认为中柱损伤为不稳定损伤,需要手术干预。中柱是骨韧带结构,包括椎体后半、髓核、纤维环和后纵韧带(PLL)。

(5)Denis把胸、腰椎骨折分为4类:①压缩性骨折;②爆裂骨折;③屈曲牵张损伤;④骨折脱位。

(6)机械不稳定性被定义三柱中有2个或2个以上的损伤,并引起损伤的脊柱节段的运动异常。然而,爆裂骨折累及前、中柱可有一个完整的PLC,保持足够的韧带完整性允许非手术治疗。这表明三柱理论的不足。

(7)其他如Panjabi和White保持模糊而又务实的方法定义临床稳定即在正常生理负荷下脊柱能保持无位移的正常活动,也没有出现神经功能缺损、不能忍受的疼痛或畸形。

三、损伤的分类

(一)Holdsworth分类

早期的分类系统认为脊柱由两柱(前柱、后柱)组成。Holdsworth认为每节段的PLC最终确定稳定性。因此,所有的后柱损伤是不稳定的。

(二)Denis分类

三柱分类涉及的前柱结构(ALL、前方1/2椎体/椎间盘/纤维环)、中柱(后方1/2椎体/椎间盘/纤维环、PLL)和后柱(所有后方骨结构和韧带结构,包括椎弓根/椎板/关节面/棘突、黄韧带、棘突韧带)。未成年人(15%~20%棘突和横突、峡部及小关节的骨折)被认为较小的损伤,而(压缩性骨折、爆裂骨折、屈曲牵张损伤和骨折脱位)被认为较大的损伤。前面已对稳定性损伤与不稳定性损伤的定义进行描述。中柱损伤为稳定性损伤。由于现代生物力学研究质疑中柱的重要性、影像学模式发展和无法直接处理骨折,它们对缺乏稳定性损伤或不稳定损伤的认识提出了批评。

(三)McAfee分类

McAfee分类(楔形压缩性骨折、稳定性爆裂骨折和不稳定性爆裂骨折、Chance骨折、屈曲牵张损伤和移位)批判了Denis分类,McAfee应用CT描述中柱的破坏模式和强调稳定或不稳定的各种损伤分类以及强调PLC的重要性。McAfee创造了"稳定的爆裂骨折"一词,即前柱和中柱压缩性骨折但PLC完整,而不稳定性爆裂骨折涉及PLC断裂。Chance骨折包括水平椎体撕脱伤与轴向旋转并损伤到前面的ALL,其他两种模式包括屈曲牵张损伤和移位。

(四)AO/ASIF和OTA分类

AO/ASIF分类基于作用于脊柱的3个主要力量。A型损伤是由压缩载荷引起的损伤,B型是牵张损伤,C型损伤是旋转和多向损伤。根据载荷和累及的结构(骨与软组织)的严重程度,每个骨折类型分为3个亚类。分类提供了治疗和预后的确定理论基础,但由于其复杂的方案而在观察者间产生较低的信度而受到限制。

(五)McCormack"负载分配"

评估椎体粉碎、碎片的移位及后凸畸形来预测损伤,从而决定是非手术治疗、短节段椎弓根螺钉固定或额外的前柱支撑。总分＞6分需要额外的前柱支撑。生物力学和临床报告验证了其应用。

(六)胸腰段损伤严重程度评分(TLICS)

Vaccaro等开发的TLICS临床综合系统来辅助对不稳定性损伤采取手术治疗与非手术治疗。TLICS基于3种损伤特点:①损伤的X线表现;②后部韧带复合体的完整性;③患者的神经功能状态。对每一个特征进行打分,如果总分＜3分应非手术治疗。如果总分＞5分,建议外科干预。如果得分是4分,可以手术治疗或非手术治疗。一般原则包括:①脊柱前方结构对神经的压迫导致不完全损伤应行前路手术;②PLC后路撕裂行后路手术;③和合并不完全性神经功能损伤和PLC撕裂的联合入路。

1.损伤形态

骨折类型与AO分类类似并描述为压缩、移位/旋转和分离。

(1)压缩性骨折(1分,2分为爆裂骨折):压缩骨折包括轴向、屈曲和侧向压缩或继发椎体破坏的轴向载荷的爆裂骨折。

(2)旋转/移位(3分):这些骨折包括移位/旋转压缩性骨折或爆裂骨折和单侧或双侧小关节突脱位,伴或不伴有压缩性骨折或爆裂骨折。这些损伤通常发生扭转和剪切力作用下。

(3)牵张损伤(4分):牵张损伤亚分类为屈曲或伸展损伤,伴或不伴有压缩性骨折或爆裂骨折。牵张损伤一般是脊椎的一部分与另一部分分离。

2.后韧带复合体的完整性

PLC或"后张力带"防止脊柱屈曲、旋转/平移和分离力量,愈合不良一般需要手术治疗。X线片、CT和MRI检查有助于确定PLC是否完整(0分)、怀疑/不确定(2分)或撕裂(3分)。

3.神经功能状态

神经损伤表示是严重的脊柱损伤和逐渐加重的神经系统状况,可被分为完整(0分)、神经根完全(ASIAA)或脊髓损伤(2分)或不完全(ASIAB、C和D)脊髓或马尾神经损伤(3分)。

四、非手术治疗

(一)概述

TL骨折的治疗目的是恢复脊柱稳定性,矫正冠状面或矢状面畸形,尽可能促进神经功能的恢复,减少疼痛并允许早期康复。

(二)非手术治疗的指征

一般情况下,无神经压迫或不稳定骨折。同时,神经和韧带完整的爆裂骨折和一些骨性FDI(骨性Chance)骨折。

(三)非手术治疗的禁忌证

韧带FDI、骨折脱位和神经功能损伤的骨折。应注意的是出现一些微小的伸展分离骨折的大部分 AS 或 DISH 患者实际上是需要稳定的三柱损伤。住院后晚期神经功能减退并不少见,除硬膜外血肿外,不稳也可引起神经损伤。

(四)一般准则

(1)通常穿矫形器 12 周。

(2)非手术治疗后出现渐进的畸形、骨不连、后期神经受压和慢性疼痛,则需要后期手术治疗。

(3)穿矫形器后的站立侧位 X 线片显示不稳定提示骨折需要手术稳定。

(4)矫形器:矫形石膏或夹克式矫形器已被替代。

(5)Jewett(过伸器材):抵抗弯曲,但对抗旋转或侧弯不太有效。

(6)胸腰支具(TLSO):"翻盖"矫形器。

①预制或定制贴合器:TLSO 减少各平面的活动。

②限制在 T_6 椎体以下。

(7)腿部伸展:当需要 $L_5 \sim S_1$ 椎体固定时,要增加腿部伸展。

(8)颈胸矫形器(CTO):带有伸展作用 CTO 的 TLSO 应用在 T_5 椎体以上。

五、椎管减压——决策、时机、技术

(一)一般外科治疗简述

(1)目标:脊柱稳定性、矫正畸形、神经减压、早期康复、减少医疗并发症(肺炎、深静脉血栓形成、压疮)。

(2)适应证:渐进性后凸畸形或移位、持续脊髓压迫的不完全性神经功能损伤或 PLC 撕裂的不稳定骨折需手术治疗。

(3)早期手术:早期手术(<72h)已被证明能减少呼吸机使用和 ICU 住院天数,以及最大限度地提高呼吸功能。

(4)肥胖患者(无法容忍支具)和多发伤患者经常受益于手术治疗获得早期活动和康复。

(5)韧带修复:对于后方纤维环完整伴骨性骨折的椎管受压达 2/3 以上的患者,撑开内固定可以恢复椎管容积。术后 CT 扫描与术后神经功能的评估有助于确定是否需额外的前路减压。

(二)制定决策

手术治疗取决于骨折的力学稳定性/序列、神经系统的状态和一般的医疗条件。胸、腰椎骨折治疗的一般外科原则倾向于最大限度恢复功能、缩短住院时间、提高护理质量和防止脊柱畸形、不稳及疼痛。具体的手术目标重点放在重建脊柱序列和不稳定骨折的稳定以及损伤神经的减压。TLICS 分类有助于选择手术治疗与非手术治疗及手术入路。

1.手术治疗与非手术治疗

(1)TLICS 得分<4 分:采取非手术治疗(AS、DISH 和神经功能受损者除外)。

(2)TLICS 得分等于 4 分:采取手术或非手术治疗,取决于手术医师的经验。

(3)TLICS 得分>4 分:采取手术治疗。

2.前路手术与后路手术

（1）后侧入路

①骨折复位、纠正错位、清除硬膜外血肿减压和生物力学增强（增加轴向、旋转和抗拔出强度）的后路椎弓根螺钉内固定是后侧入路的主要优点。

②PLC断裂：张力带的修复最好是后侧入路。

③FDI、小关节脱位、移位损伤。

④除了损伤性硬膜撕裂，爆裂骨折中的椎板骨折引起的神经根损伤需后路减压。

⑤后凸畸形：最好在损伤后3～5d（骨折愈合前）采用后路的加压内固定（撑开增加骨不愈合率）。

⑥骨质疏松患者用骨水泥增强或经椎弓根骨植骨的长节段内固定可以减少内固定失败。

⑦完全性SCI，最好通过后方入路来减少将来的畸形，获得可靠的融合和允许早期康复。

（2）前侧入路

①大部分其他神经受压的患者需要采取前路手术减压。

②前路减压与重建可以在非骨质疏松的爆裂骨折合并神经损害而后方韧带保持完整（TLICS 4或5）的患者中进行。

③有严重畸形或前柱支撑丧失的患者需要前路支撑植骨或放置支架。

④亚急性骨折（5～7d）往往需要前侧入路来复位，此时不可能修复韧带。

（3）后外侧入路：近年来，经椎弓根、肋骨横突切除术和外侧入路可以同时达到较好的后方复位、前路减压内固定，这些均可通过后路重建。

（三）手术时机

急诊减压手术指征是进行性神经功能障碍和伴脊髓压迫的不稳定骨折。

（1）动物实验表明，在损伤后1～3h行脊髓减压后电生理功能恢复，表明损伤后1～3h可能是关键时机，但没有在人类的研究中证实。

（2）Gaebler等的回顾性研究中发现，损伤后8h内进行手术治疗具有明显的神经功能恢复。

（3）McLain和Benson发现当有进行性的神经功能损伤、胸腹联合伤或不稳定骨折时，在严重多发伤（在他们的研究中ISS＞26）中行急诊（＜24h）脊柱稳定手术是安全和适合的。他们认为没有静脉血栓、肺栓塞、神经损伤、压疮、深部伤口感染或败血症发生的患者应行急诊或早期（24～72h）处理。Chipman等发现在损伤后72h内治疗同样可减少并发症，缩短住院时间。

（4）Bohlman等发现，慢性疼痛和脊髓及马尾神经受压患者晚期（平均是损伤后4.5年）行前路减压仍会有疼痛缓解和神经功能改善（Franke分级1）。

（四）技术——间接复位、前侧入路、后外侧入路、联合入路

1.间接复位

间接复位可进行后路韧带修复和节段内固定的撑开。单纯椎板切除已被证明对缓解前方压迫是无效的，除非一个孤立的椎板骨折伴有疑似骨折导致的神经功能损伤。间接复位要求纤维环完整，能从椎管内去除骨折碎片，预计骨折碎片能减少到受伤前的状态，手术能在2d内进行。如果后期(10~14d)复位效果将减少。Gertzbein 等发现在初始椎管受压 34%~66% 在 4d 内行后路行撑开手术,可增加有效的椎管容积。如果初始椎管容积受压<34%或>66% 时以及损伤后 4d 才进行手术的患者,椎管容积扩展将明显减少。

2.前侧入路

前路减压是最直接和最成功的方法。通常行椎体次全切除直接去除压迫的骨碎片或软组织碎片。主要的优点是最小的神经组织骚扰和优良的负载分担重建。由于脏器和大血管的位置靠近左胸腹脏器(下腔静脉、肝),T_6 椎体以上从右侧入路。从胸外侧(T_4~T_9 椎体)、胸腹(T_{10}~L_1 椎体)或腹膜后(T_{12}~L_5 椎体)的前外侧入路通常包括伤椎的上方 1~2 个节段的肋骨切除。肋骨切除后,影像学证实的节段椎体上切开壁胸膜。骨膜下暴露椎体时,如果需要可结扎节段血管。切除椎弓根和确认神经根后行上方和下方椎间盘摘除。沿着神经根可找到硬膜囊。应用钳、刮匙和钻去除椎体、PLL 和对侧椎弓根的内侧缘,从而完成前路减压。留下一部分前壁防止植骨块移位。随后进行重建。

3.后外侧入路

可以进行节段后路减压内固定而无须行前侧入路手术。术前 CT 轴位图像可对椎管受压的侧别和程度进行定位。由于不侵扰脊髓,无法对腹侧硬膜进行减压,直接后侧入路具有较高的医源性神经损伤的发生率。正中或旁正中切开皮肤后,内固定需要固定损伤节段的上和下2~3 个节段,并辅助撑开复位。椎弓根的边界确定后,损伤椎体切除半椎板及小关节后行经椎弓根减压。应用 Penfield 保护神经根,髓核钳和刮匙依次去除上方、外内方、下方和内侧骨皮质从而进入椎体后侧方。骨碎片即可以切除或移到椎体前方。虽然胸腔经常被侵犯,肋骨横突切除术和侧入路有助于显露侧方从而具有更多的空间进行前路减压与重建。主要的缺点是难以评估术中减压。可以从后面应用超声确定椎管和神经结构。有或无脊髓造影的术后CT 扫描(或 MRI,由于内固定的伪影使高分辨率的 MRI 检查减少)评估充足减压和是否需要行前路椎体次全切除。在前柱明显不稳定下可采用后外侧入路行可膨胀支架置入重建。

4.联合入路

前后路联合入路可治疗不完全损伤的移位骨折-脱位,即先行后路完全复位后前路减压和融合。联合入路应用在后路复位和固定后仍无法充分减压或存在开放性脊柱骨折、强直性脊柱炎或弥漫性特发性骨肥厚时。

六、脊柱重建和内固定

(一)前路手术和内固定

适应证

前路手术适应证包括前柱明显压缩(>50%)的不稳定骨折、骨碎片或椎间盘压迫脊髓、神经功能损伤的不稳定爆裂骨折和需保留运动节段。

(1)优势:解除脊髓压迫的最安全和最有效的方法。前路手术可以达到理想的生物力学重建(约 80%的轴向载荷通过椎体传递)。支架或椎体间装置具有较大尺寸和匹配度,可直接放置,具有较少的移位率和续发的损伤或畸形。

（2）重建器械：填充有自体骨或异体骨的金属或聚醚醚酮（PEEK）支架或椎体垫片来重建前柱。同种异体骨移植包括髂骨、股骨或肱骨。一般情况下，自体骨融合率较高，而同种异体骨能增加初始结构稳定性而没有相关的供区并发症。附加钢板螺钉或双棒内固定能减少骨不连、畸形和植骨块脱出发生率。目前，移植物并发症发生率低，大血管损伤率下降。

（二）后路手术和内固定

适应证

后路手术重建脊柱序列和通过韧带修补而间接复位。长节段内固定提供最佳的固定。McGormack 等认为，对屈曲牵张损伤和＜2mm 的骨折移位的下腰椎爆裂骨折、＜10°畸形和＜30％的椎体粉碎性骨折，短节段的椎弓根螺钉固定是最佳的（损伤的上或下一个节段）。

（1）优势：通过后路内固定可获得较大的复位强度。相对早期的钩杆或椎板下钢丝，椎弓根螺钉系统更有利于恢复列线。

（2）缺点：应用椎弓根螺钉固定必须融合多个脊柱运动节段来保证结构稳定。对于骨质疏松、前方粉碎或后凸畸形的患者，短节段固定具有较高的内固定失败率。

（三）微创技术

1.一般原则

（1）没有前瞻性证据显示其有效性超过开放手术。

（2）理论上是降低组织损伤、更少地失血、缩短住院时间，提高远期效果。

（3）较长的学习曲线。

（4）相对禁忌证：明显椎管受压的不完全性神经功能损伤。

2.侧入路

侧入路（远外侧经胸或经腹膜后入路）可通过小切口置入可扩展或管状牵开器。

3.骨水泥强化

（1）设想：骨水泥浸润到骨折椎体内，从而恢复前柱并提高承重能力，带或不带辅助固定。

（2）关注：骨水泥通过椎体后壁缺损外渗，可引起医源性神经损伤和低血压及血流中断的肺栓塞。

（3）椎体成形术：经椎弓根注入骨水泥。

（4）球囊辅助椎体后凸成形术：应用气囊来恢复椎体高度和角度，然后注入骨水泥。

七、并发症

（一）医疗

（1）胃肠道相关并发症：肠梗阻、胃食管反流、便秘。

（2）血栓栓塞性疾病：深静脉血栓和肺栓塞（2％的脊髓损伤患者有症状）。

（3）考虑机械加压设备、TED 休克、化学抗凝血治疗或在 SCI 患者中放置下腔静脉过滤器。

（4）住院时间延长、肺炎、压疮、营养不良。

（二）手术

1.医源性神经损伤

1％的后路手术可致医源性神经损伤。

2.内固定位置欠佳

可致内脏、血管、神经和硬脊膜损伤。

3.感染

占 10%。

4.脑脊液漏

最初的修复最好是腰蛛网膜下隙引流并卧床休息 5d,通常可以痊愈。

5.假关节形成

内固定结构拔出或失败的假关节、畸形复发、持续的疼痛。通常需要手术。

6.前路手术相关的并发症

气胸、呼吸功能差、肋间神经痛。

八、特殊胸、腰椎损伤的治疗

(一)结果

1.经典的测量

融合率、矢状面列线、工作恢复。

2.以患者为中心的结果

(1)总体健康:SF-12、SF-36,效用值/成本效益分析。

(2)特定疾病:Oswestr 功能障碍指数(ODI),腰椎功能及伤残鉴定。

(二)压缩性骨折

椎体压缩性骨折是前柱骨折而中柱完整。损伤机制是伴或不伴有屈曲和横向弯矩的轴向负荷。PLC 完整性决定治疗方案,但通常是完整的。50%的前柱高度丢失或后凸>30°的压缩性骨折可能伴有 PLC 损伤(拉伤、变细或断裂)。一般治疗原则推荐使用以下标准。

1.非手术治疗

<50%的椎体高度损失和<30°的畸形建议采用非手术治疗。矫形器治疗通常包括使用胸腰支具矫形器(TLSO)或 Jewett 型伸展矫形器。如果头侧达到 T_7 椎体位置,应加入颈部伸展支具。戴支架治疗一般需要 3 个月,期间可以进行活动。去除支具后进行运动疗法(PT)。间隔 12 周摄正、侧位 X 线片以确定运动节段的稳定性和后凸畸形存在与否。如果早期随访显示成角畸形增加或患者有持续的疼痛,应考虑手术治疗。

2.手术治疗

无 PLC 损伤的压缩性骨折通常不考虑手术治疗,而明显前柱压缩或存在不完全性神经损伤需前路减压与重建。伴 PLC 损伤的压缩性骨折的治疗主要结合椎弓根钉棒的后路节段内固定。内固定结构跨度通常是损伤的运动节段的上和下 2 个或 3 个节段,而短节段内固定通常具有较高的内固定丢失率和术后畸形发生率。内固定后,可选用伸展矫形器或躯干石膏保护 3 个月,但应注意骨质量缺陷。

3.高能量与低能量的压缩性骨折

低能量骨质疏松性骨折(老年)和高能量骨折的区分是低能量骨折因 PLC 完整很少需要

手术治疗。

4.连续的压缩性骨折

连续压缩性骨折与单一的骨折相比"表现不同"。应测量连续节段畸形的前柱高度总损失率,连续节段畸形应通过手术干预损伤,即使单个损伤畸形可以用支具治疗。

(三)爆裂骨折

PLC和神经功能状态的完整性是胸腰椎爆裂骨折治疗的决定因素。在无神经功能障碍的患者中,即使出现突入椎管的骨碎块,治疗与压缩性骨折近乎相同。<20°后凸畸形、<50%椎体前缘高度丢失、无小关节半脱位或后路棘突间扩大和无神经症状的患者,可穿全接触矫形器12周并早期下床活动。在下床活动及应用支具治疗前,卧床休息对初始疼痛的缓解可能是必要的。

1.神经功能状态

PLC完整的爆裂骨折和无神经症状的个体可采用非手术治疗。神经损伤是决定胸腰椎爆裂骨折治疗的关键因素。神经症状可表现为轻微的肠或膀胱功能的改变和障碍,而不是感觉运动障碍。肛门括约肌功能丧失、直肠或会阴感觉丧失或残余尿量(50mL,是正常的)仅提示轻微的神经(脊髓)损伤。影像学检查结果显示脊髓受压的不完全性神经功能损伤,应进行手术治疗。对没有PLC损伤的患者应用前路减压与内固定重建手术即可。PLC中断患者应行前方减压和固定,并强烈建议附加后方稳定。Sasso和McGuire认为前路减压、重建和稳定可以成功地处理不稳定骨折,同时恢复矢状面列线。对于没有急诊行脊髓或马尾神经减压的不完全损伤的患者行晚期的前路减压(伤后长达4.5年),可提高神经功能(50%)和缓解慢性疼痛(90%)。

2.后方韧带复合体

PLC是胸腰椎爆裂骨折治疗的第二关键因素。无神经症状而PLC完全损伤是相对手术指征。无神经症状而<50%的椎体高度通常通过后侧入路重建,脊柱可恢复到损伤前的矢状面外形。无神经症状而明显前柱损伤(50%高度丢失)伴更严重的PLC损伤可以通过前路或前后路联合重建治疗。

3.治疗

支具非手术治疗(不顺从患者的石膏支具)或各种入路的手术干预已经在上面描述。Cantor和Reid等的研究(前瞻性)分别对18例和21例患者进行平均19个月的随访,发现胸腰椎爆裂骨折经TLSO支具治疗后,脊柱的矢状面力线没有明显改变。后凸畸形进展1°～4.6°,而椎体高度丢失6%。疼痛很轻,绝大多数患者恢复到病前的活动。Nicholl、McAfee、Mumford和Weinstein的研究表明,残留的矢状面畸形和椎管受压与功能结果、疼痛评分和工作能力不相关。在尸体研究中,Oda和Panjabi发现通过应用后路椎弓根钉棒撑开(5mm)和前凸/扩展(6°)可达到基本解剖复位。对神经完全损伤的爆裂骨折减压的最佳治疗仍存在争议。

(四)屈曲牵张损伤

这些损伤被称为"安全带损伤",它通常涉及1个或2个节段。该机制意味着涉及后柱破坏,完整的前柱结构作为铰链或支点而使脊柱向前旋转。然而,随后轴向负载经常出现减速,而体内仍存在轴向旋转。屈曲牵张损伤可发生在骨、软组织或通过骨和韧带或间盘的多结构损伤。对于单纯的骨损伤只需非手术治疗（通常愈合良好），韧带或多结构损伤由于愈合率较慢和无法预测预后常需手术治疗。可通过包括损伤上、下节段的后路内固定来稳定。

1.非手术治疗

骨屈曲牵张损伤的非手术治疗包括卧床休息，随后应用过伸位的 TLSO 支具制动。手术后早期，应注意安全带损伤与腹膜后脏器损伤的重要关联；因此，应常规进行腹部检查和普通外科会诊。腹部损伤决定支具保护下下床活动的时间。在急性期过后，标准的非手术随访采取系列的站立正、侧位 X 线片。3 个月后，应用站立位正、侧位 X 线片以及动力位 X 线片重新评估损伤。如果节段不愈合，如上所述需行后路短节段加压内固定手术来稳定。

2.手术治疗

屈曲牵张损伤的治疗主要集中在识别受损柱和抵消的损伤力。后路短节段（通常损伤节段的上方和下方）的加压内固定即可满足损伤椎体的稳定。中柱和硬膜外间隙的评估很重要，椎间盘突出或爆裂骨折可能加剧脊髓或马尾受压而使脊髓或马尾进一步后移。爆裂骨折时，中立的内固定结构对列线恢复更合适，但对中柱不加压。椎间盘突出时，在复位和后路内固定前行椎间盘切除和减压。在这个损伤机制中，很少需要行前路手术。

（五）骨折脱位

从定义上说，这是三柱受累的严重损伤，具有较高的神经症状发生机会。几乎所有的患者需要手术治疗。由于合并不稳定，有必要行后路复位和稳定，还需根据特定的损伤情况附加前路手术。与骨折脱位相关的不完全性神经功能损伤需行急诊手术来恢复列线、减压和稳定脊柱。清醒患者置于手术台后，需要插管时的安全监测和麻醉前在俯卧位密切监测神经功能。识别剪切损伤很有必要，治疗不包括牵引。

第三节　脊髓损伤

进入 20 世纪后半叶，随着世界各国经济水平的发展，脊髓损伤发生率呈现逐年增高的趋势。脊髓损伤常常继发于脊柱损伤，是脊柱损伤最严重的并发症，往往导致损伤节段以下肢体严重的功能障碍。脊髓损伤不仅会给患者本人带来身体和心理的严重伤害，还会给整个社会造成巨大的经济负担。在美国，由于脊髓损伤所导致的社会经济损失大约为 80 亿美元/年，每位脊髓损伤患者每年的治疗康复费用大约平均在 43.5 万～260 万美元之间。针对脊髓损伤的预防、治疗和康复已成为当今医学界的一大课题。

一、流行病学

在发达国家，脊髓损伤的发生率大约为 13.3～45.9 人/（百万人·年）。我国上海市 2015 年统计的脊髓损伤发生率为 34.3 人/百万人，北京市 2019 年脊髓损伤发病率为 60 人/百万人。

脊柱脊髓损伤的原因：在美国，首要原因为交通事故伤（35.9%～55%），其次是高处坠落伤（18.8%～23%）以及运动损伤（7.3%～11.1%）。某医院2002年收治的1077位脊髓损伤患者的流行病学研究结果表明，男女比例为3.11∶1。青壮年为脊髓损伤的高发年龄段，其中30～49岁年龄段占总数的60.30%。脊髓损伤的常见病因：高处坠落伤41.3%，交通事故22.3%，重物砸伤18.6%，运动损伤1.1%。

现阶段我国与劳动相关的脊柱脊髓损伤比例较高，如矿山事故或其他劳动场地的重物砸伤、建筑工地的高处坠落伤等；而在一些发达国家，由于工作条件的改善，工伤事故等劳动损害造成的脊髓损伤明显减少，而运动和娱乐等原因造成的脊髓损伤逐年增加。

其他少见的原因还有如匕首类锐器所导致的直接的脊髓损伤。

二、脊髓损伤的原因

（一）脊髓间接暴力损伤

间接损伤暴力是导致脊髓损伤的最主要原因，脊髓损伤可以是继发于脊柱的骨折脱位，也可以是无骨折脱位型脊髓损伤。外来的暴力并不直接作用于脊髓，而是通过严重的暴力作用于脊柱，导致脊柱的骨折脱位，或是无骨折脱位的损伤，间接作用于脊髓而导致损伤。

1.继发于脊柱骨折脱位的脊髓损伤

严重的外来暴力可以导致脊柱损伤，在严重的车祸伤、高处坠落伤或者重物砸伤脊柱，头部摔伤或砸伤导致颈椎的过度屈曲或过度伸展伤等外来的暴力，可以导致脊柱骨折或者脱位，而脱位或骨折的脊柱结构常常冲击压迫脊髓，使脊髓遭受间接暴力损伤，这是脊髓损伤的重要原因；另外，脊柱骨折或脱位后，某些患者可能没有出现脊髓损伤的情况，或脊髓损伤程度较轻，但由于脊柱损伤后脊柱的稳定性遭到破坏，救护及转运时不正确的搬运方法，将有可能使原先并没有导致脊髓压迫的脱位或骨折的脊柱结构造成对脊髓的压迫而形成脊髓损伤，或使原有的脊髓损伤程度加重，这也是导致脊髓损伤的重要原因。继发于脊柱骨折脱位的脊髓损伤程度往往较重，有相当比例的患者属于完全性脊髓损伤。

在病理情况下，由于强直性脊柱炎或类风湿性关节炎累及脊柱，导致脊柱韧带钙化，脊柱强直者，轻微的暴力也可以出现脊柱骨折，并使脊髓遭受间接暴力损伤，但这种情况较少见。

2.无骨折脱位性脊髓损伤

无骨折脱位性脊髓损伤或称无放射学影像异常的脊髓损伤（SCIWORA），是指损伤暴力造成了脊髓损伤而X线及CT等放射学检查没有可见的脊柱骨折、脱位等异常发现，也属于脊髓的间接暴力损伤。SCIWORA在临床上并非罕见，但直到1982年Pang才将其列为脊髓损伤的一种特殊类型。

在成人，无骨折脱位型脊髓损伤的暴力程度一般轻于继发于脊柱骨折脱位的脊髓损伤，绝大多数见于颈脊髓损伤，而胸髓损伤罕见。成人的无骨折脱位性颈脊髓损伤多见于原有颈椎退变，或先天性、发育性或退变性颈椎管狭窄、颈椎后纵韧带骨化症（OPLL）或先天性颈椎畸形等原有颈椎病变者，受到外力后可导致颈脊髓损伤并出现相应临床症状，成人的无骨折脱位型颈髓损伤往往外伤的暴力程度较轻，脊髓损伤程度多为不完全性损伤。成人胸髓的无骨折脱位型脊髓损伤罕见,见于胸椎黄韧带骨化或 OPLL 等胸椎管狭窄的原有病理基础,而受到暴力后出现的胸髓损伤。

儿童 SCIWORA 的比例明显地高于其他年龄组,儿童的 SCIWORA 也是常见于颈髓损伤,其他也有胸髓及胸腰髓损伤者。儿童的 SCIWORA 多发生于 8 岁以下儿童,且多为完全性或严重脊髓损伤。

(二)脊髓的直接暴力损伤

脊髓的直接暴力损伤极为少见。由于脊髓位于脊柱的椎管内,受到脊柱的保护,一般情况下,不易受到直接暴力的损伤。但在少见的情况下,当受到来自后方或侧后方的刀刺伤及枪弹火器伤时,刀刺尖或枪弹可穿过椎板或通过椎板间隙,直接损伤脊髓。这种情况下,往往脊柱的骨组织结构损伤很轻,或者甚至没有骨结构的损伤,但由于脊髓受到这种直接暴力的损伤,往往造成脊髓的完全性横贯性损伤,绝大多数患者神经功能无法改善;如刀刺伤仅仅刺伤脊髓的一侧或前部或后部,虽可能也属于不完全性脊髓损伤,但受到直接暴力损伤的脊髓部位以下的神经功能也无法改善,仅仅在未遭受损伤的部分脊髓可能残留部分功能。

三、损伤病理

(一)脊髓损伤的病理分类

根据脊髓损伤的致伤原因,可将脊髓损伤分为四类,即脊髓撞击伤、脊髓压迫伤、脊髓缺血性损伤、脊髓横断损伤。

按照脊髓损伤后病理生理变化的轻重程度不同,可分为三类:脊髓震荡、脊髓挫伤、脊髓横断损伤,这三者多联合存在,很少单独发生。

1.脊髓震荡

脊髓损伤最轻的就是脊髓震荡,又称生理性脊髓横断,神经症状一般于伤后数小时或 1~2d 内迅速消失,不留任何神经系统的后遗症。

2.脊髓挫伤

脊髓挫伤最为常见,它可来自于受伤当时脊髓受到的直接外力,也可由脊柱骨折脱位时脊髓周围骨折块或血肿等结构的直接压迫引起。根据其病理及临床症状不同又可分为不完全性损伤和完全性损伤。

(1)不完全性损伤:受伤当时脊髓解剖连续性完好,脊髓功能部分丧失,临床表现为不完全性截瘫,其程度可有轻重差别。根据脊髓内损伤部位不同,尚有中央型脊髓损伤、前脊髓损伤、后脊髓损伤及脊髓半横贯损伤等类型。

(2)完全性损伤:受伤当时脊髓解剖连续性也完好,但脊髓功能完全丧失,临床表现为完全性截瘫,其病理过程不断发展,最终脊髓内神经组织均退变坏死。

3.脊髓横断损伤

是脊髓损伤的最严重类型,受伤当时,脊髓即在解剖学上断裂,或解剖学连续性存在,但脊髓功能完全消失,两者均表现为完全性截瘫。

(二)脊髓损伤的病理改变

脊髓损伤后的病理改变是相当复杂的,在形态学上涉及构成脊髓的各种组织,如灰质、白质、神经细胞、神经纤维、脊髓内血管、胶质细胞等。

1.脊髓震荡

脊髓震荡是无肉眼可见的器质性改变,也无压迫,脑脊液通畅无阻。但是,Scheinker经实验和病理证明,脊髓震荡在细胞学上仍存在变化。由于脊髓灰质较白质有更丰富的血管和神经源性结构,因此脊髓震荡主要的受累区为灰质。早期,仅见灰质中有数个点状出血灶,以后逐渐恢复,只有少数神经细胞及神经轴突退变,绝大多数神经组织正常。

2.脊髓不完全性挫伤

脊髓挫伤后肉眼可见挫伤区脊髓肿胀呈紫红色,各层脊膜出血,脊髓血管瘪缩。镜下观察伤后1～3h,中央管内有渗出及出血,灰质中有点状或灶状出血,神经细胞和白质可无任何改变。伤后4～6h灰质中微静脉内皮出现破坏、血肿和空泡,微血管周围的星状细胞突肿胀,神经细胞开始退变,白质中也出现超微结构的改变。24h少数白质轴突开始发生退变。4～8周,脊髓中已无出血灶,神经细胞存在,只有少数仍呈退变;白质中有众多正常轴突,但有部分轴突退变浊肿,少数空泡。较重的损伤则有坏死囊腔。

3.脊髓完全性挫伤

在伤后15min～3h,可见中央管出血,中心灰质中多灶性出血,出血区中的神经细胞有的已开始退变。6h灰质中的出血灶增多,遍布全部灰质,有些达到脊髓横截面积的一半,有的可见中央动脉出血,白质轴突尚无明显改变。12～16h,白质中发现出血灶,轴突髓鞘出现退变;灰质中大片出血灶者,有的已开始坏死,形成囊腔,神经细胞大多退变。24～48小时,脊髓中心坏死区大小不一,但灰质中神经细胞几乎不能找到,白质中不少神经轴突退变浊肿,有的白质已开始坏死。伤后1～2周脊髓大部分坏死,仅周边白质有退变轴突及空泡。6周时脊髓的神经组织已无法找到,全为神经胶质所代替。

4.脊髓横断伤

脊髓横断伤除具有以上完全性损伤的病理改变,即中央出血坏死向周围发展外,还有脊髓断裂所特有的病理改变。横断伤后,在远侧和近侧断端,中央灰质呈片状出血,出血向脊髓两端可达1～2cm;伤后2h,灰质中神经细胞逐渐发生退变,胞质淡染,尼氏体消失,出血面积逐渐扩大,白质中神经纤维仅少数受累。伤后6h中心灰质处有的神经细胞已开始液化坏死,24h断端中心灰质损失殆尽,并向断端两侧发展。坏死的脊髓端灰白质出血,已不能找到神经细胞,轴索退变浊肿,有的已成为空泡;与全部灰质损失的同时,邻近白质也发生坏死。在72h坏死进展到最大程度,3～6d无明显进展,以后则断端坏死区干瘪,最终损伤区内为胶原纤维瘢痕所替代,没有髓神经纤维。

动物实验表明,脊髓横断后断端处形成瘢痕,而其头、尾两端则出现神经纤维溃变,尾端重于头端,后角重于前角,神经元也退变。到伤后6～9个月,头尾端的传导束已萎缩,未见恢复现象,但神经元已明显恢复,头端恢复稍好。

(三)脊髓损伤的病理机制

目前认为以下三方面可能是导致脊髓损伤后病理改变的机制:①微循环障碍;②神经生化机制;③细胞凋亡。

脊髓损伤后早期即出现微血管反应,局部发生出血、水肿、血液循环障碍,这些微血管变化可导致组织缺氧,并产生多种生化因子,如氧自由基、一氧化氮、血小板激活因子(PAF)、肽类、花生四烯酸代谢产物、强啡肽、内皮素等,均可损伤微血管,使其通透性增高、血小板聚集、血管栓塞、收缩,进一步加重脊髓缺血和损伤,引起神经元的继发性损害。由于血管分布的不同,脊髓灰质与白质的血流量之比是3∶1,因此受伤后灰质更容易受影响,损伤的脊髓主要表现为中央区尤其是灰质进行性出血。

此外,兴奋性氨基酸(主要包括谷氨酸和天门冬氨酸)、一氧化氮等是中枢神经系统的正常递质,但当脊髓损伤后,此类物质均过度释放,具有神经细胞毒性作用,导致了脊髓进一步损害。

最近发现,神经细胞凋亡也是引起脊髓损伤后继发病理改变的机制之一。大量证据表明少突胶质细胞在决定急性脊髓损伤后神经功能方面起重要作用。已经明确细胞死亡发生在脊髓损伤的当时以及在其后几天到几周的继发性损伤时期。在损伤的中心部位,大部分细胞发生坏死,同时巨噬细胞和小胶质细胞吞噬坏死细胞碎片,然而脊髓白质中细胞坏死却沿脊髓轴向外扩展达几周时间,这与少突胶质细胞的凋亡有关。目前,对细胞凋亡在脊髓损伤中的确切机制尚不明确。

总之,原始脊髓的严重损伤是造成继发性损伤的首要主导因素,而继发性损伤又可加重原发损伤。在不完全性损伤,由于损伤轻,出血及微循环障碍程度轻,故不形成进行性加重而转向恢复。完全性损伤,则将出现多种损伤机制连锁反应,恶性循环,病理改变进行性加重,最终出现脊髓坏死。

(四)脊髓损伤病理改变的临床意义

脊髓损伤后会发生一系列复杂的病理生理变化,由此导致了临床症状的不断变化发展。对创伤病理的研究,有利于我们判断脊髓损伤程度,指导临床治疗。

脊髓损伤后在数小时之内即可发生继发性损害,并根据损伤程度,进行性加重。因此,我们在治疗脊髓损伤时应注意:①治疗时间越早越好。特别是对于有一定恢复希望的非横断性脊髓损伤,在伤后6h内,脊髓灰质已多处出血,但尚无坏死,周围白质尚无明显改变,此时进行有效治疗,可减轻或阻断创伤病理过程。②采用综合疗法治疗脊髓损伤。由于脊髓损伤后的病理机制是多因素的,因此,采用针对性综合疗法如高压氧、甲泼尼龙等药物以及早期手术减压等,都可减轻脊髓继发损伤,有利于神经功能恢复。

四、临床表现

根据脊髓的解剖结构特点,脊髓损伤后,根据损伤平面、程度及节段的不同,患者可呈现不同程度或特征的肢体感觉及运动障碍,还可出现一系列的全身性改变。

(一)脊髓休克

在脊髓损伤的早期,可呈现一段时间的脊髓休克期,即损伤节段以下的脊髓功能消失,表现为损伤节段以下感觉丧失,肌肉呈迟缓性瘫痪,深浅反射均消失。待脊髓休克期过后,损伤节段以下的脊髓功能恢复,可出现上运动神经元损伤的表现,表现为痉挛性瘫痪。脊髓休克期可持续数周至数月。

1.脊髓休克的概念

脊髓休克,1840 年由 Hall 首先提出,是指脊髓损伤后,脊髓内的神经细胞受到强烈震荡,从而引起脊髓功能暂时性超限抑制状态,在受损水平以下的脊髓神经功能立即、完全、暂时性丧失者。

在病理标本上无明显肉眼所见的器质性改变,而临床上表现为伤后立即出现损伤平面以下的完全性弛缓性瘫痪。伤后数小时至数天,脊髓功能开始恢复,日后可无神经系统后遗症。脊髓器质性损伤者,伤后也可出现类似于脊髓休克的表现,其时间持续数小时至数周,对此,临床上称之为脊髓休克期。其不同之处在于:休克期过后,可长期存在有程度不等的脊髓神经功能障碍。

脊髓休克临床表现:迟缓性瘫痪为特征,各种脊髓反射(包括病理反射)消失及二便功能均丧失。其全身性改变主要可有低血压或心排血量降低、心动过缓、体温降低及呼吸功能障碍等。

脊髓休克与损伤程度、部位及患者年龄有关,脊髓损伤后不一定都出现脊髓休克,严重的脊髓损伤后可有脊髓休克期。

2.脊髓休克的时限

脊髓休克,伤后立即发生,可持续数小时至数周(有文献述及可达数月)。儿童一般持续3~4d,成人多为 3~6 周。脊髓损伤部位越低,其持续时间越短。如腰、骶段脊髓休克期一般小于 24h。

3.脊髓休克发生的机制

自脊髓休克概念提出后,虽进行了大量研究工作,但迄今为止对其病理生理机制仍不太清楚。正常时,中枢神经系统高级部位常对脊髓发放冲动,特别是大脑皮层、脑干网状结构和前庭神经核对脊髓的易化作用,即高级中枢下行的纤维末梢与脊髓神经元的胞体和轴突建立大量的突触联系。生理状态下,来自高级中枢的低频冲动不断到达脊髓神经元,使其常保持在一种阈限下的兴奋状,即易化作用。脊髓横断后,突然失去这种易化作用,使脊髓神经元暂时处于兴奋性极为低下的状态,即无反应状态,称为脊髓休克。

4.脊髓休克结束的标志

在脊髓休克期不能判定脊髓损伤程度,只有"休克"期结束才可鉴别。因而熟悉脊髓休克期结束的标志极为重要。

脊髓休克发生后,脊髓损伤水平以下脊髓反射活动恢复为"休克"结束的标志。临床上常将以下 3 个反射其中之一的出现作为脊髓休克结束的标志。

(1)球海绵体反射出现:医生用一只手轻轻挤压龟头或阴蒂,另一只手戴手套手指置于肛门内能同时感到肛门括约肌有收缩。

(2)肛门反射出现:针刺肛门周围皮肤与黏膜交界处,有肛门括约肌收缩。

脊髓休克结束后,其反射恢复的顺序一般由低位向高位、由远端向近端。但膝腱反射多早于跟腱反射恢复。

在脊髓休克期,须注意观察脊髓损伤的平面上升或下降的变化,且仔细记录每次检查结果,若有损伤平面上升的趋势,应考虑为脊髓上行性水肿或血肿所致,要避免治疗失误导致的脊髓损伤范围扩大。

肛门、球海绵体反射的临床意义:此两种反射检查对判断脊髓休克期结束及辅助判断脊髓损伤类型是极为重要的。

反射阳性的意义:①正常人;②圆锥以上的完全性脊髓损伤,休克期已结束;③不完全性圆锥或马尾损伤,这时是反射减弱。

反射阴性的意义:①脊髓休克期,这时不能确诊脊髓是否完全损伤;②圆锥或马尾的完全损伤。

脊髓损伤患者应当详细检查损伤节段以下的感觉和运动功能,这是鉴别是完全性还是不完全性脊髓损伤,或是单纯性神经根损伤的最重要依据;对于不完全性脊髓损伤,关键肌群力量的检查是评估脊髓损伤程度的最重要指标之一。

检查完肢体和躯干后,要通过直肠括约肌或趾屈肌的自主收缩来判断是否有骶部运动缺失。如果骶神经支配的肌肉有自主运动,那么运动功能恢复的预后良好。最后要记录反射情况。麻痹的患者通常是无反射的,腿部对针刺或刺激的屈曲收缩相当于痉挛性瘫痪的腱放射亢进,不能表明有肌肉的自主运动。

虽然脊髓休克很少持续 24h 以上,但是有时的确可以持续数天到数周。球海绵体反射阳性或肛门反射的恢复是脊髓休克结束的标志。脊髓休克期结束后,如果损伤平面以下仍然无运动和感觉,说明是完全性脊髓损伤,远端运动与感觉恢复的预后不好。

(二)脊髓损伤后的运动、感觉及括约肌功能障碍

在脊髓休克期过后,根据脊髓损伤平面的不同,其临床表现各异。

颈髓损伤者,运动障碍方面,下肢表现为痉挛性瘫痪,腱反射亢进,病理征阳性;上肢的运动障碍依颈髓损伤的平面不同而有差异,一般而言,上肢的部分肌群可因脊髓前角细胞受损或神经根损伤,表现为弛缓性瘫痪,晚期可表现为手内在肌的萎缩;而损伤节段以下的髓节支配的上肢肌群则呈痉挛性瘫痪。躯干部的感觉减退或缺失平面一般位于胸部或腹部,颈髓损伤严重者,感觉平面位于胸 2 皮节附近,不完全性颈髓损伤者,感觉平面可位于下胸部或腹部;上肢的感觉减退或缺失一般对应于颈髓损伤的平面。

胸髓损伤者,下肢呈痉挛性瘫痪,腱反射亢进,病理征阳性,感觉减退或缺失平面随胸髓损伤平面的不同位于胸部或腹部。

脊髓圆锥损伤及马尾损伤者,下肢呈迟缓性瘫痪,晚期可出现相应的肌肉萎缩。脊髓圆锥损伤的感觉减退或缺失平面一般位于腹股沟附近,而马尾损伤者依损伤节段的不同,其感觉减退或缺失平面可位于下肢或鞍区。

根据脊髓损伤的横截面部位的不同,常见有如前所述的脊髓中央损伤综合征、脊髓半侧损伤综合征及脊髓前侧损伤综合征的临床表现。若损伤靠近脊髓前部,则损伤平面以下的感觉障碍为痛、温觉改变(脊髓丘脑束的功能障碍,脊髓丘脑束位于脊髓的前外侧,主司痛、温觉的向上传导);如果损伤靠近脊髓后部,则感觉障碍为触觉及本体感觉(位置觉和运动觉)改变(薄束和楔束的损伤,薄束和楔束位于脊髓后方,主司触觉及本体感觉的向上传导);损伤偏于脊髓一侧者,则表现为对侧肢体的痛、温觉及同侧触觉、本体感觉的改变。因运动传导或脊髓前角运动细胞的损伤,则患者肢体运动功能出现相应障碍。在程度较轻的无骨折脱位型颈髓损伤

中,常出现以中央型损伤为主的损伤类型,通常上肢受累程度比下肢重,手功能障碍明显,有时出现括约肌功能障碍,大部分患者没有感觉障碍或感觉障碍的程度较轻。

不同节段平面的脊髓损伤还同时合并括约肌功能障碍,表现为尿失禁或尿潴留以及大便失禁或便秘。

脊髓损伤后,除上述明显的运动、感觉及括约肌功能障碍以外,还可依据脊髓损伤节段的不同而出现呼吸系统及自主神经功能紊乱的表现。

五、早期治疗

(一)急性医疗干预措施

任何类型的脊髓损伤患者(合并或不合并其他相关的创伤)必须由现场初级医疗团队和急诊的医疗团队迅速进行治疗。不能过分强调 ABC 原则的绝对地位。保证受伤组织有一定的灌注和氧供应则是最佳的恢复必要条件。即使是短暂灌注不足也会增加死亡率,降低脊髓损伤患者的神经恢复。假设任何一个有明显外伤史的患者都有脊柱损伤,所以在解救、运输、转移的过程中都要保持椎体的稳定性直到证明其没有脊柱损伤。如果是一个已经有脊柱或脊髓损伤的患者,从开始便进行全脊椎的固定对于预防进一步的损伤是必需的。如果需要进行气管插管,则应温柔的线性牵引颈椎,且不能过伸。这些重要的措施能减少多发性损伤患者由四肢轻瘫发展为截瘫的发生率。

恢复任何全身性低血压至正常是一个抢救脊髓损伤患者的急救原则,原因在于损伤脊髓容易通过改变局部微循环包括血管痉挛和小血栓形成而继发血管危象。对低血压的患者初始复苏包括扩容治疗、平衡电解质溶液(如林格溶液),如果怀疑持续出血需要输血。即使是脊髓损伤的患者,脊髓休克导致低血压的现象比血容量低导致低血压的现象更少见。只有在确保足够的容量治疗之后,才能排除持续出血的可能性。治疗这种低血压包括使用升压药物,如多巴胺、多巴酚丁胺和去甲肾上腺素。早期和积极的治疗(容量复苏和升高血压)急性脊髓损伤患者,已被证实具有改善创伤后神经功能恢复的可能性。

(二)原发性急性脊髓损伤与继发性急性脊髓损伤的概念(表 4-3-1)

脊髓受损后导致的原发性急性脊髓损伤及继发性急性脊髓损伤,包含一系列的细胞及分子机制导致更进一步的组织破坏。

表 4-3-1 急性脊髓损伤后的原发性及继发性损伤机制

原发性损伤机制	继发性损伤机制
急性压迫	系统原因
撞击	全身性低血压
枪弹伤	神经源性休克
牵张	缺氧
切割	高热
	血管的变化

原发性损伤机制	继发性损伤机制
	自动调节功能丧失
	出血
	微循环障碍
	血流量减少
	血管痉挛
	血栓形成
	电解质的变化
	增加细胞钙离子内流
	增加细胞钾离子外流
	钠通透性增加
	生物化学变化
	神经递质积累
	儿茶酚胺(去甲肾上腺素、多巴胺)
	毒性氨基酸(谷氨酸)
	花生四烯酸释放
	自由基的产生
	类二十烷酸生产(前列腺素)
	脂质过氧化作用
	内源性阿片类物质
	细胞因子
	过度水肿
	能量代谢缺失
	腺苷三磷酸生成减少
	细胞凋亡

1.原发性损伤

原发性损伤涉及一个或多个外力因素:压缩、挫伤、分离、撕裂、切割或枪弹伤。原发性损伤启动一连串的继发性损伤,总结见表 4-3-1。急性损伤后,脊髓经历一系列的变化,包括出血、水肿、轴突的神经坏死、凋亡(基因程序性细胞死亡)、脱髓鞘及空化。在重大创伤 24～48 小时后,损伤部位坏死,特别是中央出血部位。几天后,这些出血部位出现空化现象,邻近部位亦出现片状坏死。这些空化现象是凝固性坏死的结果。

2.继发性损伤

继发性损伤的机制包括缺血、细胞内钙离子内流、游离自由基相关的脂质过氧化反应、谷氨酸中毒。特别是在神经元培养的谷氨酸细胞毒性的研究中,在脊髓创伤后缺氧性白质损伤和压缩性白质损伤,通过超微结构研究轴突损伤的钙积累的报道中,共焦成像研究提供强有力的证据支持神经损伤的钙假说。细胞凋亡是一种在各种情况下出现的程序性细胞死亡,如免疫细胞的选择和发育。最近,一直在外伤性脊髓损伤的动物模型和人类研究中观察到凋亡,表明活跃的细胞死亡可能介导中枢神经系统损伤后的损害。这种类型的细胞死亡能在神经元细胞和非神经元细胞观察到,如少突胶质细胞等负责中枢神经系统轴突髓鞘化。

(三)对于急性脊髓损伤患者的药物治疗

脊髓损伤患者,即使是完全性的脊髓损伤,通常需要一些药物保护受伤的神经元。通过躯体感觉诱发电位的记录,能够发现完全性脊髓损伤患者的部分解剖和功能被保留。因此,可以想象在初始神经损伤后限制继发性二次神经损伤可以增强神经系统功能的恢复。它已被证明,增加 10%~20% 的神经组织可能足以允许患者返回临床挽回部分重要的神经功能。这样做的目的是改善神经组织损伤对药物治疗的反应,提高生存率。只有少数药物进行了临床试验,并且只有一种药物可以在临床应用。

1.全国性急性脊髓损伤研究(NASCIS I)

第一个国家脊髓损伤研究(NASCIS I)发生于 1984 年,应用甲泼尼龙治疗脊髓损伤,比较两种不同方案的效果(高剂量和低剂量)。两组在神经系统功能恢复方面无统计学差异,但该研究受到批评,因为甲泼尼龙的剂量太低(30mg/kg),而且缺乏安慰剂对照。

2.NASCIS II

共有 3 组,一组给予甲泼尼龙 30mg/kg,然后以每小时 5.4mg/kg 维持 23h,一组给予纳洛酮 5.4mg/kg,然后以每小时 4.0mg/kg 维持 23h,一组给予安慰剂。研究结果发表于 1990 年。结果发现患者在受伤后 8h 内应用甲泼尼龙较纳洛酮和安慰剂更能有效地改善运动功能及感觉功能,即使是脊髓完全性损伤或不完全性损伤。

3.NASCIS III

最新的研究,NASCIS III 于 1997 年发表,比较甲泼尼松龙的两个方案,标准为 30mg/kg,然后以每小时 5.4mg/kg 维持 24h。另一种剂量为 30mg/kg,然后以每小时 5.4mg/kg 维持 48h。第 3 种方案:患者接受 30mg/kg 甲泼尼龙治疗,然后应用替拉扎特 2.5mg/kg,每 6h 给予 1次,共维持 48h。患者在受伤后 3h 内接受治疗,三组之间的神经恢复无差异。受伤后 3~8h,接受 48h 甲泼尼龙较 24h 组有更好的神经恢复,接受替拉扎特组和接受 24h 甲泼尼龙治疗的效果一致。因此,本研究强调脊髓损伤后尽早药物治疗的重要性,患者伤后 3~8h 接受为时48h 的甲泼尼龙治疗效果最佳。因为甲泼尼龙主要改善损伤平面以下的神经功能,它主要通过限制对脊髓的主要长神经束的损伤而产生有益的影响。其机制可能与抑制脂质过氧化、水解神经和血管内皮膜的自由基有关。

在过去数年,NASCIS 试验已经受到了强烈的批评。我们应该注意,美国神经外科医师协会和脊柱及周围神经医学专家委员会在审查甲泼尼龙冲击治疗成年人急性脊髓损伤的患者时,该药物用法仅被(AANS/CNS 2002)所支持。尽管如此,针对 NASCIS 第二和第三试验强烈的批评必须与当前尚缺乏备选的神经保护措施所平衡。此外,适度应用甲泼尼龙治疗,使颈髓损伤患者的功能及生活质量得到提高。

（四）治疗脊髓损伤的新兴药物

目前许多有希望能够保护神经的药物治疗方法正在脊髓损伤的动物模型上进行研究。包括钠通道阻滞药利鲁唑、四环素衍生物米诺环素、融合共聚物聚乙二醇和组织保护性激素促红细胞生成素。此外，有临床试验在胸髓、颈髓损伤的患者进行 Rho 通路拮抗药干预神经保护和神经退化、自体活性巨噬细胞移植的研究。我们预期这些研究将会开拓出一个临床试验的新纪元。

六、脊髓损伤后外科手术干预的时机

尽管在北美洲外科手术已经广泛地运用于脊髓损伤患者，但是其提高神经系统的恢复作用还存在争议，这是因为手术缺乏精确的设计以及随机对照试验。早期解压和稳定脊柱骨折有几个潜在的优势：①允许患者早期活动以防止因长期制动引起的全身并发症，如肺部感染、压疮、血栓性静脉炎、肺栓塞；②提高脊髓损伤的神经恢复，尤其是在不完全脊髓损伤的患者；③减少住院天数；④提高康复效果。

已经证明在多发性创伤中迅速固定长骨及骨盆骨折能够明显减少患者的发病率和死亡率。近期有研究比较了对完全性或不完全性脊髓损伤的患者早期与延迟脊柱手术，发现在早期组并没有增加并发症的发生。有一种趋势是通过外科手术来减少患者住院时间、早期进行康复训练。

尽管在脊髓损伤的患者中早期减压能提高神经恢复看起来很直观，但很大程度上仍有一些问题没有答案。动物实验表明，在脊髓损伤的发病机制中机械因素非常重要。脊髓损伤患者的 MRI 证明脊髓受压的程度和范围是预测神经恢复最重要的一个因素。Guttman 首先倡导运用姿势技巧和床支架来获得减压和自然融合非手术治疗脊髓损伤患者。在那时大家相信脊髓损伤的椎板切除术会导致神经并发症的发生率升高。很多研究已经发现，经过非手术治疗后神经状况能自发提高。大部分关于非手术治疗的研究都局限于非对照研究和回顾性分析，因此其提供的证据有限。此外，单纯的椎板切除术治疗脊髓损伤常不能完全地解除脊髓受压，并且会导致脊柱的不稳定和随后的神经功能恶化。

多年来在治疗脊髓损伤上现代医学的重症监护管理和外科技术进步非常快，已能够允许在极低的血流动力学和全身并发症的状况下早期实施手术治疗。尽管一些研究表明，早期的外科手术能获得更好的神经恢复，但是没有很好的统计数据支持该方式。大部分研究是回顾性的、历史对照案例分析。回顾这些研究发现，对于脊髓损伤后手术的时机没有统一意见，也没有明确的证据显示脊髓损伤后解压能影响神经恢复。只有一个前瞻性随机对照试验报道了关于脊髓损伤的外科减压时机。这是一个单中心的试验，62 位患者被随机分配到早期手术组和晚期手术组。早期手术是指在损伤后 72h 内，平均的减压时间为1.8d。晚期手术是指在损伤后超过 5d 才进行减压手术，平均为 16.8d。随访 1 年后并没有发现运动功能有明显差异。研究者也没有发现两组间在重症监护时间或住院康复时间上有明显差异。但是有 20 位患者失访。

现在研究发现，相比晚期手术，早期手术并不增加全身并发症的发生率。基于该假设早期减压和稳定能够为脊髓损伤患者的早期活动和康复提供一个最佳时机。关于神经恢复的问题,在早期与晚期为脊髓损伤患者手术减压迄今仍没有答案。急性脊髓损伤外科治疗(STAS-CIS)研究提到了这个问题,这是一个多中心的前瞻性随机试验。在 2008 年,加拿大脊柱协会的一个资深学者展示的早期数据显示,脊髓早期外科减压手术有益。神经功能恶化合并椎间盘或骨折片永久性地压迫脊髓是公认的早期手术治疗的指征。

七、脊髓损伤的恢复

(一)躯体运动恢复

神经功能的改善往往发生在脊髓损伤之后,甚至是完整时也一样。在完全性脊髓损伤,恢复主要是在损伤区并一直持续 2 年。当低于损伤水平的脊髓节段出现一定肌力时,80%～90% 的患者能恢复到 4 级或 5 级。当没有肌力出现在这些节段时,只有 25%～35% 的患者能恢复到 3～5 级。如果完全性损伤持续超过 1 周,那么部分保留区以下神经功能恢复通常是无效的。在一个对完全损伤患者的神经恢复进行的大型回顾性研究中,Hansebout 发现只有约 1% 的完全损伤患者恢复行走能力。Stover 及其同事发现,最佳的恢复在 B 类和 C 类不完全性损伤,30%～50% 的患者提高一个等级。目前,50%～60% 的患者有不完全性损伤。不完全颈髓损伤的患者通常在损伤区域以及其远端恢复比较迅速。如果患者在损伤区域远端的下肢能有任何的随意运动,那么超过 80% 的患者将恢复有用的运动功能(ASIAD 级或更好)。

(二)脊髓损伤患者的功能状态

截瘫是指一种神经功能状态,即失去收缩功能的最前端的肌肉低于第一背侧骨间肌平面($C_8～T_1$),其远端同样失去肌肉收缩功能。

四肢瘫痪被定义为另一种神经功能状态,即最前端的失去收缩功能的肌肉是第一背侧骨间肌($C_8～T_1$)甚至更高平面。

1.截瘫

如果手臂能产生足够的力量利用拐杖使身体保持在直立位,那么截瘫患者通常能够站起来。如果四肢肌力＜3 级,那么站立时就需要用膝关节矫形器来保持稳定。在摇摆运动中利用拐杖的帮助进行步态训练。截瘫患者利用拐杖进行步态训练需要大量的能量,这是不实际的。大部分患者更愿意使用轮椅。如果臀部和膝关系的力量能达到 3 级以上,那么患者只需要利用足部矫形器保持足和踝关节的稳定就能够站立。拐杖经常被用来帮助患者步态训练,患者通常只能走非常有限的一段距离。长距离时需要轮椅。

2.四肢瘫痪

四肢瘫痪患者功能的准确分级是至关重要的。C_4 水平以上的损伤往往造成呼吸系统的损害,如果患者存活,则需要依靠呼吸机来维持生命。如果是因为上运动神经元损伤导致的膈肌麻痹,那么膈神经刺激可能使患者能运用自己的膈肌进行呼吸。患者能够在有呼吸设备的轮椅上进行操作,他们能够运用口操纵杆在桌面上实施。通过气管切开进行通气,并允许患者用呼气进行交谈。

颈 6 肌群提供了四肢瘫痪患者在功能状态下的主要力量。伸腕肌使患者能够自己向前推动轮椅,用手从床上转移到轮椅上以及独立生活。如果伸腕肌比较弱小,那么腕手矫形器能用来提高伸腕肌的力量。当腕关节伸直时,另一个连接腕部和掌指关节的矫形器能使手指屈曲,并能够使拇指和手指进行有效的抓握。

3.脊髓损伤后的自动恢复

(1)膀胱和肠功能:由于脊髓休克的初始期,能持续几天至几周,通常不能预计脊髓损伤后的膀胱和性功能恢复。当脊髓休克过后,可能出现反射活动和下肢痉挛,膀胱反射和肠功能恢复正常。完全损伤后如果骶部反射活动恢复,绝大多数患者保留膀胱反射排空功能。触发反射性膀胱排空可以通过耻骨弓上敲击、抚摸大腿、Valsalva 动作等来实现。反射消失性膀胱通过外部膀胱施压或 Valsalva 动作促进排空。尽管反射性膀胱保留排空功能,但是其剩余尿量还较多,通过抗胆碱能药物减少膀胱颈内括约肌的肌肉痉挛或抗痉挛药物减少外部括约肌的骨骼肌肌张力得到改善。外括约肌痉挛有时需要施行括约肌切除术,从而保持合适的膀胱排空。留置导管被视为禁忌,其原因是该措施可能导致膀胱收缩,膀胱收缩会反过来导致肾结石形成和早期肾衰竭。对于男性患者,推荐使用外部尿管;女性,也推荐使用垫料或尿布。

(2)性功能:很长一段时间,脊髓损伤后的患者丧失性功能,在余下的生命里无性生活。最近发现,在了解性功能的神经机制及方法后,可以增强性活动,改善性功能,尤其在男性脊髓损伤患者中。男性的勃起功能由 $S_2 \sim S_4$ 节段副交感神经系统调节。它是自然反射,需要完整的反射弧,而且可以由损伤平面以下的皮肤或黏液膜刺激引起。如果损伤在 T_{11} 平面以上,勃起能完全实现。如果损伤平面在 T_{11} 以下,仅阴茎海绵体受累,而不会累及尿道海绵体。心因性的勃起主要是由位于 $T_{11} \sim L_2$ 节段的皮质交感神经系统调节,能被视觉、声音、嗅觉或精神刺激所引起。损伤低于 L_2 水平,这种形式的勃起能够维持,但是阴茎仅能膨胀,勃起硬度差而不能性交。当病变位于 $L_2 \sim S_2$,可以诱导混合类型的勃起。脊髓损伤后 2 年,54%~95% 的患者能重新勃起,但它的质量通常达不到正常标准。这就表明了更差的性交成功率(5%~75%)。颈椎和胸椎脊髓损伤患者往往比腰椎损伤患者有更高、更快的恢复速度。几种方法可以用来增强脊髓损伤患者的勃起功能,譬如真空设备、海绵窦内或皮肤注射血管活性药物、阴茎假体和骶前神经根刺激。

(3)射精:对于男性,射精是通过交感神经、副交感神经及躯体通道进行调节。交感神经中枢位于 $T_{11} \sim L_2$ 脊髓,负责射精管射精,精囊和前列腺及膀胱颈的关闭。副交感神经中枢位于 $S_2 \sim S_4$ 脊髓,支配前列腺并帮助精液形成。躯体通道控制中心在 $S_{2\sim4}$ 脊髓,负责球海绵体肌和坐骨海绵体肌的阵挛性收缩,导致精液从尿道射出。这个中枢的功能一旦受损将阻止适当的射精,导致只能漏泄。男性不完全脊髓损伤患者较完全损伤者的射精频率更高,下运动神经元损伤与上运动神经元比较,低位损伤与高位损伤比较亦是如此。提高射精的方法或获得精液的产生包括震动刺激阴茎、通过探针释放电刺激射精和输精管手术。

第五章　脊柱与脊髓畸形

第一节　先天性斜颈

先天性斜颈大多为先天性肌性斜颈,是由于一侧胸锁乳突肌纤维化和挛缩而引起的,Coventry 曾统计 7835 例新生儿,先天性肌性斜颈的发生率约为 0.4％左右;另一原因为颈椎的半椎体畸形等先天性颈椎的骨性畸形因素所导致的,较少见。

一、病因

先天性肌性斜颈的病因目前仍有争议。多数学者认为可能与怀孕时胎儿胎位不正或子宫内压力异常,而阻碍一侧胸锁乳突肌的局部血液循环,导致该肌缺血、萎缩、发育不良,进而挛缩;也有学者认为出生时难产及使用产钳导致一侧胸锁乳突肌损伤、出血,而后瘢痕性挛缩所致。

二、临床表现和诊断

新生儿在出生后可发现其头部向患侧倾斜,面部和下颌向健侧旋转,用手可将其扳正,但松手后又恢复原状。在其胸锁乳突肌中下段肌腹内可触及质硬韧的椭圆形肿块,在生后 2 个月左右肿块开始缩小,至 6 个月左右肿块可完全消失。此后胸锁乳突肌的乳突处及胸骨锁骨附着处可出现纤维索条及挛缩。如不及时治疗,将出现进一步的斜颈畸形,并导致头颅和面部发育的不对称。患侧面部发育较小,颈部扭转,头枕部偏向患侧,下颌偏向健侧。长期未治疗的晚期患者,将出现颈部其他肌肉的相应挛缩,颈椎也将发生形态和结构上的改变,此时即使通过手术矫正了斜颈畸形,也难以恢复面部的正常形态。

三、鉴别诊断

1.颈椎先天性骨性畸形

包括 Klippel-Feil 综合征、颅底凹陷、Down 综合征、寰枕畸形等骨性结构的先天性畸形,也可导致斜颈畸形。通过 X 线片、CT 等检查不难鉴别。

2.颈椎结核

可导致颈部活动受限、僵硬,并因颈部肌肉痉挛而可出现斜颈表现,但无胸锁乳突肌的挛缩。X 线片及 CT 检查可见椎体破坏及椎前脓肿表现。

3.寰枢椎旋转固定性脱位

多因轻微的颈部外伤、上呼吸道感染或颈项部急性肌肉筋膜炎导致一侧颈项肌的肌肉痉挛,而出现斜颈。病史中患者的颈部外伤史、上呼吸道感染史,体检时可见一侧肌肉痉挛和压痛,有助于鉴别诊断,且患儿无胸锁乳突肌的挛缩表现。

4.眼肌异常及斜视

患儿由于眼外肌的肌力不平衡而导致斜视,骨患儿视物时需倾斜颈部以避免复视,眼科检查有助于鉴别诊断,且无胸锁乳突肌的挛缩表现。

四、治疗

治疗越早预后越好,患儿一经诊断,就应当尽早治疗。在婴儿期采用非手术治疗,部分患儿可获治愈;儿童或成人期大多数需采用手术治疗,如胸锁乳突肌已挛缩,且已出现颜面不对称表现者,手术治疗对颈部外观的改善只能有一定效果。

1.非手术治疗

对 0.5 岁以内的患儿,应当由其父母在医生的指导下被动牵伸患侧的胸锁乳突肌,并轻柔按摩和热敷胸锁乳突肌,目的在于促进局部肿块早期消散,防止肌纤维挛缩。非手术疗法要坚持 3～6 个月才可能收到效果。

2.手术治疗

在 0.5 岁以内,若采用非手术治疗 4～6 月无明显效果,在 1.5 岁以上,可考虑采用手术治疗矫正畸形。对年龄较大的患儿或成人,如已合并颜面的不对称畸形,也可考虑手术矫治,但颜面畸形无法改善。

常用的手术方法是在直视下切断胸锁乳突肌的胸骨头及锁骨头,如畸形严重者,可同时切断胸锁乳突肌的乳突头。

手术方法:可选择局麻或全麻,在锁骨上做横切口,切开颈阔肌,显露胸锁乳突肌在锁骨和胸骨附着的肌腱,用长弯止血钳在肌腱深方分离并保护深方的软组织结构后,在锁骨及胸骨上 2cm 处将该肌的锁骨头和胸骨头一并切断,不宜在肌腱的下止点处切断肌腱,否则局部容易发生骨化,影响疗效。手术时应注意勿损伤深方的颈动静脉、锁骨下动静脉及甲状颈干的颈横动脉和肩胛上动脉等重要结构。

如上述手术处理后,畸形仍矫正不满意,可同时切断胸锁乳突肌的乳突头。在乳突部与外耳道下缘平面作一稍向上的弧形切口,切口皮下组织后,用骨膜剥离子自乳突向下分离胸锁乳突肌在乳突的止点,并可小心切断,注意保护勿损伤颈外动脉的耳后动脉及枕动脉,保护面神经及副神经。

3.术后处理

术后应将头颈部固定矫枉过正的位置 4～6 周,即头偏向于健侧,面部略偏向于患侧的位置。以往采用头颈胸石膏固定,但固定效能较差,患者的舒适性也较差,近年来采用 Halo-vest 固定,固定可靠,患者的舒适度也较好。

第二节　脊柱侧凸

一、先天性脊柱侧凸

先天性侧凸是由于椎节的先天发育异常而产生的脊柱三维畸形,可造成脊柱生长过程中的失衡。先天性侧凸类型多样,畸形复杂,临床治疗难度较大。

（一）分类

基于胚胎学的成因,先天性侧凸可以分为两大类:形成不全和分节障碍。

1.形成不全

椎节形成不全又称为Ⅰ型畸形,可以是部分的,形成一个楔形椎,或是完全的,形成半椎体。

椎体的纵向生长归因于上下两端的骨骺软骨,半椎体上下两端的生长能力和导致畸形的严重程度与其具体形态有关(图 5-2-1)。

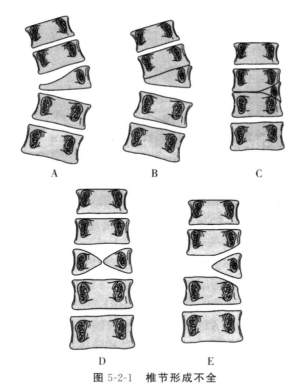

A　　　　　　B　　　　　　C

D　　　　　　E

图 5-2-1　椎节形成不全

（1）分节良好的半椎体:其上下两端均具有生长潜力,相邻椎体的形态正常(图 5-2-1A)。

（2）部分分节的半椎体:半椎体的上端或下端具有生长潜力,而另一端与相邻椎体融合(图 5-2-1B)。

（3）未分节的半椎体:上下端均没有生长潜力,半椎体完全与上下椎体相融合(图 5-2-1C)。

（4）蝴蝶椎：在两侧形成较为对称的半椎体，两侧上下端均具有生长潜力（图5-2-1D）。

（5）嵌入型半椎体：半椎体上下两端均有生长潜力，但相邻椎体对其有代偿，这种半椎体相当于"切入"相邻节段中（图5-2-1E）。

2.分节障碍

分节障碍又称Ⅱ型畸形，可以是部分的，或者是完全的（阻滞椎）。对于部分分节障碍，其位置可以在前方、后方、侧方或是混合型。对于一侧骨桥形成或者不对称性骨桥，由于有骨桥的一侧发育受阻，可以引起严重的脊柱侧凸。

在很多病例中，上述不同种类的畸形常合并存在，有的涉及数个节段，形成混合型畸形，如形成不全合并分节障碍（Ⅲ型畸形）。

3.合并畸形

脊柱的胚胎发生与许多器官系统的发生在同一时间，因此合并存在其他器官系统的畸形并不少见。30%～60%的先天性脊柱畸形儿童合并有其他器官系统畸形。最常见的合并存在的是脊髓和泌尿生殖器畸形。脊髓畸形包括脊髓栓系、脊髓纵裂和脊髓空洞症等。最常见的泌尿生殖器畸形是肾脏发育不全和异位肾。

上述大部分畸形是VATER综合征的一部分。VATER是下述几种畸形的首字母缩写：脊椎畸形（V）、肛门闭锁（A）、气管食管瘘（TE）、桡骨变形和肾脏缺陷（R）。VATER这一首字母缩写随后修改为VACTERL，加入了心脏缺陷（C）和肢体缺陷（L）。

先天性椎体畸形也常见于Klippel-Feil综合征，其特点为颈椎先天融合，颈部活动受限，短颈和后发际变低。最近，还有报道先天性侧凸见于其他畸形，如：Sprengel畸形、Mayer-Rokitansky-Küster-Hauser综合征、Jarcho-Levin综合征、Goldenhar综合征和Genoa综合征。

（二）病因

先天性侧凸在一般人群中并不多见，其确切发病率并不清楚，多数病例为零星发现，但是家族发病率文献报道为1%～5%。女性患者比男性患者稍多，女性和男性之比约为3或2∶1。

有文献认为先天性侧凸的发生与遗传和环境因素有关。近期又有学者认为基因突变也是先天性侧凸的原因之一。环境因素的影响也有相关的研究。有学者发现，在鼠和兔的胚胎发育模型中，如果体节形成过程中母体暴露于一氧化碳，则会诱发椎体的畸形。但是，一氧化碳的作用机制尚不清楚。目前已知的是一氧化碳可以通过造成低氧血症或基因突变而影响脊柱的软骨。另外，还有学者发现先天性侧凸的家族中特发性侧凸的发生率也有增高。

（三）自然病程

不管是何种病因所引起，先天性侧凸倾向于在生长发育过程中持续加重。侧凸加重的风险与骨骺生长区数量的不平衡和椎体畸形的部位有关。在不进行任何治疗的情况下，大约85%的先天性侧凸患者在发育成熟时弯曲加重大于41°。例如，分节的半椎体由于在生长过程中持续长大，因此具有较明显的加重趋势。同样道理，由于在生长阻滞侧没有一点儿生长潜力，最容易加重的畸形是存在凹侧单侧分节障碍伴有凸侧分节良好的半椎体。相反，楔形椎有较轻的加重风险，而完全阻滞的半椎体或嵌入的半椎体并不产生有进展的侧凸。因此，可以认为双侧生长潜力越不平衡，其畸形发展就越严重。

另外，畸形所在的部位也对侧凸的进展产生影响。位于胸腰段的侧凸所引起的畸形最为严重,而上胸椎的畸形相对较轻。

对于先天性侧凸的自然病程,需要考虑以下几个问题:畸形类型、畸形部位、畸形数量、侧凸最初的严重性和上下总体生长趋势。对于上述问题的分析可以有助于确定侧凸的进展可能性,并选择合适的治疗方法。

(四)畸形的评价

1.体格检查

先天性侧凸的体格检查要包括可能发生的脊髓和其他器官系统畸形。在评价脊柱的畸形状态时,要注意总体的冠状位和矢状位平衡情况、肩膀的高度、头部和躯干偏离骨盆中线的距离。对患者的神经功能进行检查和记录非常重要,包括肌肉力量、肌容积、反射和感觉障碍等。另外,要检查畸形的柔韧性、步态和肢体长度。如果存在疼痛,应检查其部位并进行量化。应注意患者后背有无局部凹陷或皮肤斑块。检查者要注意颈部的活动是否有异常,四肢(特别是桡骨)有无畸形。

2.影像学

(1)X线片:对先天性侧凸患者进行早期 X 线片检查对确定其畸形有帮助,多余的椎弓根、椎间隙不对称或消失、肋骨的融合或缺如都有助于诊断。最好在 4 岁之前进行检查,易于明确其畸形的类型。如果患者在 4 岁之后就诊,需要查找以往的胸片或腹平片来确定其畸形类型。较大患儿的平片对于评价畸形类型的价值下降,因为椎体已有过多的骨化,尤其是在融合或生长阻滞的区域。

站立位全脊柱正位和侧位平片有助于判断畸形的类型和位置,测量弯曲的大小,判断脊柱的平衡状况(冠状位和矢状位)。在先天性侧凸采用 Cobb 法测量弯曲的大小有时会因为椎节分界不清而造成不精确,所以将不同时间的测量进行对比是很重要的,可以判断弯曲的进展情况。在将不同时间的影像进行对比时,常常因为主弯包含有畸形椎而测量困难,而代偿弯是由正常的椎节所形成,其测量较为准确。所以,在主弯测量困难时,可以通过代偿弯的测量间接推测主弯的变化,如果代偿弯没有发展,则预示主弯也没有发生明显的进展。

(2)MRI:先天性侧凸常伴有脊髓的畸形。在 MRI 问世之前,采用脊髓造影和 CT 所观察到的合并脊髓畸形发生率为 5%～58%;而 MRI 广泛使用后使脊髓畸形的发生率得到更精确的判断,为 30%～41%。最常见的畸形为脊髓栓系、脊髓空洞和脊髓纵裂。

MRI 是否需要常规应用于每一个先天性侧凸患者是一个问题。尽管在特发性侧凸患者,MRI 只用于少见弯曲类型或神经系统检查有异常者,但在先天性侧凸患者有理由作为常规检查,因为脊髓畸形在先天性侧凸患者中占比高达 1/3,其中一些畸形本身需要接受神经外科手术治疗,而其他一些畸形在侧凸矫形手术过程中要进行相应处理,如脊髓纵裂。及时发现这些畸形有助于治疗方法的选择,减小侧凸矫形手术可能发生的风险。当然,如果不是准备手术治疗,而患者又没有神经损害的临床表现,则并不急于马上进行 MRI 检查,因为对于很小的患儿,在检查中不能有效配合,有时需要进行全身麻醉,所付出的成本较高。而对于有异常的神经系统发现或是侧凸进行性加重以及要准备手术的患者,则需要进行 MRI 检查。

最后,有必要对患者进行泌尿生殖系统检查,可以通过肾脏超声来精确判断,在必要时请相关科室会诊。

（五）治疗

1.非手术治疗

先天性侧凸需要持续和密切的临床观察,这种观察要在生长发育过程中定期进行。在临床观察中要注意对弯曲的进展进行评价,判断是否需要手术治疗。对于复杂的畸形,尽早治疗常常更为简单而安全。

与特发性侧凸相比,先天性侧凸的保守治疗价值较小。仅对于蝴蝶椎、未分节的半椎体或完全阻滞的分节障碍以及少数上下多发半椎体正好位于两侧而具有相互代偿性者,可以进行较长期的保守治疗并严密观察。对于有一定柔韧性的弯曲,支具是唯一可能有效的保守治疗方法。对于少数有较长且柔韧性好的弯曲的患者,可以采用支具治疗。然而,多数先天性侧凸的弯曲是较短且僵硬的。由于这一特点,并且在骨骼发育成熟之前需要较长的时间,所以支具常常仅作为一个临时的处理方法。

因此,先天性侧凸的治疗有 2 种选择:①对于静态的畸形进行临床观察;②对持续加重的侧凸进行手术治疗。

2.手术治疗

先天性侧凸的患者大多需要进行手术,以避免在骨骼发育成熟时出现严重的弯曲和脊柱失平衡,其治疗与特发性侧凸具有很大不同,由于其手术方式和时机受多种因素所决定,所以术者需要根据每个患者的特点,在完善评价畸形的类型及其潜在进展风险后,制定个体化的治疗方案。

先天性侧凸的进展原因是脊柱一侧的生长快于另一侧,所以手术治疗的主要原理是阻止这种不平衡的生长,可以同时进行畸形的矫正。目前共有 4 种主要的手术方式:后路脊柱融合、前后路联合脊柱融合、凸侧半椎体骨骺融合和半椎体切除。

(1)后路脊柱融合:后路原位融合是最简单和安全的手术方式。当然,尽管是这种最简单的手术也需要仔细操作,因为可能有潜在的后方椎板缺如,存在神经损伤的风险。在作后方暴露前仔细分析影像资料可以帮助我们注意到上述缺陷。即使在后方结构已经暴露好后,也要仔细判断手术区域的异常结构,并与影像资料相对照,因为影像所见的前方半椎体和生长阻滞节段可能在后方结构中并没有相应的表现。融合范围应该包括整个侧凸区域,在侧方要达到横突。术后需要坚强的支具外固定4～6个月来获得坚强的融合。

该手术方式可能发生的几点问题:

①由于前方的脊柱结构是完整的,仍然保留生长能力,因此可能在随后出现旋转畸形加重和融合部位的弯曲,称为"曲轴现象"。其风险因素包括手术时年龄较小和融合后残存明显弯曲。

②存在假关节形成的风险,尤其是在术后制动时间较短者。

③存在延长融合节段的风险,主要是由于定位不准或融合范围不够。

为了避免假关节的形成,并且在术中获得更好的矫形效果,可以采用后方固定,但是神经损伤的风险可能有所增加,需要进行术中脊髓功能监测,并在必要时进行唤醒试验。另一个问题是内固定的大小对于患儿来说不易选择,异常的椎弓根和椎板可能造成固定的困难。

(2)前后路联合脊柱融合:前路手术可以进行间盘和终板的切除,通过这种松解方式增加脊柱的柔韧性，获得更好的畸形矫正。同时，应进行前路植骨融合。

前后路联合手术与单纯后路手术相比减少了假关节和曲轴现象的发生。在一些病例，可以通过后路进行前方的融合。位于胸腰交界处的畸形适合于后路的手术方式，胸膜返折处有良好的视野，便于进行间盘切除和融合。另外，有学者采用胸腔镜进行间盘的切除和植骨融合，获得了较好的效果，可作为一种选择。当从前方到达畸形部位时，应当注意脊髓供血血管的畸形可能导致血管结扎后脊髓缺血。

（3）凸侧半椎体骨骺融合：凸侧半椎体骨骺融合的原理与长骨畸形的治疗方法类似。手术减慢凸侧生长的同时，凹侧的继续生长可以产生持续而安全的侧凸矫正。实施手术的先决条件包括：患儿年龄较小（小于6岁），有足够的生长潜力供持续矫形所需；侧凸范围内的椎体小于7个；凹侧有明显的生长潜能。这一技术需要前后路联合暴露，前路切除凸侧的椎间盘和终板软骨，并进行凸侧的植骨融合，后路手术包括单侧小关节的切除和融合。这一矫形方法的效果较为适中，在骨骼成熟时能够达到的矫正角度在0°～20°之间。

在后路或者前后路联合手术中，内固定的使用可以为凹侧提供牵张力，为凸侧提供加压力，使手术获得更好的矫形效果。但是，术后的制动仍然是必要的。

由于这一治疗方式利用了患者的剩余生长潜力，所以需要其具有完整有效的脊柱生长能力，弯曲并不严重，并且所涉及的椎体较少。

（4）半椎体切除：这一手术方式通过将半椎体完全切除的方式，彻底去除畸形节段，再通过内固定矫正局部畸形，重建平衡，是最为彻底的一种术式。

手术可以通过前后路联合进行。在前方的凹侧进行植骨有助于维持矢状位的顺列。除非植骨和固定非常坚强，否则术后的制动是必需的，一般采用支具即可。

近年来，随着后路截骨矫形技术的不断改进和成熟，单纯通过后路进行半椎体切除成为普遍采用的方法。通过后路一个切口，先切除后方发育不良的附件结构，再剥离并暴露前方畸形的椎体，在有效保护神经结构的基础上，彻底切除半椎体，并切除上下软骨板，然后进行残留间隙的闭合矫形，可根据畸形矫正的需要加行凹侧的撑开植骨。该术式的主要风险为神经损伤，尤其是在胸椎区域，因为靠近脊髓，所以风险更大。因此，虽然手术可以获得良好效果，仍然不能忽视其风险。

在复杂的合并多节段融合的畸形中，或者原来进行过融合手术的患者，可能存在明显的躯干失平衡。对这种患者，可能需要在术中进行截骨，以获得较好的畸形矫正。在截骨后，可以一期完成矫形，或者在一段时间的牵引后进行矫形手术。

3.治疗方案的制定

对于先天性侧凸的治疗，其问题往往不是是否需要手术，而是需要怎样手术和何时手术。与特发性侧凸尽量延迟融合时间不同，先天性侧凸要在其进展过程中尽早手术，以矫正畸形，避免其进展为结构性的脊柱失代偿，并且尽量减少融合的节段和对以后脊柱生长发育的影响。患者在骨骼成熟后的身高并不是要考虑的主要问题，因为如果任由一个进展的弯曲生长，其生长方式为畸形的生长（合并有旋转加重和代偿弯的出现），而不是正常的纵向生长。早期进行正确的手术将最终使患者长得更高，姿态更正常。在手术决策中还要注意的是患者对手术的耐受情况、骨骼的发育程度以及是否有合适的内固定材料，上述问题在年龄过小患儿的诊治时尤为突出,往往需要被迫等待患儿长大一些后才能施术。

手术方案需要根据患者的具体情况制定,包括椎体畸形的类型、畸形部位、弯曲的大小和柔韧性以及患者的年龄。后路融合适用于较小的弯曲且脊柱前方未融合节段生长潜力有限者,以避免曲轴现象的发生。所以,手术区域存在前凸应该作为其禁忌证,因为其后的生长将使前凸持续加重。前后路联合手术的主要适应证是有较大生长潜力的侧凸,如单侧分节不全合并对侧半椎体。凸侧半椎体骨骺融合是一个理论上可行的方法,但是应注意其先决条件:所涉及的椎节少于 7 个;弯曲小于 70°;年龄小于 6 岁,脊柱的生长在该年龄已完成了 2/3;没有病理性的后凸或前凸。目前,国内外的学者对于其应用效果仍有争议,在手术决策中应该慎重。半椎体切除适用于不可接受的畸形,固定性的躯干侧方倾斜和半椎体位于侧凸顶端者。该手术最安全的区域在腰椎和腰骶交界处。

内固定的使用依赖于术者的选择,但在年龄大于 5 岁的较大侧凸患者通常需要使用,因为其单纯通过外固定难以获得和维持畸形的矫正,在合并存在脊髓畸形,如脊髓纵裂、脊髓栓系或脊髓空洞等情况时需要慎重应用内固定,因其可能增加神经损伤的风险。另外,在矫形过程中也应对上述脊髓畸形所存在的风险有充分认识。

二、特发性脊柱侧凸

(一)概述

脊柱侧凸是指脊柱向侧方弯曲在冠状面上形成的脊柱畸形。脊柱侧凸可分为非结构性与结构性两类。特发性脊柱侧凸(AIS)是结构性脊柱侧凸最常见类型。病因不明,通过排除法获得诊断,可能与遗传因素、褪黑激素水平低等有关。

(二)诊断步骤

1.病史采集要点

(1)年龄:发生于 18 岁以下,以青少年为多。

(2)脊柱畸形:是否存在胸椎和(或)腰椎畸形。

(3)疼痛:是否存在胸腰椎疼痛及上肢和下肢疼痛。

(4)大小便功能:是否有失禁或潴留等。

2.体格检查要点

(1)脊柱畸形:畸形的部位、是否有剃刀背。冠状位不平衡的估计。肩的高低与不对称。

(2)Adam 前屈试验:是一种易行而敏感的临床检查方法。

(3)侧凸柔软性检查:让患者向病变侧或对侧侧屈,临床也能估计侧凸的柔软性。

(4)神经功能检查:虽然脊柱侧凸的神经并发症非常少见,但仔细的神经功能检查是必不可少的。腹壁反射的不对称,可能是脊髓空洞症仅有的异常表现。脊柱本身异常,如脊髓栓系综合征或脊髓纵裂引起的神经功能障碍,能通过细心的检查发现。单侧或双侧肌力下降而没有感觉异常,可能是脊髓灰质炎和肌营养不良。皮肤存在牛奶咖啡斑提示为神经纤维瘤病。

(5)骨骼发育成熟情况评价:记录患者的第二性征,如乳房发育、阴毛、声音改变及系列的身高变化。

（6）下肢检查：长度、大小及对称情况。足部畸形等。

（7）检查冠状位平衡情况。

3.辅助检查要点

X线检查：摄直立位全脊柱后前位及侧位片，包括胸廓及骨盆。Cobb角是用于测定脊柱侧凸程度的标准方法。为准确测定脊柱弯曲的进展程度，必须保证每次测量在相同的节段，并列表便于比较。卧位侧屈摄片对脊柱的柔软性，手部X线片通过显示指骨、尺桡骨的生长情况来精确估计患者的骨龄。摄骨盆片了解骨骺出现情况及三叉软骨闭合情况，判断骨龄。

一般无需MRI或CT检查，为排除其他病变可考虑。必要时诱发电位与肌电图检查可排除神经病变。

（三）诊断对策

1.诊断要点

（1）AIS的诊断是通过排除法获得：AIS常在青少年起病，偶有家族史，通常呈渐进性进展，一般无神经损害，极少数出现腰痛。根据病史、临床症状体征与影像学检查，排除其他类型的脊柱侧凸。

（2）X线影像特征：脊椎结构性无明显改变，少数早发性脊柱侧凸的顶椎可有轻度楔样改变；侧弯弧度呈均匀性改变，不会出现短弧或锐弧；具有一定的呈均匀变化的柔韧性；胸弯以右侧凸多见；前凸型脊柱侧凸多见；椎体大多是转向凸侧，后柱转向凹侧。

（3）X线片测量：前后位片测量各侧凸的Cobb角。测定颈铅垂线与骶骨垂线的距离。Risser征估计骨骼成熟度。测定椎体的旋转度。侧位片测量后凸或前凸角度，测量矢状位平衡等。侧屈位片决定侧凸分型、柔软度及融合节段。

（4）侧凸进展的危险因素

骨骼的成熟度：三叉软骨开放、Risser征0～1、月经前。

弯曲部位：胸弯进展小于腰弯。

弯曲角度：大的角度更易进展；成熟脊柱进入成年后每年进展约1°；胸腰弯和腰弯的角度大于40°，成年后进展（特别冠状位失代偿）。

2.临床分类

（1）根据脊柱侧凸发病时的年龄可分为婴儿型脊柱侧凸（0～3岁）、儿童型脊柱侧凸（4～9岁）、青少年型脊柱侧凸（10～16岁）。

（2）根据顶椎的位置可分为单个主胸弯、胸腰椎主侧凸、单个主腰弯、胸腰双主弯、胸椎双主弯、颈胸段主侧凸、多个互补性脊柱侧凸。

（3）根据King分类可分为

King Ⅰ型：胸弯和腰弯均超越骶骨中线，呈"S"型，腰段弯曲大于胸段弯曲，胸弯的柔软性大于腰弯；若胸段弯曲大于或等于腰段，则腰段弯曲比胸段更僵硬。

King Ⅱ型：胸弯和腰弯均超越骶骨中线，呈"S"型，胸段弯曲等于或大于腰段弯曲，胸弯的旋转大于腰弯，卧位Bending相腰弯的柔软性大于胸弯，稳定椎常为T_{12}或T_{11}或L_1。

King Ⅲ型：胸段弯曲，继发的腰弯不超越中线，且腰弯呈非结构性，侧屈相腰弯非常柔顺，站立位上腰弯一般无旋转。

King IV 型：为一累及较多脊椎的长胸弯，顶椎通常在 T_{10}，L_4 倾斜进入该长胸弯内，外观畸形明显，但 L_5 仍位于骶骨中央。

King V 型：双重胸段侧弯，上下胸弯均为结构性，T_1 向上胸弯的凹侧倾斜，且在 Bending 相上表现为结构性弯曲，T_6 常为两弯的交界椎。临床上常有左肩升高。

3.鉴别诊断要点

(1)先天性脊柱侧凸：是由于脊柱胚胎发育异常所致，发病较早，多在婴幼儿期被发现，为脊椎的结构性异常和脊椎生长不平衡，X 线摄片可发现脊椎有结构性畸形。

(2)神经肌源性脊柱侧凸：可分为神经源性和肌源性两种，前者包括上运动神经元病变的脑瘫、脊髓空洞等和下运动神经元病变的小儿麻痹症等。后者包括肌营养不良，脊髓病性肌萎缩等。

(3)神经纤维瘤病并发脊柱侧凸：其 X 线特征为短节段的成角型的后凸型弯曲，脊椎严重旋转甚至发生脊柱旋转脱位、椎体凹陷等，当临床符合两个以上的标准时即可诊断。①发育成熟前的患者有直径 5mm 以上的皮肤咖啡斑 6 个以上或在成年后的患者直径大于 15mm；②2 个以上任何形式的神经纤维瘤或皮肤丛状神经纤维瘤；③腋窝或腹股沟部皮肤雀斑化；④视神经胶质瘤；⑤2 个以上巩膜错构瘤；⑥骨骼病变，如长骨皮质变薄等；⑦家族史。

(4)间充质病变并发脊柱侧凸：如马方综合征、Ehlers-Danlos 综合征等可以以脊柱侧凸为首诊。马方综合征的特征表现为：①本病多发生于青年；②有家族史，或家族性猝死者；③眼部病变：晶状体脱位、半脱位；④心血管病变：有主动脉根部增宽，动脉夹层或动脉瘤，主动脉关闭不全及二尖瓣脱垂等表现；⑤骨骼异常：肢体细长、韧带松弛、脊柱侧凸及漏斗胸等。具备上述特征中的两点或两点以上就可诊断马方综合征。Ehlers-Danlos 综合征通过详细体检可以提示，如韧带松弛、鸡胸或漏斗胸等。

(5)骨软骨发育障碍并发脊柱侧凸：如多种类型的侏儒症，最常见的是脊椎干骺发育不良，这类患者与代谢性疾病患者不同的是他们的临床生化检查是正常的。脊椎干骺发育不良，因为累及脊柱和四肢长骨的生长，因而表现为躯干的缩短。

(6)代谢障碍疾病合伴脊柱侧凸：如各种类型的黏多糖病，黏多糖脂质沉积症、高胱氨酸尿症、成骨不全等。黏多糖病是一种由于酶缺陷造成的酸性黏多糖不能完全降解的溶酶体累积病。

(7)合并脊髓病变的脊柱侧凸：如 Chiari 畸形伴/不伴脊髓空洞。

(8)"功能性"或"非结构性"侧凸：这类脊柱侧凸可由姿态不正、神经根刺激、下肢不等长等因素所致。如能早期去除原始病因，脊柱侧凸能自行消除。

(9)其他原因的脊柱侧凸：如放疗，广泛椎板切除，感染，肿瘤均可致脊柱侧凸。

(四)治疗对策

1.治疗原则

防止畸形的发展及矫正畸形。

2.治疗方案

(1)保守治疗

①观察：小于 20°的侧凸，大多数不进展，根据进展的危险因素决定 4～6 个月摄片复查。

②支具治疗:弯曲轻(20°,45°)以及骨骼未发育成熟(Risser征),而侧凸有加重的危险时,支具治疗是适应证。支具治疗的目的是稳定脊柱弯曲在目前的程度,直到骨骼发育成熟。矫正畸形不是支具的主要目的。顶椎位于 T_7 (含 T_7)以下的胸椎及腰椎侧凸适合用臂下的 Boston 支具。而顶椎位于 T_7 以上的侧凸,需用带一个腋环及下颌托的 Milwaukee 支具。患者每天带支具最少 20h,每 4~6 个月摄片一次,监测侧凸变化,并注意处理支具引起的任何并发症。去除支具的时间,一般通过观察骨龄,当骨发育达到成熟及有明显第二性征出现,可结束支具治疗。

(2)手术治疗

①手术指征:尽管已用支具,患者侧凸仍进行性发展,应该考虑外科治疗,其他外科治疗的适应证包括:未发育成熟,进行性侧凸,侧凸 40°~50°;侧凸大于 50°;明显的躯干失代偿;胸腰弯和腰弯的角度大于 40°,伴冠状位失代偿。

②入路选择:a.前路矫形手术:主要用于侧屈 X 线片显示腰椎能良好去旋转和水平化的腰椎侧凸和胸腰椎侧凸。单纯的胸椎脊柱侧凸(特别是青少年特发性脊柱侧凸的 KingⅡ型和 KingⅢ型),Cobb 角小于 90°且侧弯较柔软,也是前路手术指征。严重的脊柱侧凸和伴有明显后凸的患者应当属于前路矫形的禁忌证。b.后路矫形手术:各种需要手术治疗的脊柱侧凸都可以通过后路三维节段性内固定进行矫形。胸段的柔软脊柱侧凸<70°可行单纯后路矫形内固定,大于 90°的脊柱侧凸多需先行前路松解,而 70°~90°的患者则根据畸形僵硬程度、侧凸类型等决定是否先行前路脊柱松解。

对于角度较小、柔韧度大于 50%和 Cobb 角小于 70°的脊柱侧凸可以通过一期后路内固定矫形。对于 70°~90°的柔韧性好的神经肌源性脊柱侧凸也可一期矫形。脊柱僵硬、侧屈位 X 线片被动矫形差或残留角度大于 40°以及站立位 Cobb 角大于 90°的脊柱侧凸需行一期前路松解,术后牵引。Risser 小于 1,仍然具有生长潜能的年幼患者为避免后路内固定后出现曲轴现象,需先行一期前路骨骺阻滞再行二期后路矫形内固定。

③畸形矫正:外科治疗的主要目标是防止侧凸的发展与获得一个平衡的脊柱,矫正畸形应为次要地位。通过仔细融合病变脊柱节段能达到治疗目的。必须牢记,应用脊柱内固定器械的目的是保持弯曲矫正及利于融合。脊柱内固定器械不应该是外科治疗的集中点。基本原则是融合区应该包括整个病变的节段,即自颅侧稳定椎至尾侧稳定椎。

三维矫正的概念是目前脊柱侧凸矫正广泛接受与取得良好效果的方式。其通过多钩或多椎弓根钉、双棒及两棒的中间连接达到。矫正技术去旋转矫形、后路平移矫形、后路原位弯棒矫形与撑开与压缩矫正等。需进一步强调的是,仔细的脊柱融合才是外科手术最重要的目标,这一目标不能因使用任何方法及任何器械而削弱。

④并发症:早期并发症包括脊髓与神经根损伤、出血、感染等。晚期包括假关节形成、曲轴现象、未融合节段的退变加速、感染等。其中防止脊髓损伤与减少术中出血是脊柱侧凸矫形最重要的方面。

任何手术操作都必须尽最大努力保护脊髓。术中唤醒实验可提示脊髓损伤与否。当畸形矫正完成后,唤醒患者,要求其活动双足,如果不能活动,提示瘫痪存在,必须采取措施。如果患者能活动足部,该实验的优点是它的可靠性,但术前准备或麻醉控制不恰当,可能影响试验的实施和其有效性。由于术中多次实施试验较困难,因此,要知道在手术哪一步损伤神经是不可能的。

术中体感与运动诱发电位监测能在整个手术过程中使脊髓不同神经束的功能得到重复或持续的监测。神经损伤能得到及时发现,以便医生能采取适当的措施来防止永久性损伤发生。

术中自体血回收可减少异体输血量。

(五)术后观察及处理

(1)按常规观察引流并可在48h内拔除。

(2)术后次日即可下床站立和行走,佩戴支具。

(3)若术中椎弓根钉安置不良,术后胸部X线检查及腹部检查以排除重要血管和内脏损伤。

(4)定期随访矫正度有无丢失或内固定失败等并发症。

(5)逐渐加大活动量,6~12个月恢复至正常。

第三节　脊柱后凸

一、脊柱后凸畸形的原因

多种原因或疾病都可以导致脊柱在矢状面上超过生理曲度的后凸畸形或者同时合并冠状面的侧凸畸形。主要有几类原因:

(1)先天性脊柱发育畸形,可因若干椎体分节不良导致脊柱前方骨桥连接或因椎体发育畸形而形成了位置偏后的半椎体所致,后一种情况特别是完全分节的半椎体可以导致严重的脊柱后凸畸形。

(2)由于椎体感染影响了椎体正常生长所致的脊柱畸形,主要见于脊柱结核。通常所说的结核性脊柱后凸畸形是指椎体结核治愈后逐渐形成的畸形,所以又有人称其为治愈型脊柱结核性后凸畸形,以与脊柱活动性结核所致椎体破坏引起的脊柱畸形相区别。幼儿或青少年时期感染的椎体结核,虽经化疗或同时手术治疗而治愈,但由于多个椎体受到了破坏并融合在一起,抑制了椎体的发育生长,可以导致很严重的脊柱后凸畸形。

(3)陈旧脊柱创伤性后凸畸形,主要见于胸及胸腰段的椎体骨折畸形愈合或初期治疗不当所致。

(4)强直性脊柱炎,由于自身免疫性疾患使得脊柱韧带骨化,椎间关节强直于屈曲位而导致脊柱后凸。

(5)Scheuermann病,由于椎体骨骺发育缺陷而导致连续多个椎体呈楔形生长,形成了脊柱后凸畸形。

(6)退变性脊柱侧凸或后凸,则主要是因为椎间盘不对称的退变所致。

(7)严重的特发性脊柱侧凸畸形亦同时合并有显著的脊柱后凸。

此外,还有神经纤维瘤病、神经肌肉性疾病等多种原因,不再——赘述。不同疾病或病因造成的畸形外观亦有不同,如陈旧脊柱创伤性后凸畸形、结核性后凸畸形、半椎体所致脊柱畸形等主要表现为角状后凸畸形;强直性脊柱炎、Scheuermann 病等,则主要以弓状后凸畸形为特征;先天性脊柱畸形、成人脊柱侧凸畸形等既可以有显著的脊柱侧凸,也可同时合并脊柱的后凸。

二、脊柱后凸畸形与神经损害的关系

一般来讲,轻中度脊柱后凸畸形很少引发神经的损害,随着畸形的加重,神经损伤的风险加大。但是,在临床上发生神经损害受多种因素影响,并不完全取决于畸形的严重程度。

(1)相对于特发性脊柱侧凸或弓状后凸畸形而言,角状后凸对神经具有更大的危害性,这与脊髓在脊柱后凸畸形时受到牵张状态下同时受到局部的角状凸起的直接压迫相关。Bardlelli 等报道了一组 94 例先天性后凸畸形病例,其中有 11 例瘫痪。James 报道的 21 例患者中有 5 例瘫痪。在我们治疗的因畸形引发神经损害的病例中,主要见于先天性后凸和结核性后凸。其中,先天性后凸畸形出现神经损害症状的年龄平均在 20 岁,主要为椎体形成不良型;治愈型结核性后凸畸形出现神经损害的平均年龄在 27 岁上下,均是儿童时期患脊柱结核并治愈,而后继发严重畸形所致。提示对这类患者应早期做出相应处理,以防止后期的严重后凸与神经损害。

(2)相对于胸腰段,上胸椎的后凸畸形对神经损害有显著影响。我们对一组 22 例治愈型结核性后凸畸形病例进行分析,发现患者自儿童感染脊柱结核后,随着年龄增长,出现神经损害的概率提高,两者间隔时间平均为 24 年。尽管上胸椎畸形不如下胸椎或胸腰椎严重,但引发神经损害的概率显著大于后者。这可能与上胸椎血运较差、脊髓更易于遭受压迫的损害有关。临床上,上胸椎畸形因在外观上表现不明显而常被忽视,多因有神经损害而就诊时才被发现。因而,应当更加重视上胸椎后凸畸形的预防和早期处理。此外,研究还发现畸形严重程度与椎体受累节段数相关,但是椎体受累节段的多少与神经损害发生概率无关。而在活动性脊柱结核,两者显著相关。其原因可能为:当多个椎体感染塌陷最终融合一体后,脊柱短缩,脊髓松弛,反而在伴随后凸畸形逐渐加重时,相对能够适应这种变化;而活动性脊柱结核,累及椎体越多越不稳定,使神经风险增加。

(3)后凸畸形及局部的脊柱节段不稳定是导致脊髓损害的重要因素。Malcolm 对创伤性后凸畸形的临床研究发现 1/3 的患者神经损害加重与此有明确关系;而通过脊柱融合给予部分矫形,98% 的患者术后疼痛缓解或消失。我们的临床病例研究也证实病变节段不稳定对于神经损害加重和疼痛密切关联。对于所谓僵硬性后凸畸形,一方面表现在畸形整体的僵硬,另一方面在畸形局部常常有显著的过度活动。由于后凸畸形使脊髓受到牵张和压迫,再附加局部的这种不稳定活动可以加重畸形局部对脊髓的压迫和动态损伤性刺激。

(4)脊柱弓状畸形合并脊髓损害时要注意有无其他病因,如:强直性脊柱炎有无应力骨折,在畸形应力集中区域有无黄韧带骨化,后者在其他畸形中也很常见;Scheuermann 病有无椎间盘突出或椎管狭窄;脊柱侧后凸畸形有无脊髓空洞症等。明确病因,整体把握,才能为患者实施正确治疗。

三、脊柱后凸畸形对脊柱矢状面平衡和邻近节段的影响

(1)不同类型后凸畸形对脊柱整体矢状位的影响不同。强直性脊柱炎因脊柱椎间关节强直于屈曲位,脊柱后凸并向前屈,可导致显著的脊柱矢状位平衡丧失;退变性脊柱侧凸或后凸,因腰椎生理前凸减小或消失,可导致脊柱向前倾斜。而对于胸腰段陈旧创伤性、先天性或结核性的角状后凸畸形,大多数病例则主要通过腰椎的过度前凸和部分胸椎生理后凸减小甚至变为前凸的代偿,来维持脊柱铅垂线在腰骶椎间隙的后方,甚至超过小关节的后方,脊柱这种代偿变化在青少年或病史长的患者中表现得尤为突出。但是,当角状后凸畸形位于上部胸椎时,畸形上方胸椎已无代偿余地,可表现为颈椎前凸加大,畸形下方的胸椎与腰椎曲度消失,呈高度平背状。这类患者外观上畸形不明显,容易漏诊并延误治疗。

(2)后凸畸形对腰椎的影响及意义。对于胸腰段后凸畸形,脊柱需要通过加大胸椎和腰椎的前凸来维持矢状面平衡。由于胸廓的保护,胸椎的代偿有限,主要依靠加大腰椎的前凸进行调整。通过观察,我们发现畸形下方各个椎体间隙的夹角加大;腰椎前凸顶椎下方由于腰椎过度前凸,脊柱矢状平衡线后移,脊柱的应力显著移向后方的关节突关节;畸形上方各个椎体间隙显著向后下倾斜,脊柱功能单位结构的稳定丧失,椎体发生明显的后方滑移。矫正胸腰段后凸畸形可使腰椎的上述过度代偿显著减小,同时使患者的腰背部疼痛得以消除或明显缓解。提示腰椎的过度前凸等继发性改变可能是脊柱后凸畸形容易引发下腰痛的重要原因。

(3)骨盆在维持脊柱的矢状位序列方面具有重要的临床意义。研究证实每个个体的骨盆与腰骶关节有一相对固定关系,骨盆入射角(PI)是反映这种关系的重要参数。理论上,在成年之后发生的脊柱后凸,因骨盆此前已经停止发育,骨盆因胸腰段后凸的大小改变可能有相应的旋转,但骨盆的形态不会发生改变,即 PI 不会改变。在我们的研究中发现胸腰椎角状后凸畸形发生于儿童时期(平均年龄 6.1 岁)的成人或青少年患者中(平均年龄 29.6 岁),PI 平均为34.8°,明显小于正常成年人群;骨盆倾斜角(PT)-0.7°,显著小于正常人群;提示在生长发育期骨盆形态可能因胸腰椎角状后凸畸形而出现异常变化,且骨盆参与了脊柱矢状面平衡的调整。多因素回归分析显示后凸节段以及后凸角度是 PI 的独立影响因素,且胸腰椎后凸畸形的部位越低、后凸角度越大,对骨盆形态的影响越大。其发生机制与临床意义还有待进一步研究。

二、诊断步骤

(一)病史采集要点

1.年龄

可以发生于各年龄段,不同原因引起的不同类型脊柱后凸畸形,它对好发年龄段有所不同。

2.病史

了解病史长短。根据患者发病年龄特点,了解有无先天疾病、强直性脊柱炎、骨质疏松、肿瘤、结核等其他病史。

3.疼痛

注意患者有无腰背疼痛,注意疼痛有无规律、特点。

4.有无外伤、手术史。

(二)体格检查要点

1.一般情况

多数患者全身情况良好。

2.体型

体型多偏瘦、身材矮小。注意有无畸形,严重患者畸形明显。

3.局部检查

(1)外观:①驼背畸形程度,注意畸形部位。②体型特点。③各段脊椎活动度,双髋、膝活动情况,有无肿胀。

(2)压痛部位与程度。

(3)局部皮温:有无皮肤发热。

(4)检查双肺呼吸音、心率快慢、心音有无杂音。

(5)腹部皮肤:有无内陷、皱褶、感染。

(6)神经系统检查:有无感觉分离、感觉障碍;检查深浅反射、有无病理反射;检查四肢肌力有无减弱,注意括约肌功能。

(三)辅助检查要点

主要是影像学检查,包括 X 线平片检查,三维 CT 重建或 MRI 检查。其他检查包括心肺功能检查、实验室检查。

1.X 线平片

主要包括脊柱正侧位片。可以大致确定疾病性质,注意椎体有无破坏、有无楔形变、周围软组织有无肿胀。从侧位片上可以确定后凸畸形与正常移行部椎体。测量脊柱后凸角度(Cobb 角)。注意有无严重骨质疏松及腹主动脉钙化。

2.三维 CT

三维 CT 重建可以立体重现脊柱的结构,清楚显示脊柱后凸畸形病椎的形态及其附件结构。

3.MRI

可以清楚显示病椎附近软组织的结构有无破坏、有无肿块,有无水肿,对区分脊柱后凸的类型、病因有很高价值。

4.其他辅助检查

查心电图、肺功能,了解畸形对心肺功能影响的程度。实验室检查包括血沉、类风湿因子等,如果怀疑为强直性脊柱炎引起,应查 HLA-B27 抗体。

三、诊断对策

(一)诊断要点

根据患者的病史、临床症状、体征及 X 线所见,结合辅助检查不难诊断。但是需要区分不同原因引起的脊柱后凸。

1.病史与症状

不同原因引起的脊柱后凸,其病史、症状均不一样。

2.体征

各种类型的脊柱后凸体征基本相同,即都有明显的后凸畸形。但后凸顶椎可能不一样,可在颈椎、胸椎、胸腰段、腰椎等,大多在胸椎、胸腰段。

3.影像学表现

脊柱正侧位 X 线片可以大致确定疾病性质,注意椎体有无破坏、有无楔形变、周围软组织有无肿胀。从侧位片上可以确定后凸畸形与正常移行部椎体。测量脊柱后凸角度(Cobb 角),方法为:上方在移行椎体上缘连线划一条垂线,下方在移行椎体下缘连线划一条垂线,两垂线夹角即为脊柱后凸角度。结合 CT、MRI 等检查可以明确脊柱病椎形态、病变程度,可以明确有无肿瘤、结核、先天畸形等。

(二)临床类型

脊柱后凸畸形可以由多种原因引起,按病因分类主要有以下几种。

1.青年性驼背

此病原因不太清楚,现在多认为是骨骺发育过程中的一种疾病,称为脊椎骨软骨病,全身各部骨骼均可发生,脊柱为好发部位之一,常累及下胸椎数个椎体,使成楔状改变,最常见于12~18 岁青少年。临床表现:疼痛并不严重,常为隐痛。主要症状为驼背伴脊柱强直。驼背畸形进行性发展至 20 岁之后逐渐稳定。颈常屈曲、肩下垂、胸廓狭窄而扁、肩胛骨突出。主要 X 线表现:①椎体上、下前方边缘有不规则的凹痕,环形骨骺相应部位的形态与大小不均匀并与椎体分离;②多个椎体前方呈楔形变,伴 Schmorl 结节;③椎间隙轻度狭窄;④胸椎或胸腰段后突畸形超过正常的 25°~40°;⑤成年后在椎体前缘早期出现骨关节炎性骨刺。

2.强直性脊柱炎性后凸畸形

为慢性进行性脊椎关节病,其特征表现为脊椎韧带附着处发生骨化,最终导致脊椎的强直、僵硬和畸形。自检出血清组织相容性抗原 HLA-B27 后,强直性脊柱炎已脱离类风湿性关节炎的范畴,成为一种独立疾病。早期患者表现为臀部或膝髋部关节慢性非对称性不适疼痛,关节发硬,早期疼痛可沿坐骨神经分布放散,服用止痛药可缓解,绝大多数患者先累及骶髂关节。约半年到 1 年后,出现腰椎疼痛,逐渐感弯腰困难,行走不便且易疲劳,病变继续向胸部及颈部发展,最终出现强直性驼背,不能立直平视,造成严重残疾。典型 X 线表现:双侧骶髂关节经历增宽-侵蚀-硬化及强直改变。脊柱呈竹节样骨化改变。实验室检查类风湿因子 95％为阴性,90％患者 HLA-B27 阳性。

3.创伤性后凸畸形

多因脊柱骨折复位或固定不良引起,见于胸腰段的骨折脱位。由于正常生理曲度的改变,常遗留腰背痛。若有椎体后缘骨片突入椎管则可同时有脊髓的受压,临床表现为脊髓神经功能损害。下肢运动和感觉功能不同程度受损、大小便功能障碍、性功能障碍等。

4.脊柱结核性后凸畸形

严重的脊柱结核均可造成脊柱成角后凸畸形,它是严重脊柱结核的典型体征。产生脊柱后凸有以下几种原因:①结核病灶易侵犯椎体,而少侵犯椎弓,椎体前部破坏,椎间隙消失,局部脊柱呈楔形;②儿童的椎体第二骨化中心(骺环)被破坏,椎体的纵向生长受挫;③后凸畸形发生后,躯干的重心前移,病椎前缘负荷异常增加,加重成角后凸畸形。

5.先天性脊柱后凸畸形

椎体骨骺中心发育障碍可造成先天性脊柱后凸畸形,按其形成原因可分为分节障碍、椎体成分发育障碍和混合型三种。

6.老年性驼背畸形

老年人驼背的特征是整个脊柱保持完整,但受累椎体呈楔形。病变多见于上中胸段。主要是由于长期的压力引起骨质吸收,椎体逐渐变成楔形。最后出现胸椎明显后凸、身长缩短、头向前倾等畸形。

(三)鉴别诊断要点

任何一种病因引起的脊柱后凸畸形,均应与其他病因互相鉴别。

椎体肿瘤:无论是原发还是转移性肿瘤,椎体均有明显破坏,椎体附件也有可能破坏。但椎体肿瘤发展较快,病史较短。MRI 可以鉴别,穿刺活检可以明确诊断。如果发生椎体病理性压缩骨折,也会引起脊柱后凸畸形。

四、治疗

(一)非手术治疗

1.全身疗法

包括全身支持治疗,如加强营养、卧床休息等治疗;病因治疗,如对活动期的强直性脊柱炎,给予消炎镇痛、激素、MTX 联合治疗;对脊柱结核给予适量、全程、规律的抗结核药物治疗等。

2.局部疗法

在疾病早期采取一些措施,防止驼背畸形的发生和发展。例如在强直性脊柱炎或者脊柱结核患者,宜采取仰卧或者俯卧,不宜高枕。局部理疗及医疗体育在脊柱后凸的治疗中也有一定地位,医疗体育可帮助维持脊柱生理曲度,防止畸形;保持良好的胸廓活动度,避免影响呼吸功能,防止或减轻肌肉萎缩、骨质疏松等。另外应避免长期弯腰工作;避免脊柱负重或创伤。

3.支具治疗

对非固定性后凸畸形及轻度的固定性后凸畸形,支具治疗有一定的作用,其可预防脊柱后凸畸形的进一步发展。

(二)手术治疗

轻度的后凸畸形通过单纯的后路植骨融合可预防和控制畸形的进展。重度的脊柱后凸主要是脊柱楔形截骨术,通过楔形截骨达到矫形目的,手术本身并非病因治疗,所以术前必须对原发病加以治疗,待病情稳定、畸形固定后,再行手术治疗。

手术的目的:①使患者直立,双目可平视前方;②解除胸腹腔压迫,改善呼吸循环及消化系统的功能;③纠正患者的外观,解除患者的心理压力,提高其生活质量。

手术适应证:脊柱后凸畸形 Cobb 角大于 40°,经长期非手术治疗无效者。

手术条件:引起脊柱畸形的原发病已经静止或者近于静止,血沉每小时在 40mm 左右;双髋关节活动正常或者接近正常,原有髋关节屈曲畸形或者强直已行手术,关节功能基本正常者;年龄在 60 岁以下,心肺功能良好,能耐受手术者。

脊柱后凸手术治疗,主要是脊柱楔形截骨。手术需根据脊柱后凸的严重程度选择、设计截骨平面截骨椎体的数量。校正后凸畸形截骨方法有以下几种:脊柱后柱截骨法、脊柱后柱及中柱截骨法、脊柱后柱截骨中柱掏空法及椎体去松质骨截骨法。传统常用的内固定器械有:Harrington 加压棍、Dick、CD 等。近年随着椎弓根内固定技术的广泛应用和发展,椎弓根内固定器械已经成为主流。具体采取何种截骨法、采用何种内固定器械要视患者的实际情况、医生的习惯、熟练程度而选择。

(三)治疗方案

(1)对年轻、致凸性疾病仍处于活动期,脊柱后凸仍在进展阶段的患者均应采取积极有效的非手术治疗。

(2)对脊柱后凸畸形 Cobb 角大于 40°,经长期非手术治疗无效,病情静止,年龄小于 60 岁,身体条件良好者,应采取手术治疗。

第四节　脊髓畸形

一、脊髓空洞症

(一)定义

脊髓空洞症是由多种原因引起的缓慢进行性脊髓退行性疾病,是以充满液体的异常空腔为特征的脊髓内异常液体积聚状态。最常见于颈段,在某些病例可向上延伸至延髓和脑桥(延髓空洞症)。多伴随颅颈交界畸形如 Arnold-Chiari 畸形,也可由外伤、感染及肿瘤引起。

(二)发病机制及分型

1.发病机制

有关脊髓空洞症的发病机制目前仍无定论,多认为与脊髓局部的脑脊液(CSF)循环障碍有关。导致 CSF 循环不畅的原因多由于小脑扁桃体下疝所致。当小脑扁桃体疝入枕骨大孔成为活塞时,可以引起明显的 CSF 循环障碍,脊髓内的 CSF 与第四脑室 CSF 流动不畅。所以,判断脊髓空洞症患者是否合并小脑扁桃体下疝等导致脑脊液循环障碍的原因十分重要。

有学者认为胚胎期第四脑室出口部分或完全梗阻使神经管过度扩张,导致小脑扁桃体逐渐下疝,是脊髓空洞的成因。

2.分型

脊髓空洞可以根据 MRI 征象分为 3 型:

(1)交通型脊髓空洞。

(2)非交通型脊髓空洞:按病因又可分为以下几类:①Chiari 畸形所致空洞;②髓外压迫病变所致空洞;③脊柱肿瘤所致空洞;④髓内肿瘤和感染所致空洞;⑤多发硬化所致空洞。多数脊髓空洞继发于枕大孔区的病变,如小脑扁桃体下疝,表现为后颅窝小、颅底凹陷、齿状突后移等。交通型空洞占所有脊髓空洞的不足 10%。MRI 发现脊髓空洞常伴发于其他先天性和后天性病变,如 Chiari 畸形、后颅窝囊肿、枕大孔区肿瘤、髓外肿瘤和囊肿、髓内肿瘤、蛛网膜炎、脊椎肿瘤、一过性脊髓炎、顶部脊柱炎、椎间盘变性性疾病、变形性骨炎和脑积水。此外,还有脊髓外伤、脊髓放射性损伤以及脊髓蛛网膜下隙出血。

(3)萎缩型脊髓空洞。

(三)临床特点

脊髓空洞的临床特点主要表现为以下几个方面:

1.空洞压迫所致的神经系统症状

神经纤维破坏区域形成的空洞,累及穿过脊髓中央管前方的痛觉纤维及脊髓前角运动神经元细胞,导致受累节段的痛温觉丧失、肌肉萎缩、肌力下降,而触觉保留,并随疾病的进展而加重。感觉丧失常发生在下运动神经元破坏的体征出现之前。

MRI 矢状位常可显示不对称的空洞或其分隔,因此,即使轴位上呈圆形的空洞,其在脊髓内也可能是不对称的;因此,神经功能障碍也常常是不对称的。在疾病初期,感觉功能障碍常位于一侧肢体。由于脊髓空洞好发于颈部,上肢及手部的肌肉萎缩、肌力下降常常为首发表现。

2.动力学障碍所致的症状

最常见的症状是头痛。典型的头痛区域位于后枕部或上后颈部,可放散至顶部、乳突,常为阵发性;Valsalva 动作可引起头痛加重。

3.其他

当脊髓空洞症合并有小脑扁桃体下疝等畸形时,常合并有眼球震颤、一过性视物模糊、面部感觉麻木、吞咽障碍或声音改变等颅神经受累症状。

随着 MRI 的普及,脊髓空洞症的检出率有了明显提高;目前 MRI 已成为脊髓空洞症的主要检查手段;轻者以颈段多见,重者可达胸腰段,其典型征象为髓内沿脊髓纵轴在某个或多个脊髓节段上不规则的囊状空洞,T_1 像空洞呈低信号,空洞段脊髓横径明显增宽,边界清楚,而 T_2 像空洞则呈高信号。合并 Chiari 畸形者可见小脑扁桃体下疝,主要标准为小脑扁桃体下降,低于枕骨大孔 5mm,且小脑扁桃体低位、变尖,呈楔形。若 MRI 未见小脑扁桃体下疝,患者也无明确脊髓外伤病史及其他诱因,应考虑脊髓肿瘤的可能。

(四)治疗

保守治疗主要以神经营养为主,但效果不理想;放疗也因远期疗效不确切而已停用。目前的治疗方法主要是手术治疗。手术治疗的目的在于解除空洞产生和发展的机制,同时解除空洞内液体对脊髓的压迫,防止术后空洞重新闭合使空洞内液体重新积聚。

手术方式主要有蛛网膜下隙减压术及空洞分流术、空洞穿刺术。

1.蛛网膜下隙减压术

蛛网膜下隙减压术主要适用于枕颈交界区畸形(Chiari 畸形)所致的脊髓空洞,也即后颅窝减压术。Chiari 畸形阻碍了枕骨大孔上下方脑脊液压力的平衡,是脊髓空洞形成的重要机制之一。手术的目的即为恢复枕颈区的脑脊液循环。手术时在枕外隆凸和 $C_3 \sim C_4$ 棘突间作正中切口,咬除枕鳞部骨质,切除枕骨大孔后缘,必要时咬开 $C_3 \sim C_4$ 椎板,切开硬膜。

该术式主要存在的争议有:①是否切开硬膜:由于部分切开硬膜的患者术后出现了小脑下垂,因此,在后颅窝较窄的前提下,一部分学者主张行较广泛的后颅窝骨质切除,而不切开硬膜。但是,该法的长期预后效果尚不得知。②是否切开蛛网膜:切开蛛网膜,势必导致渗血进入颅内,导致脑膜刺激症状,甚至可能引起蛛网膜粘连。因此,对于小脑扁桃体下疝较轻,不伴有脊髓空洞的患者,可以考虑不切开蛛网膜。而对于合并有脊髓空洞的 Chiari 畸形,则有必要切开蛛网膜。有研究证实,此类患者术后的小脑扁桃体可逐渐上升复位,且楔形的小脑扁桃体逐渐圆润。③骨性减压的范围:骨性减压范围过大导致的并发症较多,如小脑下垂、颈部活动受限、疼痛等,目前一般多采用相对较小的枕下颅骨切除(枕骨大孔上缘 3cm×3cm)。但在 Chiari 畸形患者后颅窝过窄时,一些学者主张行较广泛的后颅窝骨质切除,而不切开硬膜,但本法目前尚缺乏长期预后的报道。④下疝的小脑扁桃体是否切除:切除的目的是使得脑脊液从第四脑室流出通畅,但由于部分未切除下疝的小脑扁桃体患者在减压术后可逐渐上升复位,因此是否切除下疝的小脑扁桃体尚存在较大争议。

蛛网膜下隙减压术也适用于创伤或术后蛛网膜反应等原因所致的蛛网膜下隙瘢痕的治疗,此类瘢痕常较局限。而对于炎症所致的蛛网膜下隙瘢痕,通常累计节段较多,因此较多采取保守治疗。对外伤性脊髓空洞的治疗,首先要除外其他病理情况,如髓内肿瘤或多发硬化等原因。蛛网膜下隙瘢痕通常位于脊髓空洞的头侧,术前可利用 MRI、脊髓造影的技术定位瘢痕的部位,术中取椎板入路,显微镜下切除瘢痕。缺损的硬膜部分以移植物修补,常用的移植物有自体的阔筋膜和牛心包膜。

2.空洞分流术

空洞分流术通常应用于没有明显后颅窝畸形或者由于蛛网膜粘连形成的脊髓空洞。但目前空洞分流术尚无明确的适应证。有学者认为与空洞本身特质相关,如连续性张力空洞、轴位上空洞最大横径超过同一平面脊髓宽度的 70% 等等。而对于脊髓空洞症合并 Chiari 畸形的患者行枕颈部减压的同时是否应用分流术处理合并的脊髓空洞尚有分歧。分流的去向有蛛网膜下隙、后颅窝蛛网膜下隙池、胸腔或腹腔。空洞-腹腔分流术可避免反流现象,且对空洞内液体有较强的吸附作用,手术创伤小,是目前比较常用的术式。分流术的短期效果显著,但长期分流管堵塞风险较高,且有牵拉脊髓加重神经功能障碍的可能。因此,分流术应在其他治疗方法失败的情况下使用。

3.空洞穿刺术

对于散在的、较大的、位于上颈段或延伸到延髓的空洞,可在减压术的同时行空洞穿刺术,抽出空洞内液体,行内减压。此方法安全有效,无需探查蛛网膜下隙,创伤小,对延颈髓、小脑等神经功能干扰小,术后恢复较快,能够快速缓解临床症状。同时,也可在 CT 引导下穿刺抽吸空洞内液体,通过观察抽吸后临床症状是否缓解,做为一种诊断性治疗。有研究认为,枕颈部手术减压后即见膨隆脊髓且无搏动者,宜行空洞穿刺术。

二、脊髓纵裂

(一)定义

脊髓纵裂(SCM)是一种较为少见的由胚胎发育过程中神经管闭合不全所引起的脊髓先天性异常,表现为脊髓或马尾被一骨性或纤维性间隔纵向裂成为对称或不对称的两半。本病于 1937 年由 Ollivie 首次发现并命名,其发病率约占先天性脊髓畸形的 4%~9%。

(二)发病机制及分型

具体不详,较为广泛认同的机制有 Pang 等提出的"统一学说":所有的脊髓纵裂都是源于胚胎神经管闭合时期的异常发育所致,即在神经管闭合时,卵黄囊和羊膜之间形成一被中胚层所包围的副神经管,并形成一劈开脊索和神经板的内胚层管道,导致 2 个神经管的出现。Emura 等利用外科手段在两栖类动物的神经胚形成初期,在其背部中线处人为地制造一瘘管,从而成功地诱导出脊髓纵裂的生物模型,其临床表现及并发症与人脊髓纵裂基本一致,因此认为脊髓纵裂的产生可能与异位的神经管畸形有关。

脊髓纵裂的分型也是国内外学者争论的焦点之一。目前较为统一的是 Pang 分型,与其他分型方法相比,其有在影像学上不易混淆的优点,对手术方案选择具有较大指导意义。其根据硬脊髓膜的形态与脊髓的关系及纵隔的性质将脊髓纵裂主要分为 2 型:两个半侧脊髓拥有各自独立的硬脊膜管,中间隔膜为骨性或软骨组织者为Ⅰ型;两个半侧脊髓都位于一个共同的硬脊膜内,中间隔膜为纤维性组织者为Ⅱ型。亦有复合型脊髓纵裂,即存在 2 处或 2 处以上的畸形,有文献等报道其发生率不到 1%。

(三)临床特点及辅助检查

脊髓纵裂大多数发生于腰椎,有文献报道 85% 发生于 T_9~S_1 之间,多数两个半脊髓在分隔的上方或下方再联合。其临床表现主要有:

1.神经功能障碍

发生率高,常表现为病变平面以下非特异的肢体感觉或运动障碍。少数或者可以有二便功能障碍,尤以小便功能障碍常见。与脊髓栓系难以区别。

2.皮肤表现

多于 50% 的病例出现包括多毛、皮下脂肪瘤或色素沉着斑等畸形。

3.足部病变

约半数患者出现足部病变,如弓形足、外翻足或爪形趾等畸形。

4.脊柱畸形

部分病例可合并脊柱侧弯。

对于符合上述临床特点的病例,CT、CTM 和 MRI 对本病的诊疗有重要意义,目前 MRI 已成为该病的首选检查手段。

MRI 通过显示蛛网膜下隙形态,有助于分辨硬膜结构和显示脊髓纵裂的性质以及周围硬膜的情况。随着影像学技术的进步,在二维重建图像上能更加清楚地显示椎管内骨性分隔的特征,可以从多个角度对病变进行观察,为手术方案的选择及治疗效果的判断提供丰富的资料。

(四)治疗

脊髓纵裂对脊髓的最大威胁是骨性间隔对脊髓的牵拉和压迫。手术治疗的主要目的是解除硬膜鞘对脊髓的束缚,同时去除可能导致脊髓栓系的因素,阻止原有的神经系统症状加重,防止发生新的神经症状。但对已经存在症状的改善则不明显。另外,由于部分脊柱畸形的患者合并有脊髓纵裂,在进行手术矫形前应进行 CT 和 MRI 检查,对脊髓纵裂进行评估,如果纵裂之间为骨性间隔,则手术矫形应慎重,防止出现术中脊髓的损伤。

对于Ⅰ型脊髓纵裂的患者,手术的基本要点是切除骨嵴,松解粘连和解除栓系,恢复硬脊膜内脊髓正常结构,同时治疗相关并发症。Ⅱ型脊髓纵裂患者通常无明显症状或症状轻微,所以是否需要手术干预尚未达成统一意见。

关于手术时机的选择,国内外学者的看法不一:较早的观点认为,无症状患者或神经系统症状保持稳定无进展者应随访观察,可以不行手术。目前的观点并不统一,有一部分学者认为一旦确诊,无论有无症状,都应行手术切除骨性间隔;另一部分人则认为只有当患者产生新的神经症状或原有的神经症状进行性加重时,才需手术干预。Pang 认为,对无症状患者,如其生活方式较积极,则可行手术治疗,避免因创伤导致神经症状加剧;对年老活动较少的无症状患者,可行观察。Akay 等认为,如患者有持续的疼痛或感觉、运动的缺陷则为手术的适应证。Zurcaro 认为,症状进行性加重者为明确手术适应证,但伴有严重的脊髓脊膜膨出患者,常不能耐受手术治疗。对于脊髓纵裂合并脊柱侧凸患者,如需行手术矫形治疗脊柱侧凸,术前须将骨嵴切除,这不仅为进一步矫形手术清除了障碍,也可避免矫形时牵拉脊髓造成神经损害。

脊髓纵裂术后并发症主要有神经损伤、脑脊液漏、血肿形成、脑室或脊髓蛛网膜炎等。故术前应全面检查、术中操作轻柔仔细、术后注意防止并发症的发生,这对改善本病的预后有积极意义。

三、脊髓脊膜膨出

(一)定义

脊髓脊膜膨出(MMC)是胚胎期神经管闭合障碍导致椎板融合不全,脊髓和(或)神经根自椎板缺损处膨出的先天发育畸形。幼儿多见,常发生于脊柱背侧中线部位,以腰骶部多见。也有经椎间孔突出于脊柱侧方或者直接突向脊柱前方。其临床症状较单纯脊膜膨出重,常伴有不同程度的双下肢无力和大小便功能障碍。

(二)病因及分型

后神经孔闭锁不完全可以导致脊髓脊膜膨出等先天畸形,该过程大约发生在妊娠的第26d。后神经孔闭锁不完全可能与基因突变及早期胚胎发育中发生在神经系统的细胞凋亡、机体叶酸缺乏、叶酸代谢相关酶异常或机体抗氧化酶代谢失调等因素相关。有研究证实,叶酸的缺乏是该病的重要致病因素。其他可能相关物质包括长春碱、磷脂酶、羟基脲、视黄酸等。

脊髓脊膜膨出可根据病理形态分为 3 型:单纯脊膜膨出者称为脊膜膨出;如脊髓神经组织与脊膜同时膨出为脊膜脊髓膨出;脊髓与神经组织直接膨出,外表仅被覆一层蛛网膜则为脊髓膨出。

（三）临床特点及诊断

该病可能出现的临床症状有：①神经系统损害表现：如神经源性膀胱功能障碍、自主神经功能障碍、节段性神经损害、神经根性疼痛等，腰骶部病变引起严重神经损害的概率较高，脊髓膨出临床症状常较重；②局部皮肤异常：常于患儿腰骶部背侧正中可见类圆形膨出，表面有较多毛发和色素沉着，皮肤菲薄，多合并脂肪瘤，若无脂肪瘤的遮挡，偶可透过皮肤看到呈蓝紫色的脊髓膨出部分；③其他：脊髓脊膜膨出常合并如脑积水、Chiari Ⅱ畸形等其他中枢神经系统畸形，可能表现出其相关的临床症状。

CT 和 MRI 的应用为诊断脊髓脊膜膨出提供了最佳手段，可以分辨膨出囊与蛛网膜下隙的关系，并评估囊内是否有脊髓或神经组织疝入。X 线可见在病变水平的椎管或椎间孔扩大，椎板缺损。B 超可见囊内充满液体，有时可见脊髓及神经贴附于囊壁。

该病的产前预防同样重要。母体血浆或羊水穿刺查甲胎蛋白对预测本病有一定意义。产前高分辨 B 超对该病有相当高的检出率。

鉴别诊断有：①畸胎瘤：骶尾部畸胎瘤位置常较低，形状不规则，内常含实质性组织。如骨骼、牙齿、软骨等；X 线片显示相应节段椎板无缺损。②脂肪瘤：质地柔软，呈分叶状，可多发，穿刺无脑脊液。③皮样囊肿：囊内含皮脂腺、汗腺、毛发等；囊肿可与皮肤紧密相连，与椎管不交通。

（四）治疗

手术是治疗脊髓脊膜膨出的唯一方法。手术的原则是修补膨出部的缺损，将脊髓神经根还纳入椎管内。

脊膜膨出仅有薄层皮肤覆盖，早期手术能避免囊壁破裂和继发的化脓性脑膜炎。脊髓脊膜膨出手术可以保存神经组织，防止发育过程中神经继续受牵拉和压迫，以免畸形发展加剧神经功能障碍。但已有神经肌肉功能缺损者，手术不能使其恢复。

1.手术时机的选择

对新生儿的手术治疗，一般认为病程越短手术效果越好，且即使患儿有轻度的下肢瘫痪和大小便失禁时，仍建议早期手术，术后再做功能重建及括约肌成形术。早期手术的优势主要有：①新生儿脊柱裂孔较小，突出物未进一步增大，手术操作相对容易、手术时间短、创伤小；②新生儿膨出神经组织与囊壁粘连程度轻，早期手术可避免由于脊柱较脊髓生长迅速而造成的脊髓栓系，为保留与恢复神经功能创造有利条件；③患儿由于下肢活动障碍，椎旁肌肉、筋膜发育较差，裂孔处组织修复能力差。早期手术后患儿能正常活动，有利于组织修复和减少术后复发。

但新生儿手术耐受能力差，也是术前必须考虑的因素。有研究认为，若脊膜膨出处有正常的皮肤覆盖，无溃破危险时，可等待患儿 6 个月大左右时施行手术。但若脊膜膨出的表面皮肤有溃破风险，应行急诊手术治疗，以免感染；若膨出的部位已合并感染，则应积极处理创面，应用抗生素控制感染后，限期手术治疗。

2.手术方式

患儿取俯卧位，膨出部纵向正中切口或倒 S 形切口。沿深筋膜游离膨出的脊膜囊，向上扩大探查椎管。咬除邻近椎板缺损的部分椎板以扩大椎管。充分暴露圆锥末端、马尾及终丝。

游离椎管裂开处的脂肪瘤样组织(其内一般不夹杂神经组织),切除脂肪瘤,以充分暴露畸形的棘突及椎板。切开残存畸形的棘突、椎板,沿膨出硬脊膜基底部打开椎管。探查硬膜囊,多见膨出部位硬膜纤维化明显增厚,脊髓圆锥、马尾神经及脂肪组织相互粘连。在镜下显微器械仔细分离,以免误伤。充分游离椎管内粘连,不轻易切断终丝。切除硬脊膜内多余的脂肪和纤维结缔组织,彻底松解脊髓圆锥和马尾神经。尽量保护脊髓及圆锥的完整性,辨别保护终丝,松解并理顺粘连的马尾神经或脊神经直至脊神经孔处,并在椎管空间充裕的前提下,将脊髓还纳。如椎管空间狭小,还需扩大探查椎管,将脊髓松解,这样才能避免术后脊髓嵌顿。充分止血,切除多余的硬膜囊。连续紧密缝合硬膜囊。关闭椎管后逐层缝合切口。

3.并发症的诊治

术后并发症有脊膜炎、急性脑积水、脑脊液漏和术后尿潴留等。相应的预防及治疗方法如下:

(1)脊膜炎:术中严格无菌操作,预防性应用抗生素;切口缝合时张力不宜过高;术后患儿取俯卧位,保持伤口清洁干燥,勤换药。

(2)急性脑积水:术中仔细操作,减少血性物质及气体进入脑室系统;对病情严重者可行脑室穿刺,控制入量,静点甘露醇脱水降低颅内压。

(3)脑脊液漏:术后护理、保持切口卫生、安抚患儿情绪、避免哭闹等都可预防脑脊液漏的发生,防止粘连。需修补的囊壁一般较薄,缝合时张力不宜过高,以免撕裂;而肌肉层缝合需紧密,以防脑脊液渗出;治疗取俯卧位或侧卧位;必要时再次修补或行脑室外引流。

(4)术后尿潴留:定期按摩膀胱;针灸治疗;对并发上行尿路感染者宜行膀胱造口术。

四、脊髓栓系综合征

脊髓栓系综合征(TCS)系脊髓圆锥以下终丝或马尾固定于椎管,于脊柱生长期中,牵拉脊髓圆锥不能向头侧移动而产生脊髓或圆锥牵张性损害的临床综合征。根据发病原因,可分为原发性脊髓栓系综合征(包括成人及幼儿)和继发性脊髓栓系综合征。原发性脊髓栓系综合征指因终丝粗大、脂肪瘤、表皮样囊肿、脊髓纵裂等病理因素使得圆锥牵拉,位置下降。继发性脊髓栓系综合征指脊髓脊膜膨出修补术后或其他手术后导致脊髓粘连及圆锥低位,也可合并脂肪瘤、上皮样囊肿和脊髓纵裂。

(一)病因和病理生理

伴有先天性畸形的TCS:由于脊柱畸形引起的脊髓圆锥低位,常低于L_2椎体以下,终丝短粗,直径大于2mm,增粗的终丝可脂肪变性。常见原因有:①终丝发育异常。在胚胎发育过程中圆锥尾部细胞退化过程不完善形成终丝肥大增粗并固定于椎管壁,拴住圆锥不能向头端移动。②脊髓发育畸形。脊髓脊椎在胚胎时期发育不全引起不同程度的异常情况,如脊髓脊膜膨出、脊膜膨出、硬膜内脂肪瘤、脊髓纵裂、背侧上皮窦、尾侧脊椎脊髓异常、错构瘤、皮肤窦道及粗短终丝等,形成对脊髓圆锥和神经根牵拉或压迫,使神经元缺血产生渐进性双下肢神经功能障碍和括约肌功能障碍。③染色体间质的微缺失。有学者发现在同时患有TCS的同胞兄妹中发现1P染色体间质有微缺失。

伴有先天性畸形的 TCS 患者不仅局限于脊髓位置下移和粘连,多同时伴有脊椎或脊髓畸形,如椎管内脂肪瘤、脂肪脊膜膨出、脂肪脊髓脊膜膨出、脊椎分裂、半椎体、棘突分叉。也可伴有 Chiari 畸形、脊髓空洞和脑部畸形。脊椎闭合不全,特别是椎管脂肪瘤或脂肪脊髓脊膜膨出者,可带有尾状物,其有增厚的终丝产生脊髓栓系综合征,并于骶尾部有尾状外观。先天性皮肤瘘管,可有纤维索条或瘘管连通至椎管内,产生脊髓栓系综合征。当脊髓受过度牵拉时,会导致脊髓灰质的病变及长束的受损,从而出现上运动神经元损伤表现。

(二)临床表现

1.临床症状和体征

原发性脊髓栓系综合征症状多出现于儿童时期,随着年龄增长而加重,但亦可成年后才出现症状。此综合征的症状较复杂,可以是下列症状之一,亦可以有多种症状。

(1)疼痛、运动和感觉障碍等表现:疼痛为早发症状,部位可在肛门直肠深部、臀中部、会阴区、腰背部和下肢,下肢疼痛自腹股沟开始,分布范围广泛,超过单一神经支配区域,个别单侧下肢放射痛可与腰椎间盘突出症相混淆,但下肢痛往往不能用一般常见病来解释。疼痛常因久坐或长时间身体屈曲而加重,但很少因咳嗽或扭伤而加重。直腿抬高试验可阳性。由于圆锥局部或其发出的脊神经根均可受累,因此,临床上可出现上运动神经元受损表现(下肢肌肉痉挛、肌张力增高、腱反射亢进、病理征阳性等),也可出现下运动神经元受损表现(下肢肌肉松弛、肌张力低下、腱反射减弱或消失等),可以是单侧或双侧。感觉运动功能障碍是因脊髓和神经根损伤引起,多由远端开始,出现双下肢广泛的进行性感觉缺失和运动障碍,表现为鞍区、双下肢麻木或感觉缺失、无力或步行困难,晚期因肌肉萎缩及肌力不平衡可出现骨性畸形,如马蹄内翻足、连枷足、甚至肢体不等长和脊柱侧凸畸形。

(2)膀胱和直肠症状:膀胱功能障碍可表现为上运动神经元受损的尿频、尿急和遗尿及压力性尿失禁,同时常合并肛门括约肌松弛、便秘和/或失禁,也可出现下运动神经元受损之排便失禁、滴流性尿失禁和残余尿增多。儿童以遗尿和尿失禁最多见。女性较多伴有腹痛、尿失禁,检查可有肾积水,甚至肾功能损害。便秘和大便失禁常与泌尿系统症状同时存在。

(3)其他表现:脊髓栓系综合征患者除有以上症状外,还可表现为多系统的畸形和异常。例如,下腰部皮肤脂肪瘤、多毛、色素痣或血管瘤样改变,肛门直肠等发育畸形如膀胱小肠瘘、膀胱直肠瘘,脊柱畸形、脊柱裂、脊柱侧弯、半锥体、蝶形锥体和移行脊椎。其他还包括骶骨发育不良、下肢高弓足、马蹄内翻足和下肢发育不良等畸形。

2.放射学检查

X 线片可显示所有骨性异常如隐性脊柱裂、椎管宽大等,但不能直接诊断。脊髓造影有助于脊髓栓系综合征的诊断。造影可显示腰骶部扩张的硬膜囊和脊髓脊膜膨出,但通过造影难以确定圆锥的位置。CT 和 CTM 能清晰显示椎管情况、脊髓下端位置、椎管内外脂肪瘤和增粗的终丝。

3.MRI

MRI 的应用为脊髓畸形的诊断提供了最佳手段,对 TCS 的诊断有关键性意义。它不但能准确诊断脊柱裂,还可发现脊髓空洞、脊髓双裂及其他畸形等。产生 TCS 的脊髓裂在 MRI 的冠状面上可表现为两部分脊髓互相分离,可有间断性分裂和连续性分裂,还可在矢状面、冠状面和水平面准确定位圆锥终止点,并可发现栓系束带。通过 MRI 检查可以发现可能引起栓系的原因,获得有关脊髓、硬脊膜、圆锥、终丝畸形较全面的信息,有利于排除与脊髓空洞、皮肤窦道、皮样或表皮样囊肿有关的疾病。因此,大部分医师认为 MRI 是目前诊断 TCS 最好的方法。MRI 诊断标准:①脊髓圆锥低位,圆锥低于 L_1/L_2 间隙;②终丝增粗,直径大于 2mm;③脊髓被脂肪瘤或其他畸形固定。有学者认为 MRI 在矢状面 L_2 以下蛛网膜下隙仍有等信号脊髓影像;圆锥受牵拉变细、终止于骶尾部即可诊断为脊髓栓系综合征。MRI 除能帮助确立诊断外,也有助于术后随访,但也有学者认为术后圆锥位置无改变,也无法确定是否再栓系,因此不能作为随访手段。

4.其他检查

超声对可疑患者特别是婴幼儿和儿童作初步筛选检查是有意义的,且能重复检查和术后随访应用。神经电生理检查可发现 TCS 患者腰骶部平面以下肌肉有下运动神经元损伤征象。

(三)诊断

根据病史、临床表现和辅助检查做出脊髓栓系综合征的诊断,并无困难。概括起来有以下特点:①大部分患者为原发性无明显原因,少数为继发性,可有手术、炎症等诱因;②疼痛范围广泛,不能用单一神经根损害来解释;③神经损害呈进行性加重,感觉障碍在鞍区;④大小便功能障碍出现率高;⑤常合并各种先天性畸形;⑥辅助检查有圆锥低位、终丝增粗、脊髓被脂肪瘤或其他畸形固定等依据。

(四)治疗

出现脊髓栓系综合征症状者应尽早手术松解,对伴有脊髓脊膜膨出者,不必等发生脊髓栓系综合征症状,而应尽早治疗。手术目的是松解粘连,切除增粗并固定的终丝,解除对脊髓圆锥的栓系,纠正局部的扭曲和压迫,恢复受损部位的微循环,促使神经功能最大限度的恢复。对有先天性畸形或疾病的病例,如脊髓脊膜膨出、皮样囊肿等,应同时切除或修复。在近正常的终丝与马尾神经不易区别,肿瘤及脊髓脊膜膨出常与马尾神经粘连在一起,为避免术中分离或切除肿瘤,损伤马尾,可用手术中诱发电位监护。病变区的神经根应从椎间孔处向近侧松解确认与终丝分开,在脊膜膨出者应保留蛛网膜,以免移动,硬膜有缺损者,椎旁筋膜修补、缝合。术中监护方法是监测刺激胫后神经的皮层体感诱发电位,马尾的运动神经可用双极电刺激于小腿肌肉接受肌电图,可选胫前与胫骨后方各 2 块肌肉监测。

Schneider 等报道用激光多普勒流量计在术中进行监测脊髓的松解彻底与否,当脊髓的栓系松解后,脊髓不受牵拉,其微循环血流量恢复,说明脊髓已不被牵拉。术中可用 CO_2 激光刀和显微神经外科手术器械松解马尾神经,防止术后脊髓远端与椎管壁粘连而再发生脊髓栓系综合征。

手术操作:①俯卧头低位,咬除部分棘突和椎板,暴露椎管;②切除脂肪瘤,注意保护神经根及可能的脊髓圆锥组织;③硬膜囊最低位或硬膜外切断终丝;④切除圆锥末端的纤维索条以松解粘连;⑤硬膜囊下端及神经根进入椎间孔处尽量松解;⑥清除以往手术形成的瘢痕组织及遗留的线头,使脊髓或硬膜囊下端能自由上移,松解充分时,术后脊髓可上升 1～2cm 甚至更多,原来曲折的神经根走行方向趋于正常。术中应注意以下问题:①松解时必须谨慎,保护可能的神经组织,与囊壁粘连的神经组织须回纳入椎管,不可将其切除;②切除膨出的囊壁及其他组织,严密缝合硬膜,防止脑脊液渗漏,确保硬膜不受压迫或牵拉;③骨缺损处可用周围的腰背筋膜重叠缝合修补。

术后要保持头低俯卧位,以减少脑脊液对修复部位的压力,防止脑脊液渗漏。注意预防感染,营养支持治疗以促进切口愈合。同时要严格控制入液量,防止颅内压增高,如果出现颅内压增高时,可使用速尿、糖皮质激素。术后发热一般与吸收热及颅内压增高有关,可降颅压治疗并对症处理。

手术并发症包括假性脊膜膨出、脑脊液漏出以及由此引起的脑脊液漏。可能与硬膜缺损、缝合处张力过大或缝合不够严密、骨缺损处筋膜修补不良等有关。多数病例经头低俯卧位、降低颅压治疗、外科换药可愈合,但部分病例需再次手术修复。Lnoue 等用 Gore-Tex 外科膜代替传统的自体筋膜移植覆盖脊髓并与侧方硬膜缝合固定,没有症状复发,并且于经 MRI 检查未发现手术区脊髓粘连,认为此方法对治疗及预防脊髓栓系综合征是有效的。

手术的效果与治疗时间有关,越早治疗效果越好。但与疾病的严重程度关系更密切,如脊髓脊膜膨出病例,若脊髓膨出并不严重,马尾粘连较轻,可以较彻底分离者,手术效果较好;而脊髓膨出与马尾粘连较重,分离困难,则手术效果较差。在儿童期甚至幼儿期已丧失功能的马尾神经,术后很难恢复。然而,即便某些神经功能不能恢复,手术松解以阻止神经损害的进展也是十分必要的。另有学者报道,TCS 合并脊柱曲度改变的病例,脊髓松解术后其脊柱侧弯可停止或减缓进程。

第六章　脊柱退行性病变

第一节　颈椎间盘突出症

一、流行病学与病因病机

（一）发病情况

颈椎间盘突出症的发病年龄为 25～60 岁,男性较女性多见,男女之比为 2：1,其发生率约为腰椎间盘突出症的 1/10 左右。因颈椎间盘突出的部位不同,可分别压迫脊髓和脊神经,而产生一系列类似颈椎病的症状。急性颈椎间盘突出症在 20 世纪 80 年代以前,由于检测技术所限,以及认识不足,诊断较为困难,自磁共振成像问世以来,本病发现率日趋增多,其基础和临床研究也不断深入。

颈椎间盘突出的自然病史及流行病学已被多个学者研究。Gore 等回顾了一组无症状型患者后发现,60～65 岁的人群中,95％的男性和 70％的女性在颈椎侧位片上都可见到至少 1 个平面的退变。节段的退变与同节段矢状面椎管腔狭窄有关。Kelsey 等分析了急性颈椎间盘突出症的流行病学发现,40 岁年龄组的人群较其他年龄组更易患病。男女性别比例为 1.4：1,大多数患者受累椎间盘为第 5～6 颈椎和第 6～7 颈椎。与颈椎间盘突出症发病最相关的潜在因素是吸烟,在症状初发期为经常提重物以及经常跳水者。统计学上具有临界显著性或无显著性差异的相关因素是振动性器械的操作者以及骑摩托车的时间。对颈椎间盘突出症无明显影响的潜在因素包括除跳水以外的其他体育运动、经常穿高跟鞋、早产次数、经常扭曲颈部的工作、坐位工作的时间以及抽雪茄或烟斗等。

在 Gore 进行的一项研究中,205 例颈部疼痛的患者在首次发病后即被追踪随访至少 10 年,患者同时经临床及 X 线 2 种方法进行评价。他们的研究表明:79％的患者颈痛减轻,其中 43％疼痛消失,32％患者出现中度到重度持续性疼痛;预后较差的患者多有外伤史和一开始疼痛即严重者。疼痛的出现与否及其程度与退行性改变、椎管矢状径、颈椎前屈的程度以及任何测量值的差异无相关性。

Lees 和 Turner 评价了 51 例随访 2～19 年的颈椎病患者,他们发现:45％的患者其症状仅发作 1 次,无明显复发;30％的患者仅有间断性症状;另外 25％的患者则有持续性症状;51 例患者无 1 例因为颈椎病而无法工作。

显然,颈椎间盘退行性变随年龄的增长而增多,尽管大多数患者表现为无症状型或非致残性的局限症状型,但也有相当一部分患者有严重的持续性症状。颈椎间盘突出症的潜在因素已被发现,这些有助于在临床上对患者进行教育。

(二)常见病因

颈椎病虽属于以退变为主的疾病,但与多种因素有关,以致病情错综复杂,加之个体之间的差异较大,极易与其他疾病,尤其是易与邻近组织病变所造成相似症状的疾病相混淆,通过对颈椎病全程的分析与全面观察可以确信,本病主要起源于颈椎间盘的退变。单纯退变本身就有可能出现各种症状与体征,此尤多见于伴有颈椎椎管狭小者;而椎管较宽者当然少见。但更为多发的是在颈椎原发性退变基础上接踵而来的各种继发性改变,既有动力性异常如椎节失稳、松动与错位等,也有器质性改变如髓核突出与脱出,韧带骨膜下血肿,骨赘形成和继发性椎管狭窄等。这些病理生理与病理解剖的异常现象,构成了颈椎病的实质,也同时限定了其与各相似病之间的根本区别。

颈椎是脊柱中体积最小,但灵活性最大,活动频率最高的节段。因此,人自出生后,随着人体的发育、生长与成熟,由于不断地承受各种负荷、劳损、甚至外伤而逐渐出现退变。尤其是颈椎间盘,不仅退变过程开始较早,且是诱发或促进颈椎其他部位组织退变的重要因素。如果伴有发育性颈椎椎管狭窄,则更易生病。现就其致病因素分述如下。

1.颈椎退变

(1)颈椎间盘变性:由髓核、纤维环和椎体上下软骨板三者构成的椎间盘为一个完整的解剖单位,使上下两节椎体紧密连结,并保证颈椎生理功能的进行。三者为一相互关联、相互制约的病理过程,当病变进入到一定阶段,则互为因果,并形成恶性循环,则不利于颈椎病的恢复。如其一旦出现变性,由于其形态的改变而可失去正常的功能,以致最终影响或破坏了颈椎骨性结构的内在平衡,并直接涉及椎骨外在的力学结构。因此,应将颈椎间盘的退变视为颈椎病发生与发展的主要因素。

(2)韧带-椎间盘间隙的出现与血肿形成:由于椎间盘的变性,不仅造成变性与失水使硬化的髓核突向韧带下方,以局部压力增高而有可能引起韧带连同骨膜与椎骨间的分离,而且椎间盘变性的本身尚可造成椎体间关节的松动和异常活动,从而进一步加剧了韧带-椎间盘间隙的形成。椎间盘韧带下分离后所形成的间隙,因多同时伴有局部微血管的撕裂与出血而形成韧带-椎间盘间隙血肿。此血肿既可直接刺激分布于后纵韧带上的窦椎神经末梢而引起颈部或远隔部位的各种症状,又升高了韧带下间隙内压力,如颈椎再处于异常活动和不良体位,则局部的压应力加大,并构成恶性循环。

(3)椎体边缘骨赘形成:随着血肿的机化、老化和钙盐沉积,最后形成突向椎管或突向椎体前缘的骨赘(或称骨刺)。此骨赘可因局部反复外伤,周围韧带持续牵拉和其他因素,通过出血、机化、骨化或钙化而不断增大,质地变硬。晚期病例,尤其有多次外伤者,其质地十分坚硬,增加了手术切除的难度及危险性。

骨赘的形成可见于任何椎节,但以遭受外力作用较大的第3~4颈椎和第5~6颈椎最为多见。从同一椎节来看,钩突处先发病者居多,其次为椎体后缘。

(4)颈椎其他部位的退变:颈椎的退变并不局限于椎间盘以及相邻近的椎体边缘和钩椎关节,还包括以下4个方面:

①小关节：多在椎间盘变性后造成椎体间关节失稳和异常活动后出现变性。早期为软骨，渐而波及软骨下，最终形成损伤性关节炎。由于局部的变性、关节间隙狭窄和骨赘形成而致使椎间孔的前后径及上下径变窄，并易刺激或压迫脊神经根，以致影响根部血管的血流及刺激或压迫脑脊膜返回神经支。

②黄韧带：多在前者退变的基础上开始退变。其早期表现为韧带松弛，渐而增生、肥厚，并向椎管内突入。后期则可能出现钙化或骨化。此种继发性病变虽不同于发育性颈椎椎管狭窄症者，但当颈部屈伸时，同样易诱发或加重颈椎病的症状。此主要原因为该韧带发生皱褶并突向椎管，致使脊神经根或脊髓受刺激或压迫。

③前纵韧带与后纵韧带：前纵韧带与后纵韧带退变主要表现为韧带本身的纤维增生与硬化，后期则形成钙化或骨化，并与病变椎节相一致。此种现象不妨将其视为人体的自然保护作用。由于韧带硬化与钙化后可直接起到局部制动作用，从而增加了颈椎的稳定性，减缓了颈椎病进一步发展与恶化的速度。

④项韧带：又称为颈棘上韧带，其退变情况与前纵韧带和后纵韧带相似，往往以局部的硬化与钙化而对颈椎起到制动作用。

2.慢性劳损

慢性劳损是指超过正常生理活动范围最大限度或局部所能耐受时的各种超限活动。因其有别于明显的外伤或生活、工作中的意外，因此易被忽视。但事实上，它是构成颈椎骨关节退变最为常见的因素，并对颈椎病的发生、发展、治疗及预后等都有着直接关系。此种劳损主要包括不良睡眠体位、工作姿势不当和不适当的体育锻炼。

3.颈部外伤

各种全身性外伤对颈椎局部均有影响，但与颈椎病的发生与发展更有直接关系的是头颈部外伤。外伤的种类主要有以下几种：

(1)交通意外：除车祸所造成的颈椎骨折脱位外，在一般情况下主要是高速行驶的车辆突然刹车所造成的颈部软组织损伤。此种损伤程度与车速、患者所站坐的位置、有无系安全带、患者头颈所朝向的方向及车辆本身状态等有关。

(2)运动性损伤：除双人或多人直接对抗状态下的损伤外，大多是由于高速或过大负荷对颈椎所造成的损伤。因此，有经验的教练员总是严格要求每位运动员在竞技前做好准备活动，以适应竞技中所要求的速度和强度。

(3)生活与工作中的意外：在日常生活工作中常可遇到各种意外性伤害，尤其在公共场所或居住条件拥挤情况下，头颈部容易因碰撞或过度前屈、后伸及侧屈而损伤。

(4)其他意外损伤：包括医源性或某些特定情况下的意外伤害。前者主要是指不正确的推拿、牵引及其他手法操作，后者为各种自然灾害所造成的各种意外伤害。

4.咽喉与颈部炎症

大量临床病例表明，当咽喉及颈部有急性或慢性感染时，极易诱发颈椎病的症状出现，甚至使病情加重。在儿童中绝大多数自发性颈椎脱位与咽喉部、颈部的炎症有关。由于该处的炎症病变可直接刺激邻近的肌肉、韧带，或是通过丰富的淋巴组织使炎症在局部扩散，以致造成该处的肌肉张力降低、韧带松弛和椎节内外平衡失调，从而破坏了局部的完整性与稳定性，而导致此症状的发生。

5.椎管狭窄

近年来已明确颈椎管的内径大小与颈椎病的发病有直接关系,尤其是矢状径,不仅对颈椎病的发生与发展有意义,而且与颈椎病的诊断、治疗和预后判定等均有十分密切的关系。

6.颈椎先天性畸形

在对正常人进行健康检查或研究性摄片时,常可发现各种异常所见,其中骨骼明显畸形约占 5%。但在颈椎病患者中,局部的畸形数为正常人的 1 倍以上。说明骨骼的变异与颈椎病的发生有着一定的关系。现就临床上较为多见且与发病有关的畸形阐述如下。

(1)先天性椎体融合:多为双节单发,三节者罕见,双节双发者亦少见。由于椎体融合,2 个椎体之间的椎间关节原有的活动度势必转移至相邻的上下椎节。根据颈椎的生物力学特点,颈椎的上椎节先天融合者,其下一椎节由于负荷增加而形成明显的退变,甚至出现损伤性关节炎。如同时伴有椎管发育性狭窄,则其发病明显为早;而椎管宽大者,或是靠近上颈椎者,其发病则较迟。

(2)第 1 颈椎发育不全或伴颅底凹陷症:此种情况较为少见,但在临床上易引起上颈椎不稳或影响椎动脉第 3 段血供而出现较为严重的后果。因此,此类病例大多就医较早。当然,当病变波及下颈椎时,亦需采取相应之对策。

(3)韧带钙化:多在后天出现,它与先天因素有无关系尚无结论。临床上多见,各组韧带加在一起钙化可达 15% 以上,尤以与颈椎病伴发的前纵韧带钙化最多,此也可视为人体防御机制的产物。

(4)棘突畸形:此种畸形虽不少见,但如对 X 线片不注意观察,则不易发现。棘突畸形主要影响颈椎外在结构的稳定性,因而间接地成为颈椎病发病的因素。

(5)颈肋与第 7 颈椎横突肥大:此两者与颈椎病的发生与发展并无直接关系,但在诊断上必须注意鉴别。当其刺激臂丛神经下干,并出现颈部与上肢症状时,可表现与颈椎病十分相似的症状与体征,应加以鉴别,否则将会延误治疗。

(三)发病机制

近年来,国内外不少学者试图对颈椎病的发病机制做一较系统而全面的解释,但由于人类机体的特殊性和明显的个体差异,当前尚难以做到。动物模拟实验因为无法获取与人类相似的生活及社会条件,亦难以取得进展。因此,对这一复杂问题尚有待今后继续研究。目前仅能依据现有的临床材料和已被证实的研究结果加以探讨。

1.颈椎病发病的主要因素

颈椎病为一退变性疾病,当人体停止生长后即逐渐开始了退行变,这也就意味着机体从发育到成熟,再由成熟走向衰老这一进程。

颈椎病源于椎间盘退变,因此当这一退变过程开始,尽管属于早期,病变轻微,也有可能发病。从这种意义上来讲,当然是主要因素。尽管其是发病的主要因素,但并不一定会发生疾病,是否要发病则取决第 2 个主要因素——椎管的状态。一个发育性椎管狭窄者,当退变的髓核突入椎管,并超过了其所允许的最大代偿限度时,就易出现症状。反之,一个大椎管者,则不容易发病。而其后的过程,主要取决于各种致病因素的演变。例如,突出的髓核不断增大,椎体间关节及后方小关节逐渐失稳造成的松动、变位以及继发性椎管狭窄,后纵韧带下的血肿,血肿的纤维化、骨化并形成骨赘以及黄韧带肥厚等。当这一演变过程在某一阶段突然超过了椎管内的平衡时,症状就随之出现。在这期间,头颈部的劳损及局部椎节的畸形等起加速作用,而外伤和咽喉部及颈部炎症则可随时诱发症状出现。

根据以上分析可以看出,颈椎病的发生与发展主要取决于在先天性发育性椎管狭窄基础上的退变,劳损和畸形会加速这一进程,外伤与炎症视其程度而有可能随时成为诱发因素。

2.病理解剖与病理生理特点

(1)椎间盘变性阶段:从生长停止,椎间盘的变性即随之开始。纤维环变性所造成的椎节不稳是引起与加速髓核退变的主要因素。由于椎间盘本身的抗压力与抗牵拉力性能降低,使原来处于饱和、稳定,并能承受数倍以上头颈重量的椎间盘失去原来的生理解剖状态,与此同时,椎节周围的各主要韧带也随之出现退变,以致整个椎体间关节处于松动状态。在此种不稳定状态下,由于椎间隙内压升高和压力的分布不均,而使髓核很容易向四周移位。在后纵韧带薄弱的前提下,其最易突向后方形成髓核突出,如果突出的髓核一旦穿过中央有裂隙的后纵韧带进入椎管内,则称为髓核脱出。无论是突出或脱出,在椎管狭窄的情况下可压迫脊髓,也可压迫或刺激脊神经根或椎管内的血管。究竟何者受累,主要取决于髓核变位的方向与程度。在无椎管狭窄的情况下,也可以由于椎管内的窦椎神经末梢受到刺激而出现颈部症状。当然,椎节松动、不稳的本身也可引起与髓核变性相似的症状。

髓核的突出与脱出,椎节的松动与不稳,均可使韧带和骨膜撕裂而形成韧带-椎间盘间隙及局部的创伤性反应,从而构成向下一期病理变化的病理解剖与病理生理基础。

此期的病理解剖实质是髓核的突出或脱出,而其病理生理特点则是椎节的松动与失稳。促成此期的发展因素是进一步造成椎间隙内压升高与椎节不稳的各种原因。而慢性劳损、外伤及炎症多为促发因素。终止此期发展并使其病理逆转的主要措施是局部的稳定、制动及各种有利于髓核还纳的疗法,并应避免各种诱发及促发因素。

(2)骨赘形成阶段:此期是前期的延续,实质上可视为突出的髓核及其引起的骨膜下血肿通过骨化的过程,并呈持续化。骨赘来源于韧带-椎间盘间隙血肿的机化、骨化或钙化。如果在机化期以前采取有效措施,这一过程则可能逆转。一旦形成骨赘,虽然某些药物有可能使其停止进展,但较大的,或是病程久的骨赘很难使其自然消退,对此目前仍无特效方法,除非采用外科手术将其切除的措施。

从人体的防御功能角度来考虑,骨赘也可看作是机体的保护性自卫措施。在椎节不稳的情况下,当然不利于病情的稳定,一旦周围的韧带硬化并有骨赘形成时,尽管此种骨赘并非生理性产物,但患病椎节却得到了稳定,对局部的反应性、创伤性炎症起到相应的消退作用。骨赘生长的时间不同,其体积大小也有所差异,且其坚硬度随着时间的延长、钙盐的不断沉积而可变得似象牙样坚硬,在手术切除时必须十分小心。

骨赘的早发部位多见于两侧钩突,次为小关节边缘及椎体后缘;但至后期几乎每个骨缘均可出现。在节段上,由于生物力学的特点,以第5～6颈椎钩突最为多见。侧方的骨赘主要刺激根袖而出现根性症状,引起椎动脉受压者则较少见。研究证明,在椎动脉受压的情况下,椎间孔的横径变化较矢状径更为重要。因此,在实行减压术时应着眼于扩大横径,而仅仅将横突孔前壁切除则难以获得持久的疗效。突向后方的骨赘主要对脊髓本身及其血管造成威胁,而对于一个宽椎管者,即便是较大的骨赘,只要其长度未超过椎管内的临界点,一般不易发病。但要注意预防各种附加因素,尤其是外伤及劳损。当骨赘凸向前方,由于食管后间隙较宽而难以引起症状,只有当其十分巨大,或是食管本身有炎症情况时,方可造成食管痉挛或机械性阻塞,这一现象并非罕见。

总之,骨赘的形成是椎间盘退变到一定程度时的产物,表明颈椎的退变已经进入到难以逆转的阶段。无症状者应注意预防各种可以增加退变的因素,有症状者则必须设法积极治疗,以使其停止进展及消除对邻近组织的压迫与刺激。外科手术虽可切除骨赘以促使局部建立新的平衡关系,但不能完全改变患病椎节退变所造成的病理结果。

(3)继发性改变:由于前两者病理改变对周围组织所引起的相应变化,尤其是骨赘因涉及面较广且变化多而难以全面涉及,仅选择其中主要的几个问题加以说明。

①脊神经根:由于钩椎关节及椎体侧后缘之骨赘,关节不稳,突出或脱出之髓核等刺激、压迫而出现病变。早期为根袖处水肿及渗出等反应性炎症,此时多属可逆性改变,如能及时消除致病因素则可不残留后遗症状。如压力持续下去,则可继发粘连性蛛网膜炎,而且此处也是蛛网膜炎最早发生,也是最易发的部位。根袖在椎管内的正常活动度为6.35～12.75mm,如有粘连形成,当颈椎活动时由于牵拉而引起或加重对神经根的刺激。由于蛛网膜炎的发展,根袖可出现纤维化。此种继发性病理改变又可进一步增加局部的压力,并造成神经根处的缺血性改变。而缺血又更进一步加重病情,并构成恶性循环,最后神经根本身出现明显的退变,甚至伴有沃勒变性。位于局部的交感神经节后纤维也同时受累,并在临床上呈现相应的症状。

临床上所见病例多属早期,因上肢症状以痛为主,患者多较早地就医,并得到及时诊断和早期治疗,真正迁延至晚期者为数甚少。

②脊髓:脊髓变化甚为复杂,除了后突之髓核和骨赘对脊髓所造成的刺激和压迫外,椎体间关节的前后滑动所出现的"嵌夹",尤其是在伴有黄韧带肥厚、内陷情况下,亦可引起脊髓相应的病理改变。早期仅仅由于脊髓本身的血管(脊髓前中央动脉或沟动脉)受压,尽管也可出现十分严重的症状,但只要去除对血管的致压物即可迅速消失。当然,如果该血管受压时间较久,或已出现器质性改变,如痉挛、纤维变、管壁增厚,甚至血栓形成等,则另当别论。造成此种病变的致压物大多位于椎体后缘中央处。如系中央旁或侧缘致压物,则主要压迫脊髓前方的前角与前索,并出现一侧或两侧的锥体束症状。而来自后方或侧后方的致压物,主要表现以感觉障碍为主的症状。

脊髓本身病理改变的程度取决于压力的强度与持续时间。超过脊髓本身的耐受性则逐渐出现变性、软化及纤维化,甚至形成空洞及囊性变。脊髓本身一旦出现变性,任何方法均难以从根本上达到治疗目的,最多使其停止或减速发展。

③椎动脉:在涉及椎动脉的病理改变判定之前,必须对患者全身的血管状态加以了解,以除外由于全身血管硬化、粥样硬化所产生的局部表现。

椎动脉较为深在,几乎都是因钩椎关节增生或变位所致。早期主要病理改变是该血管因折曲与痉挛所造成的管腔狭窄,以致引起血流动力学的异常致使颅内供血减少而出现一系列症状。如果此种缺血突然发生,则由于椎体交叉处失去血供而发生猝倒症。

椎动脉造影及血管数字减影技术是确定椎动脉是否受压及其受压部位的可靠方法。血管壁本身正常时不易发生意外，如果血管本身有疾病，则有可能引起基底动脉闭塞综合征。

由于椎动脉壁周围有大量的交感神经纤维包绕，因此，可以产生各种各样的自主神经症状；一旦通过手术得以缓解，方知由于椎动脉受压所致，认为这是交感型疾病。椎动脉的病理改变主要是周围病变组织的压迫与刺激，如能及时消除，症状可迅速消失，且预后较好，很难遇到椎动脉继发严重器质性改变者。鉴于这一情况，对此类型在治疗上，应以非手术疗法为主，无效者方可采取手术。

除上述继发性改变外，患椎节邻近的其他组织均可出现相应的改变，如后方小关节的早期松动与变位，后期的增生性小关节炎，硬膜外脂肪的变性与消失，周围韧带的松弛、变性、硬化及钙化等，均随着病程的发展而加剧。

二、治疗

(一)非手术治疗

颈椎间盘突出症的非手术治疗成功率报道不一，部分原因是在于病变过程本身的特性。虽然非手术治疗对急性颈椎间盘突出症具有重要而明显的治疗作用，但由于颈椎间盘突出伴发椎间盘退变、骨赘形成、椎管和椎间孔狭窄将导致对神经组织的骨性压迫和动力性不稳，非手术治疗不能改变这些因素。由于此种原因，对于持续性疼痛患者，非手术治疗的实际作用较少。我们必须理解颈椎间盘突出的自然史，慢性下颈椎机械性疼痛是日常生活中常见症状，通常其减轻和缓解是自然过程，并非治疗的结果。鉴于此原因，目前尚无良好前瞻性研究证实非手术治疗的疗效。

对于颈部和(或)上肢痛的患者非手术疗法是可以考虑的，由于颈椎管狭窄导致的脊髓病变则需要明确的治疗方法，大多数患者不宜采用折中的办法。有脊髓病变的患者，文献报道病程不超过1年的减压效果好。

密切观察症状体征和体检，有助于使患者更好地理解本病的起源和本质。促进患者自然恢复，早期着重给予训练和简单的对症处理，如使用非甾体类抗炎药物和限制活动。

对于难治性或严重的颈部痛或上肢根性痛可以使用其他方法。避免剧烈活动，要求患者减轻工作和改善生活家庭环境。治疗应包括门诊理疗、着重训练肌肉等长收缩练习、高压氧、线性手法牵引、体位锻炼和湿热疗、超声、针灸等。家庭颈椎牵引装置可以使患者从线性牵引中解放出来。按摩推拿可以缓解一些急性患者的疼痛，甚至可以明显地减轻症状，但需要有经验的正规训练的医师。如果合并有根性症状，就要小心了，尤其是脊髓病变的患者，尽量不使用手法按摩推拿的方法。非甾体类抗炎药物适用于对这类药物耐受的患者，还要警惕患者是否有肾功能不全、高血压、消化不良和血液系统疾病。短时间使用肌松药可以解除痉挛症状，但心脏病患者不可以使用。

如果上述方法无效，短期使用小剂量迅速减量的口服类固醇药物可以使一些患者克服或缓解症状，偶尔小剂量也会出现不良反应，尽量避免使用阿片类镇痛药。

最小侵蚀性治疗技术可能对许多患者有效，硬膜外给予类固醇药物可以减轻上肢根性症状,椎小关节阻滞可以减轻颈椎局部僵硬引起的疼痛,痛点封闭可以缓解肌肉疼痛。这些方法尚有损伤神经和感染的风险。

一些患者可能会问及针压法、针刺法、按摩疗法的安全性和疗效,尽管还没有明确的文献报道,这些方法对有些患者是有帮助的。

总之,上肢根性症状根据其严重程度应使用6～12周的非手术治疗,对于慢性颈部疼痛常需要6～12月,对于合并脊髓病变的患者则需要早期手术。综上所述,休息、固定、抗炎症药物、有氧运动、良好姿势和伸肌增强锻炼均被推荐。这些措施应及早给予以求减轻一些症状,并应持续到脊神经病变缓解及患者恢复功能。伴有明显脊髓症状的脊髓型颈椎间盘突出患者,非手术治疗效果不佳。

1.非手术疗法的基本原则

(1)基本方法:颈椎病是在人体退变的基础上,由于各种因素加速形成的。因此,为停止、减慢或逆转这一过程,必须采取一系列预防与治疗措施。这些措施既有药物,又有手法操作及物理疗法等,更应包括以纠正颈椎病的病理状态为目的,并符合生物力学原则的措施,诸如纠正不良坐姿与不良睡眠体位,减轻颈椎椎间隙压力,改变颈椎负荷力线等,这些是对颈椎间盘突出及颈椎病采取的最为基本的措施,当然也是最为有效的措施。因此非手术疗法是本病的基本疗法。

(2)非手术疗法是手术疗法的基础,并贯彻手术前后

①非手术疗法是治疗前的必经阶段:绝大多数患者都是先由非手术疗法开始。其中某些病例并不显效,甚至根本无效,但这一治疗过程至少具有稳定病情,减缓发展速度和为术前准备提供时间。

②非手术疗法有利于手术本身:非手术疗法尽管对脊神经根等主要压迫物无法缓解,但可使局部的可逆性病理生理改变,诸如减轻或消退局部水肿、列线不正、反应性渗出等,从而有利于手术操作,并降低了术中意外的发生率。

③手法康复是非手术疗法的主要措施:手术本身尽管对疗效具有决定性的作用,但如果没有非手术疗法作为术后康复过程的主要措施,不仅影响手术效果,而且在术中对病变组织切除过程中,有使局部的骨与韧带的完整性遭到损伤而发生意外的可能,尤其是对某些对颈椎稳定性破坏较大的手术。因此,一位外科医师、任何一种手术方式,都必须认识到非手术疗法的重要性,切忌单纯手术的观点。

(3)非手术疗法的要求

①目的性明确:对每例患者首先要根据诊断(分期与分型)确定其治疗所要达到的目的,再按此目的决定相应的措施。

②计划周密:对病情复杂或在基层使用某些疗法未见到显效者,应该在充分估计其局部病理改变的基础上,筛选相应的治疗措施。对单纯性髓核突出者应与以骨质增生为主者有所区别,而在后一种情况中,单纯骨质增生者和伴有颈椎管狭窄者亦不可同等视之,一旦无效则可及早转入手术疗法。

③按程序进行:由于本病相当多见,易形成"应付"状态。为了避免这一现象,每位患者应相对地由一位固定的医师接诊,既有利于病情的恢复,又可对其预后及转归有充分的估计。切

忌由不同医师重复同一种无效的疗法,这不仅延误治疗时机,而且易使患者失去信心。

④多种疗法并用的问题:某些疗法并用并无对抗作用,甚至起到相辅相成的作用。但某些作用强烈的疗法不宜同时并用,就根据患者病情及病程改变所处的具体阶段选择其中一种,然后根据其疗效再决定是否要更换另一疗法。切忌盲目地随意更换,特别是对那些见效慢、早期可能有反应的疗法,如颌-胸石膏等,更应坚持观察一段时间后证明确实无效时,方可考虑更换其他疗法。

(4)非手术疗法治疗过程中症状加重的原因:在治疗过程中,一旦出现症状加重时,应全面加以检查,除方法本身因素外,还应考虑是否手术。造成病情加重的主要原因如下:

①方法选择不当:每种颈椎病的治疗均有其相应的要求,例如对脊髓型颈椎病如果仅仅寄希望于牵引疗法,当然成功率不大。同样的,由于钩椎关节明显增生造成的椎动脉椎病,也难以靠某种非手术疗法获得奇效。

②对方法本身的具体操作掌握不当:每种疗法在具体使用上均有其相应的要求,并按其具体要求结合病情灵活掌握。例如对伴有黄韧带肥厚之颈椎间盘突出症患者,如果在牵引时采取仰位,当然无效,反之,对一个椎管前方巨大骨刺者,也不应采用头颈前屈位牵引。

③诊断错误:主要是将非颈椎病误诊为颈椎病加以治疗,其中以脊髓侧索硬化症为多,其次是椎管内肿瘤,但亦有某些病例既有颈椎病又伴有其他更严重的疾患,其对治疗无明显反应,还可能耽误或加重病情。

④病情发展:除上述诸因素外,应考虑是否由于病情发展,尤其是当脊髓本身的血管受压后可使病情突然加剧,对此种病例应争取及早施术。

2.颈椎间盘突出及颈椎病的自我疗法

自我疗法指在家庭或工作场所可以自行掌握的治疗技术与保健知识,包括纠正、改善睡眠和工作中的不良体位。自我牵引疗法,亦称家庭或办公室内简易牵引疗法,围领的制作与使用以及合理使用各种药物等均较简单。如此既有利于患者的治疗和健康,又可降低医院的门诊量。

(1)自我疗法的临床意义:如果让众多的颈椎间盘突出及颈椎病患者对本病的自然规律有全面认识,并结合个人病情的特点采取相应的自我疗法,不仅能使其在过程中变被动为主动,且从临床意义上讲有以下特点。

①为采用正规的非手术疗法打下基础:首先让患者对本病的病因与发展规律有较全面的认识,并在此基础上采取一系列个人保健性措施及结合病情在家庭采用,或工作场所内简易可行的治疗方法。如此,使患者增加了非手术疗法的硬性认识与康复健康的信心。

②有利于改善门诊的拥挤状态:近年来骨科门诊量逐年递增,其中绝大多数病例是属于可采用非手术疗法治愈的轻型与中型患者。因此,使其掌握一套有效的保健与治疗措施,既可减轻门诊负担,又节省了患者来往于家庭与医院之间的时间。

③可提高患者的医学科普知识:除一般的常识,对颈椎间盘突出及颈椎病一类的常见病也应使大家有所了解。因此,推广自我疗法可使患者本人及周围的亲友等对颈椎间盘突出及颈椎病有一较全面系统的了解,既有得于对颈椎病的防治,又能对严重病例的早期发现起到积极作用。

④可降低颈椎间盘突出及颈椎病患者治愈后的复发率：颈椎间盘突出及颈椎病的治疗康复并不困难，但如何防止其复发常使人感到束手无策。如果让患者掌握这方面的防治知识，每当出现复发前的征象时，就可以及时采取简易的自我疗法而中断病情发展。而且由于懂得了如何避免各种不良体位，从而也消除了复发的机会。

⑤减轻患者本人及单位的经济开支：随着医疗工作的现代化与管理科学化，将逐渐按成本收取医疗费用，而自我疗法则完全可以免去这笔开支，从而可大大减轻个人或单位的经济负担。

（2）自我疗法的实施：确定诊断后，根据其病情特点和具体条件不同，选择相应的方法，并在实施过程中，依据病情变化再加以修正与调整。

①改善与调整睡眠状态：睡眠姿势不当，不仅易诱发腰腿痛，而且更容易引起或加剧颈椎间盘突出及颈椎病。因此注意改善与调整颈椎在睡眠中的体位和诸有关因素，则可起到预防与治疗作用。主要应注意以下几个方面：

a.枕头：枕头是维持头颈正常位置的主要工具。所谓"正常"位置，主要是指维持头颈段本身的生理曲线。此种生理曲线，不仅是颈椎外在肌群平衡的保证，而且对保持椎管内的生理解剖状态也是必不可少的条件。如果使用或选择不当，包括枕头的高低、形状与充填物的不同等，不仅会破坏颈椎椎管的外在平衡，而且也可直接影响椎管内容积的大小和局部的解剖状态。正常状态下颈椎的生理前凸是维持椎管内外平衡的基本条件。如果枕头过低，头部会过度后仰，这样不仅椎体前方的肌肉与前纵韧带张力过大，后方的黄韧带也可向前突入椎管。而且由于椎管被拉长、容积变小，脊髓及神经根变短，以致椎管易因各种附加因素（如髓核突出、骨刺形成等）而出现症状。严重者可直接压迫脊髓与两侧的脊神经根。反之，如果枕头过高，头部会过度前屈，则出现相反的结果，如于椎体后缘有明显的骨刺形成或是伴有发育性椎管狭窄者，此骨刺就很容易压迫脊髓或脊髓前中央动脉而出现症状。

因此，有颈椎间盘突出及颈椎病患者的枕头不宜过高或过低，并应在治疗过程中，根据不同的病情适当调整枕头的高度。枕头的形状以中间低、两端高的元宝形为佳。其优点是可利用中间凹陷部来维持颈椎的生理曲度；对头颈部可起到相对的制动与固定作用，以减少在睡眠中头颈部的异常活动。枕芯充填物以质地柔软的鸭绒枕较好，尤其在冬季。亦可根据当地特产情况与个人经济条件选择相应之填充物。例如荞麦皮、木棉等，海绵和塑料虽质地柔软，因其透气性差，不宜选用。一个理想的枕头，应该是质地柔软、透气性好、符合颈椎生理曲线度元宝形枕头。

b.睡眠体位：理想的睡眠体位应该是使胸部及腰部保持自然，双髋及双膝呈屈曲状，如此可使全身肌肉放松。但并非每个患者均能习惯此种体位。

因此亦可根据其平日的习惯不同而采取侧卧或仰卧。但不宜俯卧，因俯卧既不利于保持颈部的平衡，又影响呼吸，尤其是对病情严重的脊髓型患者。

c.床铺的选择：各种床铺各有其优缺点，但从颈椎病的预防与治疗角度来看，应该选择有利于病情稳定、保持脊柱平衡的床铺。一般情况下，应选择以木板为底部的席梦思床，因为将此种类似沙发结构的弹性床垫放在木板床上，可随着脊柱的生理曲线而具有相应的调节作用。尤其是目前国外已采用的多规格弹簧结构，它是根据人体各部位负荷大小的不同和人体曲线的特点,选用不同规格的弹簧合理排列的,从而达到维持人体生理曲线的作用。

②纠正与改变工作中的不良体位:不良的工作体位,不仅影响患者的治疗,而且是本病发生、发展与复发的主要原因之一,因此必须引起重视。通过对各种不同职业工作体位的分析表明,颈椎病变与颈椎长时间地处于屈曲或某些特定的体位有着密切的关系,这种不良的体位会导致椎间隙内压增高,从而引起一系列症状。因此对此类工作人员建议:定期改变头颈部体位、定时远视、调整桌面高度与倾斜度,注意纠正在日常生活与家务劳动中的不良体位。

③自我牵引疗法:这是一项可立即见效的措施,如突然感到颈部酸痛,或肩部及上肢有放射痛时,可将双手十指交叉合拢,将其举过头顶置于枕颈部,之后将头后仰,双手逐渐用力向头顶方向持续牵引 5~10s,如此连续 3~4 次,即可起到缓解椎间隙内压力之作用,其原理是利用双手向上牵引之力,使椎间隙牵开,使后突之核有可能稍许还纳,也可改变椎间关节之列线而起到缓解症状之作用。

④家庭牵引疗法:指可在家庭、单位办公室或单人宿舍内进行牵引的方法,其装备较简便、安全,可自行操作,一般不会发生意外。按牵引体位不同可分为:a.坐位牵引和卧床牵引;b.按照牵引时间不同可分为间断性牵引、持续性牵引和半持续性牵引;c.牵引重量一般选用1.5~2.0kg轻重量。

(3)传统的非手术疗法:颈椎病的传统疗法甚多,包括中西医的各种疗法,并已为大众所熟悉,此处不再赘述。为保证本书的系统性,现仅就其中的技术性较强的牵引、固定与制动略加阐述。

①一般牵引疗法:分为坐位及卧位两种,前者主要用于门诊及家庭,不赘述,此处主要介绍卧位牵引法。

a.用具:基本上与前者相似。但若在床上牵引,应选择一可用于牵引的床铺,除要求用具挂至或绑缚至床上,并根据牵引力线要求而选择相应之水平,床头升高 10cm,患者仰卧于床上,将牵引带从头顶部套至颌颈处,并按前法将其置于颏下部牵引。枕头高低应与牵引力线相一致。在牵引下头颈部可按正常情况随意活动,但切勿过猛或超限。

b.牵引要领及注意点:除前节所述各有关项目外,还应注意如果牵引绳较粗或表面不光滑,则易受阻而失去牵引作用;牵引重量亦不可轻,一般不少于 1kg。对年迈、反应迟钝、呼吸功能不全及全身状态虚弱者,在睡眠时不宜持续牵引,以防止引起呼吸梗阻或颈动脉窦反射性心跳停止。

c.颈部固定与制动:指通过石膏、支架等用品,使颈椎获得制动与固定,达到治疗目的。局部安静。任何创伤与炎症的恢复都将影响颈椎的康复,所以局部安静是首要条件。颈椎病实质上是在退变基础上由各种附加因素所引起的椎体间损伤性关节炎,因此局部安静是康复的基本条件;保持正常体位。不良体位是造成颈椎病发生与发展的主要原因之一。以椎节退变为主者,前屈位将增加椎间隙内压而促进病情发展。以椎管发育性狭窄及黄韧带松弛为主者,仰伸位则加重病情。因此如果选择中立位,或其他有利于病情的体位将颈部加以固定与制动,则有利于患者的康复;避免外伤。外伤当然不利于颈椎病的康复,尤其是某些病变使椎管内容积处于临界状态时,对颈部加以固定与保护是十分必要的。如果已经遭受过外伤(包括超常规重量牵引后患者),则更有必要注意保护。

d.恢复平衡：颈椎内外平衡失调既是颈椎病的发病原因之一，又是构成本病恶性循环发展的直接因素。因此，固定与制动后的颈椎，将逐渐恢复颈椎的内外平衡，至少可起到避免进一步加剧之功效。

e.术前准备：术前的制动与固定除用于病情本身的需要外，另一主要目的，是为术后采取同样措施进行准备。例如特制的石膏床及支架等，均需在术前定制、试用及训练。否则术后如有不妥，则影响使用及术后治疗。

f.术后康复：任何一种手术对颈椎来说均为一种创伤，因此，局部的固定与制动当然也是其恢复的重要因素之一。如此即可减轻手术局部及邻近部位的创伤性反应，又为其创伤修复提供基本条件。

②固定与制动的方式及其适用范围

a.石膏类：为临床上最为常用的方式之一，包括以下数种。

石膏颈围：一般简式颈围长度、宽度及外形相似围巾；由石膏条制成，外方包以纱套，由各医院石膏室按大、中、小三种规格预制成半成品，再加工为成品。适用于一般轻型颈椎病及手术后病例。

颌胸石膏：为从下颌至上胸部之石膏，这种石膏可限制颈椎正常活动量的 $60\% \sim 80\%$，因此适用于神经受压、症状明显的根型、脊髓型及椎动脉型患者，亦用于颈椎前路手术后（一般持续 3 个月左右）。

头颈胸石膏：自头顶至颈、胸廓之石膏，可限制颈椎活动量的 90% 以上，主要用于各种需绝对限制颈部活动的伤患。除颈椎骨折脱位，尚适用于上颈椎不稳者，颈椎后路广泛切骨减压或开门式手术者，及颈前路开槽式减压植骨术后骨块滑脱者之早期病例等。

带头的石膏床：在一般石膏床上端将长度延至头顶，视病情需要可用背侧单面石膏床，或腹、背侧均有的两面组合式石膏床，主要用于颈椎不稳者（多为上颈椎合并瘫痪者）的术中（保持体位）及术后（需采用头颈胸石膏而又不能起床者）。

b.支架类：由各种材料组合制成的颈部固定与制动支架，其中某些尚具有牵引功能，目前采用的有以下几种类型。

塑料简易颈围：与一般颈围相似，用塑料制成，外方可包或不包纱套。上、下两边缘有软边，以防锐缘对颈部皮肤的压迫。使用范围同一般颈围。

双塑料片撑开式颈围：由两条塑料片制成，于两条中部装有塑料搭扣，可视颈部长短与病情需要而随意增减两块条状物的间距。如间距大于颈部长度时则具牵引作用，或使其保持仰伸与前屈体位。适用于因椎间盘突出与脱出所造成的脊神经、脊髓及椎动脉受压者，对骨源性颈椎病仅起固定与制动作用。

颈椎牵引支架：多用金属加以海绵垫等物制成，于头颈部附有牵引装置，其原理分为充气式与机械式两种，均具有一定疗效。运用范围同前。

气囊式颌-胸支架：国外已较广泛使用。国内也已开始试产，其外形与颌胸石膏相似，多采用医用硬质塑料制成，在胸上至颈部，放置一环形气囊垫，该气囊垫分为前、后或左、右（旋转180 度即由前后变成左右）两房，可分别充气。如两房均充气，对颈部起牵引作用；前房充气则头颈后仰，反之则前屈。左房充气，头颈向右倾斜，反之则向左倾斜。此种活动式支架对各型颈椎病患者均较理想,但价格较昂贵,仅限于有条件者。

头环-骨盆(或胸部)牵引装置:系将一环状钢圈上之 4 根钉子,分别从 4 个相等距离刺入颅骨外板处,再将头圈通过 4 根钢柱与骨盆上钢钉(或胸部石膏)相联结而起固定作用。由于在 4 根上下两端分别为正反两种螺纹,旋动后起牵引撑开作用。其最大优点是患者可下床走动,且可在牵引下对颈部施术,并便于术后观察。故多用于颈椎骨折脱位病例,颈椎病者罕有需要使用者。

(4)大重量牵引:大重量牵引是近年来流行的一种简便疗法,但如适应证选择不当或操作失误,有可能发生意外。

①适应证

a.根型颈椎病:对以下 3 种情况疗效甚佳:因椎节不稳造成者;因髓核突出或脱出造成者;症状波动较大者及早期病例。

b.脊髓型颈椎病:对由于椎节不稳或髓核突出等造成的脊髓前方沟动脉受压中央型者疗效较佳。但此种类型如操作不当易发生意外或加重病情,故操作者必须有经验,并密切观察锥体束症状变化,一旦恶化立即中止。

c.椎动脉型颈椎病:对钩椎关节不稳或以不稳为主伴有增生所致的椎动脉供血不全者疗效为佳。

d.颈型颈椎病:仅用于个别症状持续不退者。因大多数病例采用一般疗法均可获得疗效。

②禁忌证

a.年迈体弱,全身状态不佳者:切勿实施,以防意外。

b.颈椎骨质有破坏性病变者:为明确诊断防止意外发生,于牵引前常规拍摄颈椎正侧位片,以除外肿瘤、结核等骨质破坏性病变。

c.拟行手术者:此类病例多伴有明显的致压物,若用大重量牵引易引起颈椎椎旁肌群及韧带的松弛,以使手术后的内固定物或植骨块容易滑出。

d.枕-颈或寰-枢不稳者:虽有疗效,但如使用不当易引起致命后果,因此,在一般情况下,尤其是临床经验不足者,切勿任意选用。

e.炎症:除全身急性炎症者外,咽喉部有炎症者亦不宜选用。

f.外伤者:包括急性发作或既往 3 个月内有颈椎损伤者。

g.其他:凡牵引后有可能加重症状者,例如落枕、心血管疾患等均不宜选用,以防加重病情或发生意外。

③具体操作

a.机械式:采取一般之牵引装置,附加一弹簧秤或压力计,于上过程中根据需要增加牵引重量,一般在 20kg 以内为妥,持续时间不宜超过 1.5min。随时注意患者有无不良反应,隔0.5~1min 后再次牵引,重复 3~5 次。

b.电动式:已有各种型号产品供应市场,多为两用式,既可用于颈椎牵引,也可用于腰椎牵引。某些产品带有电脑,可将牵引重量、牵引时间、间隔时间(放松时间)等预先编制程序,之后将牵引带放于患者颌颈部,启动仪器即按程序自动操作,最后自动停止。此种牵引方式虽较方便,但在使用时重量宜从小重量开始,最大不应超过 45kg,每次持续 10~15s,间隔 1~1.5min,

共 3~4 次即可。

c.重量悬吊式:利用滑车与重量直接牵引,此法虽较简单易行,但重量的加减和间隔时间难以掌握,故不如前两者方便,一般少用。

(二)手术治疗

1.手术适应证

伴有持续临床症状的颈椎间盘突出,其手术适应证可归纳为 3 大基本点:不稳,畸形或神经组织受压。

(1)单独退变性不稳:很少作为手术适应证,由于退行性变是一延续过程,可导致关节突关节炎、椎间隙狭窄或椎间盘丧失其正常的生物力学性能并出现伴有某些症状的椎节不稳。椎节半脱位最典型的好发部位是第 4~5 颈椎。有时可发生在僵硬、强直或严重退变的椎间隙上一椎节,即第 3~4 颈椎。其次可发生于第 5~6 颈椎。少数情况下,多数颈椎节段均退变并且出现严重颈椎僵直。几乎完全融合的颈椎可导致颈胸椎交界处过度劳损,在第 7 颈椎~第 1 胸椎发生半脱位和椎节不稳,并且治疗困难。颈椎的半脱位,特别是伸展位时椎体前移者使黄韧带皱褶并导致相当严重的颈髓局部动力性压迫。此类病从采用颈椎后路融合术稳定椎节后效果良好。有时,严重的不稳并伴有骨赘的患者需采用前后路联合术,特别是伴有节段性后凸畸形者。

(2)畸形:颈椎畸形经常伴有颈椎不稳和神经压迫。颈椎畸形源于椎间盘退变和相继出现的前柱变短。颈椎间盘高度占颈椎高度的 20%,且椎间隙前方略高于后方,以致构成颈椎前凸。在颈椎退变时,其生理前凸减少,并有可能出现颈椎后凸畸形,此时小关节的关节面接触减少,此种病理过程可加剧颈椎的不稳。在颈椎生理前凸消失以及后凸畸形时,并无典型的疼痛,当发展为脊髓压迫时则导致严重的临床症状。前路植骨易于恢复丢失的生理前凸,但在术后数月,经常由于植骨块的下陷而使矫正术失败。对于后凸畸形严重并引起临床症状者,应给予后路关节融合固定术。此方法是借鉴胸腰椎后凸畸形的处理原则。单纯的前路手术通常不足以获得颈椎生理前凸良好的恢复。由于颈椎间盘突出通常为多节段,采用多节段的前路椎间盘切除和融合术重建颈椎的生理前凸是必要的;且此治疗亦有利于纠正代偿性头向前的姿势,其不仅改善了椎旁伸肌群的生物力学,而且也减轻了颈部肌肉劳损疼痛症状。从美容角度看,纠正颈椎后凸畸形亦可改善颈部的外形。

(3)神经组织受压:这是由于椎节后缘有骨赘形成并压迫脊髓,或由于钩突关节及小关节突上缘形成的骨赘并突入椎间孔压迫脊神经根。在椎管内的骨赘压迫可导致脊髓病变,椎间孔内压迫则引起神经根病变。

颈肩痛及牵涉痛不是手术适应证,部分原因是目前对颈痛的病因学、生物化学和生理学缺乏认识。虽然颈椎间盘退变可引起明显症状,但椎间盘退变很少导致足以采取手术治疗的疼痛,并且非手术治疗明显有效。如果颈肩痛及其牵涉痛和颈椎不稳、畸形或神经受压有关,此种继发性疼痛则有手术适应证。

2.手术病例的选择

(1)一般手术适应证

①诊断明确、经正规非手术疗法无效者:在临床医生指导与观察下,经过住院或门诊治疗

超过 2 个疗程确实无效或无明显好转的病例。

②全身情况尚好者:指各主要脏器(肝、心、肾、肺等)无严重病变,凝血机制正常以及可以承受手术(含麻醉等)者。

③医疗单位设备及技术力量有施术条件者:除颈椎施术技术外,尚包括术中或术后出现意外情况而需要的会诊、急救及协同处理时,各有关科室(包括内科、麻醉等)具有抢救能力者。

④其他:包括有手术适应证而全身或某些不适应手术者。对诸如局部感染、妊娠等病例,原则上应暂缓手术,待情况允许后再行施术;对精神状态异常者应首先选用药物等措施控制发作,待能合作后方可施术。

(2)手术禁忌证

①全身状况不佳者:主要指各主要脏器伴有明显器质性改变而不能承受手术与麻醉者。

②诊断不清者:亦不宜施术。

③高龄、已失去工作生活处理能力者:一般不采取手术疗法。

④病程过长脊髓已明显变性者:因疗效差,易发生意外而不宜施术。

(3)各型颈椎间盘突出颈椎病的手术适应证

①颈型颈椎病:原则上无需施术,98%以上病例可通过非手术疗法治愈或明显好转,少数尚有颈部症状者可继续采用颈围保护。个别病例久治无效并影响工作或生活者,方可考虑行髓核摘除手术或界面固定术。

②根型颈椎病:90%以上可经保守法治愈或好转,仅少数患者需酌情施术。a.经正规非手术疗法久治无效者。其中包括持续牵引及颈部制动等有效措施。b.患者主诉、临床体征与神经学定位相一致,即上肢的皮肤感觉障碍区、肌力改变及反射异常等与颈脊神经的走行、分布相符合。c.影像学检查显示病变之椎节与临床症状的神经学定位相一致。对影像学所见分析时应全面考虑,骨质增生明显的椎节并不一定是引起当前临床症状的椎节,尤其出现症状时间较短者。因为骨质增生明显之节段其活动度早已降低,而其邻近椎节则由于加重负荷而易出现髓核突出及其他一系列改变,以致成为造成目前症状的直接原因。d.其他。对非手术法虽有疗效,但症状持续并影响工作与正常生活者,亦应酌情施术如合并胸腔出口狭窄者可考虑一并施术减压。

③脊髓型颈椎病:本型对非手术疗法虽有效,但难以根除,如果拖延过久不仅影响恢复,且可加重脊髓之病变。因此,对较严重之病变应及早施术。具体指征如下:a.急性进行性脊髓损害症状,经神经学检查与影像学所见符合者,包括临床 X 线、MRI、CT 或脊髓造影检查等;b.颈髓受损症状虽轻,但非手术疗法无效且已影响正常工作者,一般亦应手术;c.脊髓受压症状与体征呈进行性加重或突然加剧者,除一般颈椎病者,还包括突遭外伤后之病例;d.伴有颈椎-椎管狭窄症状者,一般先行颈前路手术,之后再根据病情改善情况,于 2~3 个月后再酌情行后路减压。

④椎动脉型颈椎病:仅少数病例需手术治疗,主要有颈性眩晕或猝倒症状、经非手术疗法久治无效者。术前应经椎动脉造影或数字减影造影(DSA)检查,明确显示椎动脉受压的程度和范围;且应除外其他疾病,尤其是与头痛、眩晕及猝倒有关的血管疾病、内耳疾病、颅内疾病等。

⑤食管压迫型颈椎病:一般不在本书讨论范围,但涉及手术内容还是一并说明。X线平片及食管钡剂吞服检查证明于椎间隙前缘有骨赘刺或压迫食管、引起吞咽困难,并经非手术疗法治疗无效者。

⑥混合型颈椎病:根据具体类型按以上原则酌情施术。但由于病变范围较广,对患者全身状态及手术难度给予充分估计,以防术中发生意外。

3.术前特殊准备

对颈椎间盘突出颈椎病患者术前除一般准备外,主要应注意以下几点:

(1)气管、食管推移训练:用于颈前路手术,因前方入路内脏鞘与血管神经间隙而抵达椎体前方,故术中将内脏牵向对侧,方可显露体前面(或侧前方)。术前应嘱患者用自己的2～4指在皮外插入切口一侧的内脏与血神经间隙处,持续地向非手术侧推移,或是用另一手牵拉。此种动作易刺激气管引起反性干咳等症状,因此必须向患者反复交代其重要性;并明确指出:如牵拉不合要求,不仅术中损伤大,出血多,且可因无法牵开气管而被迫中止手术;如勉强进行,则有引起气管或食管损伤的可能。开始时每次持续10～20min,此后逐渐增加30～60min,而且必须将气管牵过中线,如此训练3～5d,颈短者则延长时间。如果病变位于左侧,或是右侧已经做过手术,局部有粘连再进入困难时,亦可从左侧进入,此时则应向相反方向进行气管推移训练。

(2)训练在床上大小便:除本来已在床上大小便的患者外,均应于术前在医护人员监督下加以训练。因为一般人都不习惯于在床上大小便,而术后病情又不允许患者下床。如果在术前能养成习惯,则不仅可以免除插导尿管,而且也避免了由于插导尿管而引起的尿路感染。

(3)俯卧训练:主要用于颈后路手术。即让患者全身呈俯卧位卧于病床上,胸部可垫以棉被或枕头,头颈部可悬于床头,每次1～2h,持续3～5d使其适应即可。

(4)其他:按颈椎外科手术要求进行,按重大手术审批,术前全身及局部准备,麻醉前用药及术前各种常规。

4.手术治疗方法

(1)颈椎前路融合术

①颈椎前路融合术显露途径

a.右侧横形切口途径:横行切口较短,不易引起明显瘢痕,能显露2～3个椎体和椎间盘。

b.右侧斜形切口途径:斜行切口长,显露广泛,但容易引起明显瘢痕。适用于多节段的椎体和椎间盘的显露。

c.上颈椎前外侧显露途径:上颈椎前外显露途径能暴露第2～3颈椎椎体前部,寰枢椎侧块关节和第2～3颈椎椎间盘。主要用于寰枢椎侧块关节融合,寰枢椎齿状突骨折前路螺钉内固定,以及该部位的结核病灶清除和肿瘤切除。

②颈前路单纯髓核摘除术:颈前路单纯髓核摘除术仅切除病损髓核,减压范围小,且术后会引起下颈椎不稳及椎间隙高度的丧失,导致颈椎各柱结构应力发生改变,引起创伤性小关节炎等,因此目前该术式已较少采用。

③颈椎间盘切除减压及椎间融合术:颈椎间盘切除减压或切除椎体病灶时,常需同时进行椎体间植骨融合术,是以病损椎体为中心,从病损区上位的正常椎体到下位的椎体作椎间植骨

或置入椎体间植入物,使多个节段发生骨性连接,融合成一体,形成一个力学的整体,从而达到治疗脊柱病损、消除疼痛、防止畸形、重建脊柱稳定性和保护脊髓神经等目的。

④颈椎椎体次全切除及椎体间融合术:由于既往的减压手术多为局限于单节段椎间隙的操作,操作范围较小,容易出现操作困难,减压不彻底等。颈椎椎体次全切除术则可增加操作空间,使减压彻底进行。

⑤颈前路椎间融合器置入植骨融合术:植骨融合术后由于缺乏有效固定,植骨块易发生脱出,压迫气管、食管、脊髓等而产生并发症。负重后的骨块由于过度活动,容易出现不愈合、假关节形成。椎间融合器的置入,具备明显撑开效应,能维持椎间隙的高度,减除神经根的压迫和维持正常颈椎生理弧度是其主要特点。同时为颈椎提供即刻稳定作用,通过侧孔为植骨块提供良好的融合环境,使椎体间沿承重轴达到骨性融合。

⑥颈前路钉板系统内固定术:颈椎前路钢板内固定器械的发展为椎间植骨融合,尤其是多节段植骨融合,提供了一个极好的血管内向性生长、促进骨融合的局部稳定环境,同时也可为术后颈椎提供即刻稳定作用,摆脱外固定的依赖,避免由此带来痛苦和麻烦。

(2)颈椎后路融合术

①下颈椎后路融合术:对于后期的椎间盘突出及各种原因造成的下颈椎不稳定,后路融合术可以起到前路融合术所达不到的作用,同时,也可作为前路融合术的补充。单纯的前路融合固定术由于其解剖的限制,手术野有限,融合过长后的愈合问题,生物力学上的单柱稳定的缺点等诸多原因,使得颈椎后融合术在一些颈椎重症的损伤,炎症、类风湿、肿瘤等疾病中更为重要。

②颈椎管扩大成形术:长期以来对解除颈部疾病造成脊髓受压的手术分为2大类,即颈椎前路手术和后路手术。前路手术对解剖来自椎管前放的椎间盘突出、韧带、骨赘或占位性病变等所致的脊髓神经根或椎动脉受压是一种有效的手术方法,得到了学者们的共识。实践证明后路手术入路较为容易,并可达到直接或间接减压的良好效果。因此颈椎疾病无论来自椎管前方或后方所致的椎管狭窄,引发神经脊髓受压,当前路手术直接切除不可能或有困难时,选用后路椎管扩大成形手术,可达到减压治疗的目的。

(三)微创治疗

微创手术治疗颈椎间盘突出症是目前一项比较新的技术,如椎间盘削切吸术、激光手术及化学溶核术等。近几十年来,国外有大量文献报道,在法国、加拿大、德国等国家已应用此技术治疗颈椎间盘突出症,取得了良好效果。本节简要介绍化学溶核的情况。

自1964年Lymann Smith报告应用化学溶核术治疗腰椎间盘突出症并取得良好效果以来,大量的临床病例应用及长达十年以上的随访已证实化学溶核术治疗腰椎间盘突出症安全有效。支持此项技术的学者一直尝试将此项技术应用于颈椎。他们认为将化学溶核术仅限用于腰椎缺乏科学依据,因为颈椎间盘和腰椎间盘的组成与结构是类似的,引起脊髓压迫和神经根放射刺激的原因是相似的,并且颈椎间盘所承受的负荷较小是其优点,只要采取正确的技术和预防措施,极少发生过敏反应。此技术的有效性及无害性已经被临床结果所证实。

1.手术适应证

(1)有颈椎间盘突出的症状和体征。

（2）经非手术治疗无效。

（3）下列一个或多个检查结果阳性。

①脊髓造影。

②高分辨率 CT。

③CT 脊髓造影（CTM）。

④MRI。

⑤椎间盘造影。

（4）无颈椎不稳，无明显的增生和退变及脊髓本身病变。

2.术前准备

术前 3d 开始服用 H_1 及 H_2 受体拮抗药，如西咪替丁、苯海拉明等。术前 1h 应用抗生素 1 次。

3.手术场所及麻醉

在手术室或放射科进行，"C"形臂 X 线机监测，心电监护。大静脉穿刺输液，以防过敏反应的发生。采取局麻，患者全程清醒并能回答问题，能对穿刺过程中的疼痛感觉做出反应。最好有麻醉师在场协助监护。

4.体位及穿刺方法

患者平卧，颈部垫软枕，头部轻度后仰，消毒皮肤后 18 号穿刺针穿刺。穿刺入路：从颈动脉鞘与气管和食管之间斜行进针，进针点靠近胸锁乳突肌肉缘中点。术者左手示指及中指压迫皮肤并分离上述结构，在大多数患者均可扪及颈椎椎体。"C"形臂 X 线机帮助检查穿刺部位及穿刺针道。穿刺针经两手指间滑移刺入皮肤至椎间盘。X 线机侧位相上可显示穿刺针尖经椎间盘前外侧进入直至椎间盘中心，再通过正位相来确定针尖位置，穿刺过程中患者一般不会感觉很痛，但可能会有一些不适应。

5.椎间盘造影与注药

穿刺成功后，立即做椎间盘造影，造影剂最少 0.3mL 或 0.4mL，一般为 0.5mL 或更多。如患者造影时出现疼痛，应与患者平时的疼痛表现做对比，进一步确定病变节段。将椎间盘造影的影像学与 MRI 图像做对比，并需特别观察椎间盘与蛛网膜下隙的关系，有无造影剂渗漏。椎间盘造影后 5min，注射木瓜蛋白酶 400U～2000U，一般是 1500U。注射速度应非常缓慢，每注射 0.1mL 溶液就做一次停顿，预防椎间盘突然破裂，并密切观察患者有无过敏反应征象。注射后观察 5～6h 就可出院，给予颈椎围领固定。如需要可给予患者止痛药及抗炎药物。

6.并发症

（1）过敏反应：极少发生，特别是严重的过敏反应，常见的过敏反应是患者脸及足的皮肤发痒，腰椎间盘溶核术较颈椎间盘溶核术中多见，可能与注射的酶量多少有关。尽管 H_1 和 H_2 受体阻断药应用的功效尚不能证明是完全安全的，但它们的使用也许是决定性的。同样，使用局部麻醉也起到积极作用，可以帮助医师及早发现过敏反应并予以治疗。

（2）对神经及血管的影响：已经证实木瓜蛋白酶没有神经毒性，只对毛细血管的循环有影响，后纵韧带及硬脊膜形成两道屏障，防止木瓜蛋白酶漏出至蛛网膜下隙，引起血管的损害，造成蛛网膜下隙出血。硬膜内椎间盘突出非常少见，在整个椎间盘突出中只占 0.25%，在颈椎间盘突出中占 3％左右。一旦为这种类型椎间盘突出的患者做溶核手术,可能引起严重后果。所以在颈椎溶核术中,应做椎间盘造影来排除这种可能性。

(3)穿刺损伤问题:穿刺操作比较简单,很容易通过皮肤将气管食管分离,扪及颈椎。由于食管位于颈 7 左侧,所以右侧入路最常采用。操作小心很容易避免刺破食管,必要时可做食管造影来检验。甲状腺动脉被刺破的可能性也较小。假如发生,其血管压力也会使破口闭合,不需特殊处理。

7.椎间盘造影问题

椎间盘造影的诊断价值一直是争论的焦点。一些学者认为它有一定的诊断价值,但另一些学者则认为它不仅没有什么诊断价值,而且是一种危险的检查,有可能导致严重的并发症。多数医师认为椎间盘造影作为辅助诊断来验证 MRI 结果,是有价值的。有些医师在注射木瓜蛋白酶前做此检查只是为了验证穿刺针头的位置,如果存在任何形式的蛛网膜下隙渗漏都应被看作是绝对禁忌证。

8.MRI 检查的诊断价值

在几项有诊断价值的检查中,MRI 检查虽然费用较昂贵,但 98.8％椎间盘突出都可被确诊,诊断率最高,被认为最具价值的检查。有报道,通过术后 MRI 检查随访,83％的椎间盘完全或几乎完全消失,作用期一般 6 周至 3 个月。MRI 可以作为术前检查及术后随诊无可替代的方法。

9.与颈椎间盘切除术的比较

化学溶核术及其他的微创手术一样都具有以下优点:痛苦小,住院天数短,费用少;不破坏脊柱的稳定性,不影响纤维环及韧带结构。化学溶核术后,由于相应节段缺乏融合,会不会发生继发椎管狭窄,以及相邻椎间盘的病理生理改变如何,这些问题都需长期随访。目前可以肯定的是,保持脊椎韧带的完整性可以减低颈椎曲度改变的发生率,化学溶核术在这方面具有最小的破坏性,并最大限度地保持脊柱的稳定性。国外文献报道,化学溶核术的优良率在 70％～90％之间,约百分之十几的患者需进一步接受手术治疗。对于颈椎中央型椎间盘突出症,在并发症的发生率方面,化学溶核术也较开放手术要低得多。

综上所述,颈椎间盘微创手术具有操作简单,费用低,并发症少,效果优良的特点。但也还存在一些问题,尚需进一步长期观察和研究。MRI 影像学检查,对颈椎间盘突出症具有很高的诊断率,可以帮助我们选择手术方式,在术后随诊方面也极具意义,是不可或缺的检查手段。

三、手术并发症及其预防

颈椎间盘突出前路手术有许多潜在的并发症,并涉及重要血管或内脏的损伤。重要的是要认识到手术显露是从脊椎的外侧,一旦胸锁乳突肌前缘游离后,显露的方向正好在颈总动脉内侧。在该部位对颈中间隔分离时,可能危及喉返神经。如果在颈总动脉内侧分离,则这一入路是在气管食管鞘的侧方,无须常规寻找喉返神经,因为这将增加手术时间和不必要的神经损伤。如果可能,应用宽叶拉钩保护气管和食道,偶尔甲状软骨被作为拉钩的支撑。因为颈部左侧在解剖结构上神经损伤的可能性更小,所以左侧更受偏爱。经常碰到的问题包括:术中将气管及食管向内牵拉所致长时间吞咽困难;对在气管食管鞘中走行的喉返神经损伤所致的声音嘶哑;交感神经损伤可能出现 Horner 综合征;由于对外侧过度分离,或者是对颈长肌及血管的牵拉,导致颈动脉及颈内静脉丛的损伤。前路术后应特别注意气道阻塞,尤其在广泛次全切除术及 C4 以上脊髓型颈椎间盘突出患者,手术后立即发生的气道阻塞,偶然可引起气管及食管血肿,这时需要引流;如果术后出现血肿增大过快时,可通过使用有柔软的闭合吸引装置来进行引流。

如果用自动拉钩,将牵开器的锐齿放在颈长肌下方是绝对必要的,而且应在直视下进行。自动拉钩使手术更加顺利,但将牵开器的齿钩置于两侧颈长肌下应很小心。在手术结束时应检查气管有无裂口,如果有,应该修补。龙胆紫渗入食管后方作为判断是否有食管撕裂的方法,用一个小的气管食管吸引器在伤口缝合后直接吸引很容易看到是否有蓝色染料,还不仅可清除咽后部血肿,而且容易看到渗出液。

前路手术时神经损伤并不常见,但可因为椎间隙的过度牵引(尤其是脊髓型颈椎间盘突出患者)而突然产生。在此种情况下,选择半椎体切除减压更为理想。椎动脉破裂虽不常见,但其是一个潜在灾难性危险。这种情况常发生在外科医师在行椎体次全切除术时,为了侧隐窝减压偏离中线太多,尤其是当椎动脉不在原来的解剖位置时;或是由于椎体的侧方被肿瘤或感染灶所侵及。如果注意一下椎动脉的位置,在进行这样高危险性手术前,应先行断层扫描。若尚有疑问,则要考虑术前做 MRI、血管造影或正规的血管检查。术后脑脊液漏并不常见,出现脑脊液漏部分原因是钙化的椎间盘进入或穿透硬膜囊,更可能是因为企图切除骨赘所致。这些渗漏物大多较少,可简单地用明胶海绵拭子,或用局部肌肉组织块,如肩胛舌骨肌或胸锁乳突肌充填处理;直接缝合硬膜破口是困难的,且不具备缝合的指征。如果对硬膜修补有疑问,可放置引流条使脑脊液得以分流。与上述并发症相比,更为常见的并发症是难以达到坚固的融合。据笔者经验,不吸烟者不融合率为 $5\%\sim6\%$,术前教育患者避免吸烟和过度饮酒可以使术后不融合率降低。此外,测定局部骨密度可以识别不融合的高发患者,骨密度超过 2 个标准差的患者其移植骨陷或不融合的危险性较高。典型例子是有些患者早期效果很好,而随后有移植骨块的塌陷及随之而来的颈肩痛。移植骨塌陷患者中 1/4~1/3 发展为不融合,并且再次出现颈肩痛;放射性的手臂痛是常见的征象,但其分布与解剖定位不一致。这些具有持续痛的患者,尽管至少进行 9~12 个月非手术治疗,但获得椎间融合的较好途径是后路手术。在有神经根痛的患者,后路手术还可同时进行神经根孔减压术。内固定免除了体外制动的需要。不融合患者颈椎前方常发生自发性融合,后路手术入路在缓解颈肩痛获得更多的成功。另一方面,对不融合患者,亦可再行前路手术彻底清创并行骨移植;如果脊髓还有来自肥大性假关节所致的压迫,也应选择这一手术途径。

多节段椎次全切除术后,髂骨或腓骨移植块移位是特别麻烦的事。在这种情况下,最好是将植骨块放回去,并用 Halo 支架保护 3 个月,使植骨块不再移位,但用 Halo 支架后用可再次移位。后路椎板切除术后颈椎畸形和脊髓型颈椎间盘突出虽然可用前路减压融合内固定及 Halo 环支架制动来处理,但植骨块移位的发生率和畸形矫正后丧失率仍然较高,有必要事先告诉患者。另一种更好的预防方法是在前路手术后行后路关节融合术和侧块钢板固定术。

主要并发症有如下所述。

1.植骨融合术相关的主要并发症

(1)显露过程中,可能损伤喉返神经、喉上神经、血管、食管、颈交感干及胸膜等,主要原因是解剖不熟悉或操作粗暴所致,精细的操作和熟练的解剖可以避免。

①脊髓和神经根损伤:是颈前路手术常见的后果和极其严重的并发症。减压时切除椎管管壁,颈部过伸以及植骨块过小都可以导致脊髓或神经根损伤,对发育性颈椎管狭窄者更容易发生。

②植骨块脱落、不愈合或塌陷:由于移植骨块过小,嵌入不紧或术后颈椎活动过多引起。植骨块压迫脊髓和气管、食管,造成脊髓损伤加重和气管、食管损伤。一经发现应立即再次手术重新植骨。假关节愈合将导致术后下颈椎不稳,须进行返修手术。植骨块塌陷吸收将改变颈椎生物力学结构,严重者会导致各种畸形,需进行重新植骨及内固定手术。

(2)颈椎邻近节段退行性变:这是近年来提出的融合术的并发症。主要机制是融合节段上、下椎体由于代偿而过度活动,加速了其退行性改变。因此在选择手术节段时避免固定过多节段。对由此引起脊髓或神经根压迫者应行手术治疗。

(3)供骨区并发症:供骨区出现术后疼痛、麻木以及血肿等,称为供骨区并发症,发生率为3%~5%。切口尽量与皮纹平行,术中注意保护皮神经,严格骨膜下剥离可以在一定程度上降低其发生率,一旦发生则应对症处理。自体骨移植会降低融合风险率及潜在传播疾病的危险。骨代替产品如羟基磷灰石、人工重组骨等虽无传播性疾病风险,但融合率均较自体骨低,临床效果不满意。近年来使用人工骨和自体骨混合和合成骨形态发生蛋白(BMP)诱导成骨效果较满意。

2.与 Cage 相关的主要并发症

除颈前路融合术中可能发生的并发症外,椎间融合器滑脱是一个潜在的并发症,往往由于选择的 Cage 过小,嵌入不紧或者术后颈椎过度活动引起,发生率较低。

3.与钢板固定术相关的主要并发症

(1)脊髓损伤:为最严重的并发症,因其后果严重,主要为使用 Caspar 钢板采用双面皮质骨螺钉过长,穿透椎体后缘损伤脊髓或神经根。Ao 带锁钢板与 Orion 钢板可以避免此类并发症。

(2)螺钉、钢板滑脱:可以引起吞咽困难、食管穿孔、感染等,后果严重。钢板过长,钢板与螺钉放置位置不当都可以引起。应尽量减少钢板预弯次数,以避免改变钉与螺孔间的适合面,使钉板之间产生肘节运动。螺钉与终板距离保持在 2mm 以上。

(3)螺钉、钢板断裂:较少见。早期 Ao 带锁钢板采用中空螺钉以求增加骨融合量,但也降低了螺钉的强度,出现较多断钉的报道。后来改为实心螺钉后大大减少了此类并发症。

(4)食管瘘:内固定物引起的食管瘘是颈前路手术引起食管瘘的主要原因,处理非常困难,死亡率高。螺钉、钢板的滑脱移位,断裂后的断面都会对附于其表面的食管产生损害,反复损伤导致食管瘘,往往合并感染并向纵隔蔓延。我院曾有术中拉钩损伤的例子,必须提高警惕,手术的精细操作是必要的,一经发现钢板、螺钉移位应及时处理。已发生的食管瘘应尽早修补。

第二节　胸椎间盘突出症

一、流行病学与病因病机

(一)发病情况

胸椎间盘突出症(TDH)患者 80%的发病年龄在 40～60 岁,男女发病率为 1.5：1。胸椎间盘突出引起症状的发生率远低于颈椎间盘突出和腰椎间盘突出。文献记载胸椎间盘突出发生率为每年人口的 1/100 万,仅占所有椎间盘突出的 0.25%～0.75%。近年来,随着对本病认识的不断深入及影像学诊断技术的不断发展,尤其是磁共振(MRI)检查应用的日益广泛,目前本病的诊断率有上升的趋势。采用 CT 扫描胸椎间盘突出的发生率为每年人口的 1/10 万,而 MRI 问世后,这一数字提高了 14.5%,从而证实胸椎间盘突出有相当高的发病率。

胸椎间盘突出的节段分布很不均衡,下胸段胸椎间盘突出明显多于上胸段。与无症状性胸椎间盘突出相比,有症状性胸椎间盘突出发生在下胸段的比例更高。国内文献报道资料的汇总分析显示,下胸段(第 10～11 胸椎)占 TDH 的 70.9%,上中胸段(第 1～9 胸椎)占 TDH 的 29.1%。脊柱的生物力学作用可能是造成这种差别的原因。胸椎结构有其独特性,上 10 个胸椎与肋骨和胸骨一道组成笼状结构,增加了结构内胸椎的稳定性,笼状结构内的椎间活动受到限制。而笼状结构外的下胸段活动度较大,且笼状结构内的脊柱作为一个整体运动容易使位于胸腰结合部的下胸段产生应力集中,使其容易遭受轻强应力的急慢性损害。其次,不同性别 TDH 的节段分布特点显示,在上中胸段 TDH 发生率女性与男性相近,而下胸段 TDH 发生率男性明显大于女性。由于在工作和生活中,一般来说男性的劳动强度和脊柱的实际活动度均大于女性,因而在更容易遭受活动性损伤的下胸段,男性比女性有遭受急慢性损伤的可能性更大。上述不同性别 TDH 的节段分布特点似乎也提示,TDH 的发生可能与椎间盘所遭受的急、慢性活动性损伤有关。

(二)发病机制

同颈、腰椎间盘突出一样,椎间盘退变是其主要致病的因素。损伤在胸椎间盘突出发病机制中的作用尚不确定,Arseni 和 Nash 认为损伤在本病中起明显作用。胸椎间盘突出常出现于严重脊柱外伤后的患者,多于外伤后立即或较短时间内出现,而发展到出现明显的脊髓受压症状则需几个月或几年时间。此种情况多见于青年人。

脊柱畸形的患者易出现损伤性胸椎间盘突出,以脊柱呈锐角后凸畸形者多见。常继发于 Scheuermann 病、结核性脊柱畸形或其他原因出现脊柱后凸畸形的患者。

胸、腰椎退行性病变伴发 Scheuermann 病概率较高。Tavers 和 Wood 研究指出青少年的胸椎间盘突出常见于伴有明显胸椎后突的 Scheuermann 病患者,其突出常位于胸椎后突的顶点,同时其他椎间盘退变的发生率也明显高于无 Scheuermann 病患者。Paajunen 报道 21 例 Scheuermann 病患者,其中 55%病例 MRI 显示其椎间盘异常,而对照组仅有 10%出现异常。Scheuermann 病患者的流行病学调查发现,Scheuermann 病患者的胸椎椎间盘在早期即出现退行性改变,并继而出现椎体骨质增生,可能的致病原因为:①单纯由简单的压力性脊柱营养不良引起,即脊柱长期在屈曲位受静止负荷压力的作用,致使椎体终板生长停止,出现损伤;②椎间盘组织从椎体终板处疝入椎体,导致缺损区域的力学强度减少;③脊柱轴位压力导致施莫尔结节形成,椎体萎缩后椎间盘变得更干燥、易损。因此,Scheuermann 病是胸椎退行性变重要的致病原因之一,青少年患者表现尤为明显。

二、治疗

(一)非手术治疗

如果患者在诊断时没有明显的神经缺陷的临床表现,那么应像治疗其他背部疾病那样,最初采用非手术治疗通常有效,但至今尚无一个科学的控制治疗程序。非甾体类的抗炎镇痛药物,改变体力的活动,低氧耗量锻炼、经皮电神经刺激器等,并可试用其他物理方法,如果可能,这些治疗措施通常持续 6～12 周。待症状缓解后,在指导下逐渐恢复活动,可重新开始剧烈运动。目前尚未证明牵引有治疗价值。

对于一些初期,症状较轻,或者年迈体弱的患者来说,采用非手术治疗胸椎间盘突出症是最佳选择。

1.休息

视病情而选择绝对卧床休息、一般休息或限制活动量等,前者主要用于急性期患者,或是病情突然加剧者。

2.胸部制动

因胸廓的作用胸椎本身活动度甚微但为安全起见,对活动型病例可辅加胸背支架予以固定,此对病情逆转或防止恶化将具有积极意义。

3.对症处理

包括口服镇静药、外敷镇痛消炎药膏理疗、活血化淤类药物及其他有效的治疗措施等,均可酌情选用。

总的来说,胸椎间盘突出症的早期治疗疗效还是比较满意的,根据胸椎间盘突出不同类型其治疗方法也有相应的差异,对具体的患者应该根据专业的检查,患者自身状况,医师应综合各种因素选择来分型,并采取治疗方案,不能单一地只看一个因素。只要方法得当,治疗及时,就可以很好地控制病情,抑制病情发展。

(二)手术治疗

与椎间盘突出相关的难以忍受的剧烈疼痛,神经功能障碍逐渐加重或出现脊髓病变症状是作为手术治疗的先决条件。

当疼痛成为外科手术的主要指征时,胸椎间盘造影有助于疼痛灶的定位。正如胸椎间盘疾病 MRI 矢状位影像见到的那样,在相邻为正常的椎间盘时,出现一单发的椎间盘突出。当决定手术治疗时,这类患者仅须切除单一节段椎间盘。胸椎间盘另一类疾病是 Schenermann 病,具有脊柱后凸畸形和相邻椎间盘多发性突出或退行性变,当选择手术治疗时,行前路椎间盘切除并广泛融合术和整个畸形节段后路内固定。介于上述两种情况之间者,是持续不断的胸背疼痛和 MRI 矢状影像上表现为数个节段的椎间盘退变、膨出或突出。除物理检查外,椎间盘造影诱发出与原来一样的疼痛症状,有助于骨科医生决定需手术的椎间盘。

通过椎板切除术来显露脊髓行椎间盘切除,其并发症发生率相当高,令人难以接受。据报道,在一组 40 例经椎板切除胸椎间盘切除的患者中,14 例发生了医源性截瘫。故当需手术时,椎板切除很少作为胸椎间盘突出的主要手术入路。

1990 年,Menard 推荐了经肋骨横突切除途径行脊柱髓核减压的方法。1960 年,Hulme 首先提倡采用这种方法对胸椎间盘突出进行减压。其他学者也报道了经后外侧或经椎弓根途径切除椎间盘取得了令人满意的疗效。虽然经椎弓根或肋横突切除显露途径进行脊髓减压收到令人满意的结果,但这些途径更适合椎间盘侧方突出者。1958 年,Crafood 等最先对胸椎间盘突出进行前外侧减压。对中央型胸椎间盘突出或对须手术切除超过一个节段的胸椎间盘突出症,选用这种途径。Otani 等介绍了经胸膜外显露方法行前路间盘切除和椎体融合术。如果是单一节段的椎间盘切除,那么胸膜外解剖显露创伤较小,且不需要闭式引流。Ransochoff 推荐在前路胸椎间盘切除术之前,用动脉造影来确定脊髓主要的营养血管。手术暴露过程中,如必须结扎椎节段动脉和静脉,那么应在远离神经孔的前方结扎,因为此处的脊髓血供有重要的侧支循环。

鉴于胸段脊髓特有的解剖学特点,该节段的手术风险相对较大。因此选择最佳的手术途径,尽可能地减少对脊髓和神经根造成的牵挂刺激,显得格外重要。具体而言,手术途径的选择主要取决于以下几个方面内容:椎间盘突出的节段、突出的病理类型、与脊髓的相对关系以及术者对该手术途径的熟悉途径等。

1.经胸腔途径

该手术入路包括经胸膜内和经胸膜外两种方式。两种方式大体相同,但是前者手术野开阔清晰、操作简便,对脊髓无牵拉,相对安全等方面优点。而后者较前者创伤小干扰小且术后无须放置胸腔闭式引流管。两者均为目前临床上最常被采用的术式。

(1)适应证:广泛适用于第 4～12 胸椎的胸椎间盘突出,尤其是在切除中央型椎间盘突出及伴有钙化,骨化时,优点更为突出。

(2)麻醉:气管内双腔插管全身麻醉。

(3)体位:患者取侧卧位。对于中、下段胸椎,为避免对下腔静脉和肝脏的干扰,建议从左侧切口进入;而对上段胸椎,可以从右侧切口进入,以避免对心脏及颈部、锁骨下血管的影响。对侧于上胸壁腋部垫以薄枕,使腋动脉、腋静脉和臂丛神经避免受压。体位固定后,检查上肢有无色泽变紫,静脉充血现象,动脉搏动是否正常。

(4)操作步骤

①显露:经胸腔手术途径,主要适用于第 4～10 胸椎椎间盘突出,切口一般以病变间隙上位第 2 肋。切口沿肋骨方向后侧开始于竖脊肌外缘,前至腋前线,在所定肋骨上切口,切开皮肤皮下组织和深筋膜,然后依次切开肌肉。第一层切开背阔肌,高位沿肩胛骨内缘者,同时切开斜方肌和大、小菱形肌。第二层切开前锯肌、腹外斜肌起点及竖脊肌外缘。低位者则切断部分后下锯肌。

显露所需切除的肋骨。用肩肋骨拉钩,向上提肩胛骨,在肩胛骨下用手摸到的最上的肋骨即第 2 肋，以此为准即可确定需切除的肋骨。切开肋骨骨膜，用骨膜剥离器分离切开的肋骨骨膜。从肋骨下缘由前向后剥离肋间内肌及肋床。从肋骨上缘由后向前剥离肋间外肌。剥离肋骨前端时，不要露出肋软骨。然后用肋剪，在肋骨前、后两端剪断取出。若从肋间入路，即直接由选择的肋间，由外向内切开肋间外肌和肋间内肌。避免损伤位于肋骨下缘的肋间神经和肋间动、静脉，显露胸膜壁层。此时，根据术者习惯或手术操作方便，选择经胸膜内或胸膜外，以下按经胸膜内叙述。将肋骨床和膜壁层或仅胸膜壁层切开一小口，空气随即进入。肺组织即逐渐完全萎陷。若肺组织与胸壁有粘连，用剪刀剪断带状或膜状粘连，使肺完全萎陷。用盐水纱布垫保护胸壁，置开胸器逐渐将胸廓撑开，显露胸腔内手术野。

用盐水纱布垫覆盖肺组织并将其牵向中线。即显露胸椎体的侧前方及后纵隔。若需要显露椎弓根部，则需将与病椎相邻的肋骨近段 5cm，从肋椎关节和肋横关节处分离切断取出。

纵行切开纵隔胸膜，即可见位于左侧的胸主动脉和半奇静脉，位于右侧的奇静脉以及肋间动、静脉，将肋间动、静脉或左、右侧半奇静脉、奇静脉予以结扎切断。切断肋间动脉要远离椎间孔，并且不要超过 3 根，以免损害脊髓的血液供应。然后于胸膜外用骨膜剥离器，将纵隔中的食管或主动脉从椎体前方推开，即显露椎体正前方、椎间盘和前纵韧带。依据手术要求，在此处进行手术。若手术需要探查椎管，则应保留肋间神经近端，以此为引导，切除一侧椎弓根，扩大一侧椎管探查脊髓。

②手术定位：能否确定正确的手术节段至关重要，直接影响到手术的成败。确定方法包括参照切除的肋骨和对应的椎节来确定正确的手术节段；还可以进行术中透视或拍片，根据第 5 腰椎、第 12 胸椎或第 1~2 颈椎影像标志来进行手术定位。通常情况下，需将上述方法结合起来进行判断；有时尚需根据局部的解剖学特点，如某一椎节的特殊形态、骨赘大小或局部曲度情况等，结合术中所见进行反复推断。尤其在存在有移行椎的情况下，更应提高警惕。

③切除椎间盘组织：先切除椎间盘大部，然后使用长柄窄骨刀楔形切除相邻椎体后角，即上位椎体的后下角和下位椎体的后上角，深达椎管对侧壁，然后逐层由前向后切削至椎体后缘。用神经剥离子探及椎间盘后缘及椎体后壁，以指导骨刀切骨的方向及进刀深度。于椎间盘纤维环在椎体上、下缘附着点以远切断椎体后壁，用窄骨刀或配合应用长柄刮匙将部分后壁连同椎间盘组织由后向前撬拨切除或刮除，用刮匙刮残存椎管内的椎间盘及骨赘，直至胸脊髓前部硬膜囊完全清晰地显露出来。也可以先咬椎弓根，显露出硬膜囊和椎体后壁，再用刮匙逐步将椎间盘刮除。

④植骨融合和固定：椎间盘切除和胸脊髓减压后，是否需要同时进行椎间植骨融合内固定，对此问题目前尚有争议。考虑到有利于早期功能锻炼，提高植骨融合率，以及避免椎间隙狭窄带来的远期问题，建议同时行植骨和内固定。

⑤切口引流及闭合：经胸膜途径或经胸膜外途径但胸膜已破者，均须放置胸腔闭式引流。常规方法逐层闭合切口。

⑥术后处理：预防感染应用抗生素 3~5d；密切观察胸腔引流量和性状，若 24h 内引流量少于 60mL 时，摄 X 线胸片核实无误后可去除胸腔闭式引流管。术后 7d 复查胸椎 X 线平片了解椎体间植骨和内固定情况，并开始下床行走。

⑦并发症及处理

a.术中出血,若为节段血管出血,需立即重新予以结扎或电灼止血。若为椎管静脉丛出血,可以用双极电灼止血或用吸收性明胶海绵填塞压迫出血。如果是骨壁渗血,则可用骨蜡涂抹进行止血。

b.术中硬脊膜破裂脑脊液漏:若裂口较小可填以吸收性明胶海绵;若破损较大,则应尽可能地进行缝合修补(6-0尼龙缝线)。有时需扩大骨性结构的切除,以便有必备空间进行破损硬膜的缝合修补。

c.术中脊髓或神经根损伤:术中仔细辨认、松解神经粘连以减少神经损伤的发生。一旦发生,可予以脱水、激素和神经营养药物等。术后积极进行有关康复功能练习。

d.肺部并发症:诸如术后气胸、胸腔积液或乳糜胸等,可行相应处理。

2.经胸骨切开前方显露径路

该术式适用于其他术式难以显露的第1~4胸椎的胸椎间盘突出。

颈胸联合切口,切开胸骨,经上部纵隔可显露第7颈椎~第4胸椎前方,是比较困难的显露途径。切开胸骨有3种不同方法,一是纵向劈开胸骨;二是倒T形切开胸骨上段;三是切除一侧胸锁关节及胸骨柄的半侧。3种方法都曾被应用。

一侧胸锁关节与胸骨柄半侧切除显露途径:仰卧位,头偏向对侧。气管内插管全身麻醉。根据显露需要,可选择左或右侧。以左侧为例进行介绍。下颈横切口,连接胸骨中线纵切口,切开皮肤、皮下及颈阔肌。在颈阔肌深面游离皮瓣,显露胸骨柄,左侧胸锁关节与锁骨内1/3段。骨膜下剥离将上述深面结构深面与上、下侧面游离。在骨面附着点上切断胸锁乳突肌的胸骨头与锁骨头,并向上推开。切除胸锁关节,胸骨柄半侧,与第一肋的胸骨端,第2肋软骨,进入上纵隔。在儿童的胸骨后侧有胸腺,成年人已萎缩,其深面为气管、食管、主动脉弓、锁骨下动/静脉、喉返神经、胸导管等。在气管、食管侧面,与血管之间向深处钝性分离,轻柔解剖达椎体前面。并用平滑拉钩向两侧拉开,加以保护。将椎体前面筋膜切开,可见颈长肌在椎体前面的两侧部。第1~4胸椎椎体前面显露于手术野。

3.经肋横突关节切除径路

该术式为侧后方经胸膜外的一种显露方法。

(1)适应证:可广泛地用于第1~2胸椎外侧型胸椎间盘突出。但对于中央型和旁中央型的胸椎间盘突出来说,由于术野和视野角度的限制,若要彻底切除椎间盘则难以避免对脊髓造成牵拉和干扰,即存在着损伤神经的风险,故建议不选用此入路。

(2)麻醉:气管内插管全身麻醉。

(3)体位:患者取侧卧位,患侧在上,对侧胸部垫枕。

(4)操作步骤

①切口:根据胸椎间盘突出的节段不同,所取皮肤切口略有变化。通常为脊后正中线旁开2cm的纵切门;若突出节段在第7胸椎以上,其切口远端应拐向肩胛骨的下缘顶点并向前下。

②显露:使用电刀切开上方的斜方肌和菱形肌,切开下方的斜方肌外侧缘及背阔肌内侧缘,此时便可见到清晰的肋骨。将椎旁肌牵向背侧进而显露肋横突关节和横突。切开肋骨骨膜,并沿其走向行骨膜下剥离接近肋横突关节处。切断肋横突间的前、后韧带,然后将该段肋

骨和横突分别予以切除。上述操作始终在胸膜外进行。通常需在椎体水平结扎肋间血管,并可借助肋间神经走行来确定椎间孔的位置。用撑开器撑开肋骨,用"花生米"或骨膜剥离器将胸膜壁层及椎前筋膜推开,使用拉钩将胸膜和肺牵向前侧,显露出椎体的侧方。将椎旁肌向背侧进一步剥开,显露出同侧椎板,将同一侧椎弓根、关节突切除后,即可显露出突向外侧或极外侧的椎间盘,小心剥离硬脊膜与椎间盘之间的粘连,切除突出的椎间盘组织。冲洗切口后,用胶海绵覆盖硬脊膜囊。

③切口闭合及引流:留置负压引流管,常规方法逐层关闭切口。

4.胸膜外、腹膜后径路

(1)适应证:本入路可显露第11~12胸椎。通常采用左侧入路。

(2)麻醉:宜采用气管插管全身麻醉。

(3)体位:患者侧卧,左侧在上。双上肢向前平伸,置于双层上肢托架上,右侧腋下垫薄软枕,以免右侧肩部及腋下的神经血管受压。腰下垫枕或摇起手术床的腰桥,使患侧脊肋与髂嵴分开。骨盆前后置卡板。手术中可根据显露需要使床位向一侧倾斜而改变患者卧姿(对地面而言)为斜俯卧位或斜仰卧位。

(4)操作步骤

①切口:先从第10胸椎棘突旁开5cm处向下做短段直线切开,然后沿第11肋向前下方斜行,切口下端止于第11肋软骨前段。

②手术方法

a.切开皮肤和浅筋膜:沿第11肋行走方向切断背阔肌,切断下后脊肌及竖脊肌的外侧部(髂肋肌)。将竖脊肌由第11肋骨剥离并向后牵拉,切除第11胸椎的横突。

b.切除第11肋骨:沿第11骨中轴线切开其骨膜,仔细做肋骨的骨膜下剥离。注意肋骨上缘由后向前剥离、肋骨下缘由前向后剥离的原则,保持肋骨肌膜的完整性。在第11肋骨大部分游离后,即可切断肋骨头上附着的韧带而切除第11肋骨。

c.胸膜的剥离:以利刀仔细在肋骨床上做小切口,只切透肋骨骨膜,提起肋骨骨膜切缘,用弯止血钳夹住"花生米"样小纱布球推开其下的胸膜。顺肋骨床中轴线逐步剪开肋骨骨膜并逐步推开胸膜,操作必须轻揉,勿使胸膜破裂。

到达腹膜后,为了显露第1腰椎椎体常需扩大手术野,切口前端在第11肋骨尖端向前下方顺延3cm,以中号止血钳在第11肋软骨前方分开腹侧壁的三层肌肉和腹横筋膜,推开其深面的腹膜,术者的示指深入达肋软骨深面,然后沿其中轴线切开第11肋软骨。在此处胸膜外间隙与腹膜后间隙已相通。

切开膈肌的内侧弓状韧带进一步作胸膜外和膈肌下的腹膜后分离时,膈肌的肋部起点常随之与第11、12肋骨深面分离。将胸膜囊推向上、向前,剪断膈肌起点(膈肌在此处通过内、外侧弓状韧带起于第1腰椎、第2腰椎横突),剪开内侧弓状韧带即到达椎体旁。在使用胸腔自持拉钩撑开切口之前,还需在胸膜外向上多分离5~6cm使胸膜囊充分游离,以免撑开时撕破胸膜。

d.椎旁的解剖:切开膈肌的内侧弓状韧带后,即可分离腰大肌前方的筋膜,把肾周脂肪连同肾脏向中线推开,到达第1腰椎椎体侧方;即可用胸腔自持拉钩向前上与后下方向撑开切口。摸清第 11 胸椎、第 12 胸椎椎体,在椎体侧方结扎肋间动、静脉,然后可经骨膜下剥离椎体;为显露第 12 胸椎椎体后部还需切除第 12 肋骨头颈部分。切断并向后分离腰大肌的起点,直到显露椎体后部、椎弓根及横突的前面。追踪第 12 肋间神经(肋下神经),到达相应的神经孔,作为进一步手术操作的指标。

e.缝合:将弓状韧带与相应膈肌做几针间断缝合。在胸膜外间隙放置引流管,由切口下方另做小戳口引出体外,术后负压吸引 2d,缝合第 11 肋骨床,分层缝合肌肉、皮下、皮肤。

f.注意事项:术中若发现胸膜破裂已成气胸,则宜常规安放胸腔闭式引流管。尽可能缝合胸膜破口,然后逐层缝合切口。

5.经胸、腹膜后径路

(1)适应证:本途径可显露第 10 胸椎到第 4 腰椎椎体。适用于胸腰椎多节段病变切除和椎体重建及胸腰段脊柱侧弯或后凸畸形的前路矫正术。

(2)麻醉:气管插管全身麻醉。

(3)体位:采用胸侧卧位,腋下垫软枕。以卡板及沙袋把患者固定在端正的侧卧位上。不使躯干前俯或后仰。摇起手术台的腰桥,使腰椎平直。

(4)操作步骤

①切口:手术入路宜选在椎体破坏严重的一侧,或下肢瘫痪较重的一侧,或脊柱侧弯的凸侧,或椎体一侧病变压缩而继发的侧凸畸形的凹侧。

②手术方法

a.经第 10 肋的切口可以显露第 9～12 胸椎及第 1～2 胸椎椎体;若将切口前端顺腹直肌外缘向下延长 5～6cm,则可以同时显露第 3～5 胸椎椎体。

顺第 10 肋做切口,后方达棘突旁开 5cm,前方达肋缘下。切开皮肤和浅筋膜,并沿第 10 肋浅面切断背阔及腹外斜肌。沿第 10 肋中轴线切开骨膜,行骨膜下剥离,切除第 10 肋骨后,切开肋骨床开胸。

b.切开膈肌:在第 10 肋软骨的前下方分开腹壁三层肌肉,做腹膜外分离,到达第 10 肋软骨深面,用锐刀顺其中轴线将第 10 肋软骨切开,使分为上、下两半,分离其深面的腹横肌纤维,即到达腹膜后。在腹膜后,向后方钝性分离,使腹膜后脂肪组织及肾脏等与膈肌分开。此时经胸腔及腹膜后可以从上、下两方看清膈肌的肋部起点,沿胸壁上的膈肋肌部附着点旁 1cm 逐步剪断膈肌。

c.椎旁的解剖:在第 1 腰椎椎体旁,切开膈肌的内侧弓状韧带,在第 10～12 胸椎椎体侧方纵行切开壁层胸膜。将椎旁疏松组织稍向前后分离,向前暂且达到椎体前面,向后要显露出相应的肋骨头。紧贴椎体分离,食管、胸导管和迷走神经等均连同椎前组织一并推向前方,并自然向对侧移位,不必逐一寻找这些结构。

d.寻找结构扎节血管在胸椎椎体侧方可清楚看见肋间血管,而在腰椎较难寻找腰动、静脉。腰血管紧贴第 1～2 腰椎椎体中部横向行走,经膈肌脚深面向外后行达腰大肌之下。在第 1～2 腰椎椎体侧方切断腰大肌起点并从腰大肌前缘将肌肉向后外拉开,即可见到椎间盘的膨隆、其色白,摁之有柔韧感,而椎体相对凹陷。在椎体侧方分离血管,然后钳夹切断,逐一结扎。清楚地显露术区的椎体侧壁和椎间盘后,按该手术要求做进一步操作。

e.缝合:经第 8 肋间隙腋中线安放胸腔引流管。先间断缝合椎旁的胸膜壁层,若因植骨与骨固定器占位而不能缝闭,可牵开切口上方皮肤与皮下组织,切取一薄片背阔肌筋膜缝补胸膜裂口处。缝合内侧弓状韧带,然后由深到浅地缝合膈肌。按常规关胸。

6.经椎板切除或椎弓根切除径路

该术式是脊柱外科领域非常经典的术式。遗憾的是若试图从后方行胸椎间盘的切除,则术中势必借助对脊髓的牵拉才能实施椎间盘的切除,此操作常常造成脊髓损害的进一步加重。以此术式来治疗胸椎间盘突出,术后患者的神经损害加重比例高达 50% 以上。目前认为选择该术式治疗胸椎间盘突出具有高度的危险性,临床上已渐被淘汰,故不主张临床治疗中继续采用此术式。

7.经胸腔镜径路

胸腔镜手术开始于 20 世纪初,当时 Jacobeus 用局部麻醉在床边进行了胸腔镜下的诊断性操作。现代胸腔镜手术,必须使用全身麻醉、在手术室进行。胸腔镜下椎间盘切除术是一种安全、可靠、并发症少的术式。

胸椎椎间盘突出,若位于椎管的侧方或椎间孔内,特别是"软性突出"时,适于采用后路或后外侧入路。后路或后外侧入路的缺点是不能显露硬膜腹侧。对钙化的胸椎椎间盘突出、巨大椎间盘突出、中央型突出、横跨整个椎管基底部的宽大椎间盘突出,需采用前路手术。这样,医师才可能在直视下保护脊髓腹侧面。没有暴露硬膜腹侧,试图盲视下切除胸椎椎间盘,这是非常危险的。与开胸术相比,胸腔镜可清楚看到脊髓前侧,并发症较少。

(1)适应证:胸腔镜能广泛适用于第 1~12 胸椎胸椎间盘突出的切除术。

(2)麻醉:气管内双腔插管全身麻醉。

(3)患者体位的摆放:手术开始前,患者先仰卧在手术台上。麻醉师插好双腔气管内导管。麻醉完成后,患者改为侧卧位,术侧在上,一旦患者处于侧卧位,就应该在非手术侧的腋窝处放置一个泡沫垫衬垫好。非手术侧大腿屈曲,患者双膝和骨突部位均用靠垫或泡沫垫垫好。臀部应该牢固地绑在手术床上,以保证术中手术床向前倾斜时的安全。在胸腔镜手术操作过程中,往往要采用向前倾斜的方法来使萎陷的肺从脊柱表面移开。在被动造成气胸和肺不张的情况下,依靠重力作用可以增加术野显露。利用重力作用牵开肺叶,可以避免机械性牵拉肺叶。

靠近手术床的上肢通常放在一个垫好的上肢板上,术侧的上肢放在一个靠垫上抬高,或将其用悬带保护起来,也可以将其放置在乙醚过滤器上。将术侧上臂外展,使肩胛骨向背侧移动,可以给胸壁提供更多的显露空间。如果要在中、下胸椎水平入路进行手术,将上肢放到一个靠垫上抬高,提供的显露空间就足够了。但是如果需要显露上胸椎(第 1~5 胸椎),则上肢就需要外展,并且用带子绑到乙醚过滤器上,这样,可以为在腋部的上方肋骨间隙选择套管提供空间。

接下来,放置 C 形臂 X 线机的位置,要保证能够提供清晰的胸椎前后位图像。通过透视下数患者的肋骨,确定患者的病变部位。第 7 肋骨发自第 6~7 胸椎椎间盘平面,第 8 肋骨发自第 7~8 胸椎椎间盘平面,依此类推。在透视下确定好病变的部位后,用不褪色的墨水在术侧皮肤上做标记,这样,可以帮助在术中进行定位以及规划套管的位置。除了套管入口的位置,肩胛骨的位置要标记好外,还要标记好万一需要开胸操作的手术切口位置,以备开胸使用。

如可能,所选择的1～2个套管入口应该位于拟进行开胸操作的手术切口线上。这样,一旦术中中转开胸手术,可以将手术切口的数目减至最少。如果在内镜下进行螺钉钢板内固定,那么套管的位置就要与计划固定的螺钉、螺栓的走行在同一条轴线上。进行前后位或侧位透视,可以确定套管的位置。

患者的整个胸部、腋窝、上肢的近端、背部及腹部都要进行消毒。如果准备行自体骨移植,髂嵴的皮肤也要做同样的准备。将无菌单及无菌巾铺好,以保证胸部手术的进行。无菌区域范围要够大,以保证能够进行可能的开胸手术。C形臂机要用无菌单包好,放置到合适的位置以供术中透视使用。

术者和助手应该都站在患者的前方,正对着患者胸廓的前侧。在这个位置,术者辨认脊柱解剖和进行脊柱部位的分离操作较为容易。如果助手站在患者的背侧,也就是和术者面对面,这种情况下,助手的分离及移动操作与监视器内见到的运动方向刚好相反。这样因为助手的视觉方位刚好同术者内镜下的方位相反。如果这样的话,就会使助手发生错觉,妨碍术中的正确操作。

(4)操作步骤

①套管摆放原则:胸腔镜套管位置的选择和摆放是胸腔镜手术的关键,术前需要制定相应方案。如摆放错误,手术将难以顺利进行。正确摆放套管位置,可使镜下操作容易进行。

各套管必须均匀分散摆放在胸廓的大部分表面,防止术者的双手相互靠得太近,或离内镜太近。进行精确暴露过程中,如各套管太过于集中,则会影响术者操作。

因为术者在术中常面对患者胸腔,所以各种器械(如牵开器、吸引器)用的套管最好位于患者的前侧方向,在腋中线及腋前线之间。内镜用套管最好放在腋后线与腋中线之间,即所谓脊柱的可视区内。胸腔镜套管插入部位与术者双手活动范围分开,可使术者操作自如,有利于术者无阻碍、无限制地进行分离和暴露操作。前外侧摆放操作套管可使术者在分离、暴露时双手及上臂能自然垂放。

胸腔镜进入胸腔后,首先使用0°胸腔镜,该套管必须直视脊柱病变节段。如使用30°内镜,套管必须上下偏离病变椎体节段,这样内镜才可有一定倾斜角度而直视脊柱。使用30°内镜可使其镜头远离操作套管,使术者在胸廓表面有更多的操作区域。

如胸腔镜镜头术中不经意转换方向,30°镜头视野的方向和范围可能改变,这样会影响手术操作。因此,在置入胸腔镜前,术者应仔细检查30°胸腔镜的角度,必要情况下,还要将胸腔镜取出重新置入。

操作套管的摆放呈三角形,理想的位置是在病变部位的上下等距离摆放。在分离暴露的过程中,术者应调整自己的位置使其舒适,其双手等距向内。这种形状类似于垒球场,术者位于本垒,病变部位位于二垒,操作套管位于第一及第三垒。如操作套管均位于术野直线的上下,术者必须扭转患者身体,这种姿势使术者操作困难。如操作套管太靠后方,术者必须抬高自己的肩膀,这种姿势不稳定且易疲劳。自然舒适姿势是术者在前后方向操作器械,而患者位于向前倾斜30°～40°的位置。

如需用扇形肺拉钩挡住肺脏暴露脊柱,牵开器可放于腋前、中线之间,位于操作套管前后。

牵开器斜向置入胸腔,即可遮挡住肺脏且不影响术者的操作。一旦肺脏被轻柔地牵开,可将患者向前旋转,借重力使肺脏离开脊柱。

②套管的选择:一般选择软性而不是硬质套管,以防止肋间神经受压,导致术后肋间神经痛。套管多为保护性塑料衬管,以维持通往胸腔的路径。在内镜插入部位需摆放套管,可使内镜不被血液及术中从套管带出的切除物质干扰,还可在操作区内摆放套管便于反复置入或移出器械。如仅为单个器械置入的部位(如吸引器或牵开器),多不用套管。这些器械可直接以小切口经肋间隙进入胸腔。

软性套管的直径需要能容纳器械和置入物,一般直径为 11mm 或 15mm 的导管适合进行胸腔镜下的多种操作。直径为 7mm 的套管可用来置入吸引灌洗装置。如需要植骨或置入内植物,则需直径为 20mm 的套管。置入直径较大的物体,则需要扩张套管或延长胸廓切口 2.54~5.08cm(小切口开胸手术)。直径为 7mm 和 11mm 的套管是圆形的。直径为 15mm 和 20mm 的套管为扁椭圆形,不会压迫肋间神经。

③套管放置:安装套管前,以 1% 布比卡因加肾上腺素,于皮肤、肌肉、肋间神经行局部浸润麻醉。局部麻醉可减少套管插入部肋间神经痛的发生。

置入第一个套管时,平行于肋骨上缘,做 10~15mm 长切口,注意勿损伤血管神经束。用止血钳于肋骨上缘穿过肋间肌。闭合止血钳的尖部穿过壁层胸膜到达胸腔。然后张开止血钳的尖部,尽量分开肋间肌肉,让套管通过。术者可用手指穿过切口探查有无肺脏粘连。除套管不必做斜形隧道式切口外,套管置入的方法与胸腔引流管的置入方法无明显差别。套管在皮肤切口内,经肋间隙插入。

术者确认无胸膜粘连后,将套管置入胸腔。第一个套管和内芯就置于胸腔内,从套管内拔出内芯,将软性套管留于胸壁内。套管的长度可因患者情况而定。如有必要,可将套管的尖端剪去。套管的外部可缝于皮肤上,保证术中套管稳定。

放置完第一个套管后,将内镜置入胸腔,检查肺萎陷情况及胸腔内各脏器情况。其他所有套管可按第一个套管置入方法在胸腔镜直视下完成。胸腔镜直视下操作可防止膈肌穿孔或损伤脏器。如套管置入位置低于第 7 胸椎,术者必须防止膈肌穿孔。尽量避免方向靠前置入套管,以防止损伤大血管或纵隔组织。避免于第 1 或第 2 肋间隙置入套管,以防止锁骨下动、静脉损伤。

④各胸段套管位置的选择:要方便地进行胸腔镜脊柱手术,最重要的就是正确放置套管。套管的位置不好,就会妨碍医师的操作,干扰手术的进行。

上段胸椎第 1~5 胸椎的入路可选择在腋窝下缘。上臂外展固定,维持腋窝入路,肩胛骨旋向后,使其远离套管。不可进入腋窝,以免损伤腋动、静脉及臂丛神经。不可经第 1 或第 2 肋间隙进入,以免损伤锁骨下动、静脉。操作套管选择在第 3 和第 5 肋间隙。内镜套管选择在第 4 或第 5 肋间隙稍后,位于背阔肌前缘。中段胸椎第 5~10 胸椎位于胸腔中部,且不需牵开膈肌暴露脊柱,该入路是最容易的一种。下段胸椎第 9 胸椎~第 1 腰椎接近膈肌,在脊柱暴露过程中需要牵开。反向 Trendelenburg 体位(手术床的头部抬起)可利用重力将肝脏、脾脏和其他腹腔内脏器向尾侧移位,减少膈肌的牵拉。在暴露第 12 胸椎及第 1 腰椎椎体时,需要剥离肺韧带。

在进入胸膜后间隙时也需要将胸膜游离。切除膈肌时,使膈肌向尾侧牵引。这些方法可使术者经胸腔内暴露第12胸椎及第1腰椎而无须在腹膜后间隙内用附加套管。如需进行脊柱重建手术,往往需要一些附加的腹膜后套管。通常情况下,可应用"L"形或"T"形套管设计。

⑤胸椎的显露:进行胸腔镜脊柱外科手术,医师要非常熟悉胸椎、脊髓、胸腔和纵隔的解剖,到底是取右侧入路,还是取左侧入路,取决于多种因素,包括病变位置、侧别、范围。大动脉的位置也是非常重要的因素,这可通过术前 CT 或 MRI 来决定。大多数情况下,脊柱的表面,在奇静脉之后的部分比在主动脉之后的部分要多,所以,对于中线的病变,使用右侧入路较多。如果病变偏向左侧,使用左侧入路更加合适。如果病变位于第9胸椎以下,左侧入路更可取,这是因为膈肌右侧的位置较高。通常情况下,胸腔镜可以暴露到第1~2胸椎和第12胸椎~第1腰椎椎间隙。

阻断通气后,不通气的肺脏几分钟内就会萎缩。肺脏上可能会有影响脊柱显露的粘连存在,用钝性分离、剪刀或电凝剪可以非常容易地分离纤维性粘连推开肺脏。然而,对于广泛、致密的粘连(硬化疗法、肺炎、支气管哮喘、血胸、开胸手术、胸腔镜检查造成),它可以造成肺脏大面积的僵硬瘢痕,就会妨碍内镜进入胸腔,这种情况下须中转开胸手术。但是,要避免进入肺实质,防止肺脏漏气。然后,可以用工具牵开肺脏,也可向前转动患者,通过重力作用将肺脏牵开。要机械性牵开肺脏的话,需要小心进行,避免损伤肺实质。要进入下胸腔的椎间隙,还需要牵开膈肌。

⑥脊柱定位:术中,要确保暴露的椎间隙正确,需要在直视和电透下仔细确定椎间隙的水平,这样就可以避免定位错误。

正确确定椎间隙的水平比较困难。在胸腔内,内镜下数肋骨是一种非常好的定位方法。通常,在胸腔顶,第1根可以看到的肋骨为第2肋,下面的每一根肋骨都可以直接看到、触摸到,这样就能够数清楚。接下来,可以将一根长而钝的针插入椎间隙,进行电透。对于确定肋骨的水平,前后位图像比侧位图像更加可靠。要首先确定第12肋,然后,依次向上记数确定相邻的肋骨。

⑦胸膜切开:切开壁层胸膜,将胸膜从手术部位向外翻,暴露椎骨表面、血管、交感干。

可以使用剪刀和单极电凝切开胸膜,切口要位于肋骨头或椎间隙水平,这样能避免损伤节段血管。可以使用内镜剪或胸膜分离器掀起胸膜,将胸膜从脊柱表面推离节段血管,然后,将胸膜从术野中推开。

手术结束后,有时可以缝合壁层胸膜(如果患者年轻而且胸膜较厚),以减少脊柱表现的出血。然而,对大多数患者来说,胸膜较薄,切开后就会回缩,这种情况下,术者无法闭合胸膜。

⑧分离结扎血管:在椎体中间的凹陷,有节段血管,它直接与主动脉以及奇静脉、半奇静脉相连,中间没有其他结构来缓冲血管内压。在侧方,节段血管分出分支,穿过神经根孔,供应神经根和脊髓。节段血管向外侧走行时,有肋间神经伴行。节段血管和肋间神经组成神经血管束,走行于肋骨尾侧面的神经血管沟内。

如果可能的话,应该保护并保留节段血管,但是,大多数情况下,必须分离并结扎节段血管。分离节段血管时,用 Debakev 钳轻轻地抓起节段血管,用直角钳分离。节段血管一旦分离清楚,可以用血管夹来结扎。通常情况下,沿着椎体侧面的中点分离节段血管最容易,该部位在大血管和神经根孔的中间。对于这些血管,需要用血管夹来安全地进行永久性止血。血管夹之间的距离要足够大(即 1cm),这样才能在两个血管夹之间锐性横断血管。没有确定性结扎前,不要横断血管。

为了暴露椎弓根和椎管,切除近端肋骨的时候,要与肋间神经一起保留节段血管。用 Cobb 分离器、弯刮匙、肋骨切断器将血管和神经小心地从肋骨上分离开。在分离神经血管束时,如果发生出血,为了避免损伤肋间神经,需要用双极电凝进行止血。

为了暴露脊柱,偶尔需要分离主动脉和奇静脉,通过结扎几支相邻节段血管,用海绵棒轻轻地向前牵拉,可以分离这些血管。为了维持血管和脊柱之间的空隙,可以将纱布海绵置于其间。左侧入路椎间盘切除术、椎体切除术、前路松解术中,可能需要分离奇静脉。右侧入路的前路松解术中,必须分离奇静脉,但是,右侧入路椎间盘切除术和椎体切除术很少需要分离奇静脉。前路松解术中,需要分离的血管范围更为广泛,因为术中需要暴露脊柱的整个腹侧面。为了松解方便,需要在多个节段横行切断前纵韧带。

如果要结扎多支节段血管(特别是下胸腔左侧),就有 Adamkiewicz 动脉和其侧支血管阻塞,造成脊髓坏死的危险。因为动脉对脊髓的血供具有多节段的侧支循环,所以,如果只结扎一或两根节段血管,脊髓发生坏死的机会并不常见。脊髓坏死的并发症,更常见于前路松解需要结扎多支节段血管时。结扎、横断节段行之有效管前,暂时性阻断节段血管,如果诱发电位消失,则恢复血供并保留节段血管,这样,就会将脊髓坏死的危险降到最低的程度。

⑨暴露椎管切除椎间盘:切除椎间盘之前先暴露椎管十分必要。神经根孔内有韧带、神经根、大量血管丛、硬膜外脂肪,通过神经根孔并不能清楚地暴露椎管。要暴露椎管,最可靠的方法就是从硬膜侧面切除肋骨和椎弓根。

为了暴露椎弓根,需要切除肋骨近端 2cm 和肋骨头。首先,从肋骨下壁小心地将神经血管束分离出来,用骨膜剥离器和直角肋骨切除器将肋间肌肉从肋骨上分离开。用直角肋骨切除器将肋横突韧带切断。将 Cobb 骨膜剥离器平行于关节软骨面插入肋椎关节,切断肋椎韧带。如果能看到肋椎关节发亮的关节面,就能确定已经完全切除了肋骨头。

神经血管束、韧带、软组织都从肋骨上分离开后,切除肋骨近端 2cm,暴露椎弓根和椎管。近端肋骨的切除,可以使用骨钻或咬骨钳等一块一块地进行,也可用骨钻、骨刀、肋骨切除工具、咬骨钳或者摆锯等先横断,然后再整块切除。如果需要的话,可以将切除的肋骨作为植骨来源。

切除近端肋骨后,辨认椎弓根。用骨膜剥离器暴露椎弓根的侧面,用小的弯微创刮匙探清椎弓根的上侧面。为了暴露硬膜外间隙,从椎弓根的上侧面切断神经根孔韧带。一旦确定上椎弓根的上侧面,可以用咬骨钳来切除椎弓根,从而暴露硬膜外间隙。如果椎弓根较宽,可以用骨钻将其侧壁打薄。然后用咬骨钳将椎弓根的内侧部分切除。

切除椎弓根的过程中,硬膜外静脉可能会发生小的出血,需要使吸引器来清理术野。切除椎弓根后,可以使用双极电凝或脑棉来达到硬膜止血的目的,这与开放手术中使用的方法相同。如果使用脑棉,应当在套管外用止血钳将脑棉的线头抓住,防止丢失到胸腔内。清楚辨认硬膜外间隙,可以使减压过程在直视下安全地进行。

下一步也很关键。为了从硬膜外腔取出致压物,在椎间隙背侧和相邻椎体,必须先咬出一空腔,空腔需足够大,才能保护神经功能。此操作空间应能允许医师将器械伸入压迫处的硬膜外腔,用小显微外科器械将椎间盘组织取出。此空腔需足够深,应能显露整个椎管的硬膜腹侧面和对侧椎弓根内侧面。若胸椎椎间盘突出较小或中等大小或为软性突出物,为了安全显露脊髓腹侧和减压,在椎体上做一锥形空腔。操作空腔可做成锥形。如需显露较大的突出椎间盘、骨化椎间盘或硬膜内椎间盘,则需做更大的操作空腔,常需做部分椎体切除术。

⑩关闭套管:脊柱暴露及止血完毕后,仔细冲洗胸腔,清除残余物质,检查肺脏有无损害,随后移除套管。内镜仍需留在胸腔以从内向外检查套管。如套管处有明显出血可用胸腔镜找到出血血管而止血。胸腔手术完成后,于原胸腔镜套处插入胸腔闭式引流管并用粗丝线缝合固定。术者可用一单独切口斜形经皮下插入胸腔闭式引流管,其余套管可直接紧密关闭。为减轻术后疼痛,可用1%布比卡因局部封闭。皮下及真皮需分别间断缝合以保持密闭。

术后胸腔闭式引流1～2d,待引流量＜60mL/d时,拔管。

胸腔镜下椎间盘切除术后的临床和神经学的结果均非常满意。与胸椎的后外侧入路相比,胸腔镜可更加直观地观察和显露脊柱和脊髓的腹侧面。另外,还可更加彻底地切除位于中线和已钙化的椎间盘。与开胸术相比,除了可更直观地观察和显露脊柱和脊髓外,胸腔镜手术的并发症明显减少,患者痛苦小,住院时间短和恢复快。

第三节 腰椎间盘突出症

腰椎间盘突出症是因椎间盘的变性,纤维环部分或全部破裂,髓核突出刺激或压迫神经根、马尾神经所引起的一种综合征,是导致腰腿痛最常见的原因之一,也是临床上常见的一种脊柱退行性疾病。Mixter和Barr于1934年首次报道了腰椎间盘向椎管内突出是造成下肢放射性疼痛的原因。此后,腰椎间盘突出症逐渐被人们所认识。目前,临床上对腰椎间盘突出症的诊断治疗过程中的许多环节均有较为深入的研究,为治疗本病提供了有益的理论支撑。但与此同时,随着新技术、新理念的出现和应用,在腰椎间盘突出症的诊治方面仍然存在一些尚未解决的问题。这些问题时刻提醒临床医师,对腰椎间盘突出症这样一个常见疾病的认识远未停止,依然需要不断的研究和推进。

一、结构及应用解剖

(一)椎间盘的结构

腰椎从L_1、L_2至L_5、S_1共有5个椎间盘。椎间盘在维持脊柱功能方面具有重要的意义。椎间盘不仅是脊柱功能单位的主要组成部分,而且它参与脊柱的运动,在运动中通过自身的形变来适应脊柱的运动,同时缓冲脊柱在运动中产生的冲击,并且维持脊柱的稳定。

椎间盘是由上下软骨板、中央的髓核以及周围的纤维环组成。纤维环由胶原纤维和纤维软骨组成,在横断面上呈同心网样排列,共约12层,每层纤维环有粗大的胶原纤维附于椎体边缘,而且呈相互交织排列。其前方和侧方较厚,而后外侧相对薄弱。纤维环前部和后部分别得到前纵韧带和后纵韧带的加强。纤维环承担纵向压力的能力较强,但在扭转应力的反复作用下可出现纤维环的破裂。

髓核是胶冻状的胶原物质,由氨基多糖、软骨细胞、胶原纤维和水组成。其中氨基多糖可以保持大量的水分,髓核含水量为80%左右,并且含有丰富的蛋白黏多糖,因此具有弹性和膨胀性。髓核中的水分含量可以随椎间隙所受压力的不同而变化,从而参与维持各椎体间最佳的生物力学序列。

软骨板是厚约1mm的透明软骨,连接在椎体与椎间盘之间。软骨板上有许多微孔,是营养物质、水分和其他代谢产物的交换通道。成人的软骨板无血管和神经支配,因此损伤时无疼痛,也不能自行修复。当软骨板有破损时,髓核可突入椎体,形成Schmorl结节。

(二)腰椎间盘的应用解剖

1.腰椎间盘与神经根、马尾神经

腰椎骶椎的神经根从硬膜囊发出,与硬膜囊侧前方向远端走行,经由同节段椎弓根内侧后出椎间孔。L_1 至 L_4 的神经根的发出位置往往较低,常位于相同节段椎体的中上 $1/3$ 处发出。由于在椎管内走行距离较短,而且不经过椎间盘水平,因此椎间盘突出往往不会对上述神经根产生压迫。但当椎间盘脱出或合并中央管和(或)神经根管狭窄时,可压迫神经根。如果椎间盘突出为中央型巨大突出时,可压迫硬膜囊内的神经,从而在临床上出现相应的神经根损害表现。L_5 和 S_1 神经根发出位置较高,常于上位椎体的中下 $1/3$ 处发出,而且经过椎间盘水平后向远端走行,因此易受到突出的椎间盘的压迫。如 L_5 神经根于 L_4 椎体后方从硬膜囊内发出,向远端经 L_4、L_5 椎间盘水平后向外经 L_5 椎弓根内下方入椎间孔。因此,L_4、L_5 椎间盘突出时 L_5 神经根常受累。

众所周知,脊髓圆锥于 L_1 椎体下缘水平移行为马尾神经,L_1 水平以下硬膜囊内的神经为马尾神经,当神经从硬膜囊内发出后即称之为神经根。因此,如果神经在硬膜囊外受到压迫时应该是神经根损害,而当神经在硬膜囊内受到压迫时应称之为马尾损害。例如,患者 L_5、S_1 椎间盘无突出,L_4、L_5 椎间盘左后突出(无脱出),压迫硬膜囊及左侧 L_5 神经根,而患者有左侧 L_5 及 S_1 两个神经根损害的症状体征。对于此患者而言,L_5 神经根的损害是由于神经根受压所致,应该称为神经根损害;而 S_1 神经根受损的表现严格意义上并不是神经根损害,而是马尾损害,原因是 S_1 神经根在 L_4、L_5 间盘水平尚未从硬膜囊内发出,受到压迫的神经是位于硬膜囊内的组成 S_1 神经根的相应马尾神经。临床上,由于马尾损害常出现大小便功能障碍或鞍区感觉异常,因此临床医师常常将马尾损害与上述症状等同起来,认为只有出现鞍区感觉障碍或大小便功能障碍时才能诊断马尾损害,显然这是一个常见的临床误区。

对于脊柱外科医师而言,术中神经损伤是非常严重的并发症。此类并发症的发生原因多样,但其中有一个原因不容忽视,即神经根发出位置异常或神经根畸形。如临床中有些患者的 S_2 神经根发出位置偏高,在 L_5、S_1 间盘水平已经从硬膜囊发出,此时椎管内会出现两个神经根。S_2 神经根往往位于硬膜囊的侧方,而且紧贴硬膜囊,而 S_1 神经根位于硬膜囊的侧方偏腹侧,逐渐向外远离硬膜囊从椎弓根内下壁离开椎管。如果在进行椎间盘切除操作时,误将 S_2 神经根当作 S_1 神经根,将硬膜囊及 S_2 神经根拉向中线后即进行椎间盘切除的相应操作,极易伤及外侧的 S_1 神经根。此外,腰椎神经根的共根畸形亦应引起重视。因此,在掌握手术技术

的同时,应仔细阅读术前的影像学资料,了解不同患者的腰椎解剖特点,降低神经损伤的可能性。

2.窦椎神经

又称为脊膜支或返神经,是由脊神经发出的一支分支,起于背神经节之上,它在脊神经分出前支和后支之前分出,它有交感神经的分支加入,通过椎间孔之后又重返椎管,与主干反向走行。在椎管内,窦椎神经分成较大的升支和较小的降支,各相邻的升支与降支相互吻合,形成脊膜前丛和脊膜后丛,遍布于脊膜全长。窦椎神经分布于脊膜、椎管、脊柱的韧带及脊髓的血管。在硬膜外窦椎神经主要支配椎间盘纤维环、椎间关节的关节囊、黄韧带、侧隐窝等。窦椎神经是椎管内存在无菌性炎症、化学性或机械性损害时引起腰痛的传导系统。由于椎间孔内的脊神经根、周围结缔组织以及微小动静脉均有窦椎神经的分支,因此,在腰椎间盘退变、小关节增生或位置改变等,均可通过它们导致不同程度的疼痛。窦椎神经含有痛觉纤维,在急性腰椎间盘突出时,刺激它可引起腰背痛,这也是腰椎间盘突出时引起腰背疼痛的原因之一。窦椎神经与间盘源性腰痛也密切相关。

此外,研究发现窦椎神经通过感觉神经纤维与椎旁交感神经干的交通支相连。动物实验发现鼠的背根神经节中有少量交感神经节后纤维,鼠 L_5、L_6 小关节上的神经与 L_1、L_2 之间通过椎旁交感神经相连,L_5、L_6 椎间盘前部受 L_1、L_2 背根神经节支配。临床上有些患者为下腰椎的椎间盘突出,但患者在出现相应神经受损表现的同时还出现大腿前方及腹股沟区的疼痛或麻木感,术后症状消失。分析原因可能与下腰椎的窦椎神经通过交感神经与 L_1、L_2 背根神经节相连有关,大腿前方的这种症状可认为是一种牵涉痛。

二、病因及病理

(一)病因

腰椎间盘突出症常常是在椎间盘退变的基础上产生的,外伤则是其发病的重要原因之一。随着年龄的增长,椎间盘则出现不同程度的退行性改变。Mill 等通过尸检发现椎间盘结构的退变发生于青年时期,表现为椎间盘内出现裂隙。此后,由于纤维环和髓核内含水量逐渐减少,髓核张力下降,椎间盘高度降低,导致椎间隙狭窄。随着退变的发生,透明质酸和角化硫酸盐的减少,低分子糖蛋白增多,原纤维变性及胶原纤维沉积增加,髓核失去弹性,椎间盘结构松弛,软骨板囊性变。髓核组织的脱水可使纤维环后部进一步由里向外产生裂隙。此后,由于外伤或生活中反复的轻微损伤,变性的髓核可由纤维环的裂隙或薄弱处突出。除退变和外伤因素以外,遗传因素与腰椎间盘突出相关,在小于 20 岁的青少年患者中约 32% 有家族史。吸烟、肥胖均是腰椎间盘突出症的易发因素。L_1、L_2 和 L_2、L_3 间盘突出的发生率很低,部分与休门病有关。

(二)病理分类

根据腰椎间盘突出的程度及病理,将椎间盘突出分为 5 种病理类型。

1.膨出

纤维环完整,髓核因压力而向椎管内呈均匀隆起。由于纤维环完整,因此隆起的表面光滑。此种类型在临床上较为常见,在正常人群中亦较为常见,许多患者并无明显症状或只有轻度腰痛,而且其腰痛的原因并非均由椎间盘膨出引起。

2.突出

纤维环内层破裂,但最外层尚完整。髓核通过破裂的通道突向椎管,形成局限性的突起;此类型常因压迫神经根而产生临床症状。

3.脱出

纤维环完全破裂,髓核组织通过破口突入椎管,部分在椎管内,部分尚在纤维环内。此类型不仅可引起神经根损害,而且常出现硬膜囊压迫而导致马尾神经损害。

4.游离间盘

髓核组织从纤维环破口完全脱入椎管,在椎管内形成游离的组织。此类型可引起马尾神经损害,但有时也会因为脱入椎管后,对神经根的压迫反而减轻,临床症状随之有所缓解。

5.Schmorl 结节

当上下软骨板发育异常或后天损伤后,髓核可突入椎体内,在影像学上呈结节样改变。由于此类型对椎管内的神经无压迫,因此常无神经根症状。

(三)疼痛性质及机制

腰椎间盘突出症是腰腿痛的最常见原因之一。腰椎间盘突出导致腰腿痛的原因不仅包括对神经根的机械性压迫,而且包括对周围组织产生化学性刺激以及自身免疫反应等。

通常认为腰椎间盘突出直接压迫神经根将会引起神经根性疼痛。但有研究发现正常神经在机械性发生改变时并不发现放射性疼痛,而是感觉和运动功能障碍。但对于慢性损伤的神经根而言,对机械性压迫非常敏感。多个临床研究表明神经根炎症和机械性压迫在神经根病变的发生中起重要作用。Kuslirh 等发现 167 例患者中,90%患者在术中会因为神经根受到刺激而产生疼痛,而在正常神经根中上述发生率只有 9%。突出椎间盘的压迫还可造成神经根血运障碍,导致神经根水肿。神经根内或周围的炎症可导致局部炎性细胞反应。临床上许多患者在急性发作时出现严重的神经根性疼痛,经过保守治疗后症状明显改善或消失,但复查磁共振后发现椎间盘突出程度无变化,神经根依然处于压迫状态。此现象亦提示神经根炎症是导致疼痛的重要因素。此外,髓核的脱出意味着具有免疫原性的组织与自身免疫系统的接触,这将导致免疫发生而引发相应神经症状。

椎间盘突出引发的腰腿痛其中部分由神经根刺激所致,部分则由椎管内广泛存在的窦椎神经受刺激所引起。椎间盘后方及后纵韧带、黄韧带、小关节囊上有窦椎神经分布。神经根袖腹侧有 Hofmann 韧带和椎间孔纤维束带固定,从而限制神经根的移动。Hofmann 韧带上亦有窦椎神经分布。当神经根受到顶压时,Hofmann 韧带紧张,窦椎神经受到刺激后产生腰部、臀部以及大腿后侧疼痛。

三、临床表现

腰椎间盘突出症常发生在 20～50 岁患者中,男性明显多于女性。老年人群发病率较低。下腰椎连接腰椎和骨盆,活动度较大,承载的压力最大,椎间盘容易发生退变和损失,因此,

L_4、L_5 和 L_5、S_1 椎间盘突出的发病率最高,占 90%～97%。多个椎间盘同时发病的患者仅占 5%～22%。

(一)症状

1.腰痛

是大多数患者所具有的临床症状,常为患者的首发症状。多数患者先有反复的腰痛,此后出现腿痛,部分患者腰痛与腿痛同时出现,也有部分患者只有腿痛而无腰痛。腰椎间盘突出症所引发的腰痛是由于突出的椎间盘顶压纤维环外层、后纵韧带以及固定神经根的 Hofmann 韧带,刺激椎管内的窦椎神经所致。机械性压迫和局部的炎症反应刺激窦椎神经产生疼痛,表现为腰骶部弥漫的钝痛,有时会影响到臀部。此类疼痛为牵涉痛,又被称为感应痛。

2.坐骨神经痛

由于绝大多数患者是 L_4、L_5 或 L_5、S_1 椎间盘突出,因此 97% 左右的患者表现为坐骨神经痛。典型的坐骨神经痛是从腰骶部向臀部、大腿后外侧、小腿外侧或后侧至足部,呈放射性疼痛。患者在增加腹压或改变体位时可引发疼痛加重。对于其他高位腰椎间盘突出而言,常表现为股神经的损害,患者出现大腿前方的麻木、疼痛,但高位腰椎间盘突出的发生率小于 5%。

3.马尾神经损害

当腰椎间盘向后正中突出或髓核脱出时可对硬膜囊内的马尾神经产生压迫,患者可出现鞍区的麻木感,大小便的功能障碍,严重者会出现尿潴留。上述症状是马尾神经受损的典型表现。但正如前文所述,严格意义上讲,只要硬膜囊内的神经受到压迫并产生相应的临床表现,从解剖学的角度均应称为马尾损害。因此,马尾神经损害并不一定都出现大小便的功能异常,也可表现为双侧多个神经根的损害或是单一神经根的损害。如 L_4、L_5 椎间盘一侧突出,压迫同侧的 L_5 神经根及硬膜囊,但患者表现为 L_5 和 S_1 两个神经根损害,此时 S_1 神经根的损害严格意义上应称为马尾损害。

(二)体征

1.腰椎侧弯

是临床上常见的体征,它是一种姿势代偿性侧弯。为了能够减轻神经根的压迫和牵张,腰椎会根据椎间盘突出和神经根之间的位置关系来进行代偿。如果突出的椎间盘位于神经根外侧,则躯干向健侧弯曲;如果突出的椎间盘位于神经根的内侧,则躯干向患侧弯曲。腰椎的侧弯是为了能够缓解神经根所受的刺激,有时患者的骨盆亦发生代偿性倾斜,导致双下肢"不等长"而影响行走。

2.腰部活动受限

绝大多数患者都有不同程度的腰椎活动受限。由于窦椎神经受到刺激,使患者因腰部疼痛而影响活动。此外,腰椎活动特别是前屈活动将会对受压的神经根产生牵张作用,加重下肢的放射性疼痛,导致患者腰椎活动明显受限。

3.压痛及骶棘肌痉挛

多数患者会在病变节段的棘突间或椎旁有压痛,严重时按压局部会引发或加重坐骨神经痛。

4.神经损害体征

腰椎间盘突出压迫神经将导致神经损害,从而出现其支配区的感觉、运动障碍。L_4 神经根受损将出现小腿内侧针刺觉减退,股四头肌肌力减弱和(或)胫前肌肌力减弱,膝腱反射减弱。L_4、L_5 间盘突出常压迫 L_5 神经根,出现小腿外侧及足背皮肤针刺觉减退,踇背伸肌力减弱和(或)胫前肌、腓骨长短肌肌力减弱。L_5、S_1 间盘突出常压迫 S_1 神经根,表现为足外缘针刺觉减退,小腿三头肌无力,跟腱反射减弱或消失。若马尾神经受损,患者除可出现上述神经根受损体征外,还可能出现鞍区针刺觉异常。

5.直腿抬高试验及加强试验

此试验由法国学者 Laseque 于 19 世纪首先提出,故又称为 Laseque 征。患者仰卧,检查者站在患者一侧,一手托起患者的踝关节,另一只手置于大腿前方保持膝关节伸直,然后将下肢慢慢抬起。如果在抬起的过程中(70°以内)出现同侧下肢的放射性疼痛,则为直腿抬高试验阳性。在直腿抬高试验阳性时,缓慢降低患肢高度,当放射痛消失时维持患肢高度,然后被动背伸同侧踝关节,若再次出现下肢放射性疼痛,则为加强试验阳性。在直腿抬高试验过程中,如果患者下肢在离开床面 50°以内即引发疼痛,则几乎可以确定患者有腰椎间盘病变。此试验是腰椎间盘突出症的特征性体征,其阳性率接近 90%。

L_4～S_3 神经根构成了坐骨神经,在直腿抬高时这组神经均会受到牵拉而向远端移动。正常时腰椎的神经根具有一定的活动度,大约可滑动 4mm,下肢可抬高至 70°左右。一般在超过 70°时才会有腘窝处的牵扯感。但当椎间盘突出时神经根受到挤压或周围有粘连,在直腿抬高时神经根受到进一步牵张刺激,导致了下肢放射性疼痛。临床上,L_4～S_1 的椎间盘突出时可以出现坐骨神经痛。如果是 L_2、L_3 以上的腰椎间盘突出,则不会出现直腿抬高试验阳性,通常可以采用股神经牵拉试验来检查。

即使患肢主诉一侧腿痛,也应对双下肢进行直腿抬高试验。直腿抬高试验交叉试验,是指抬高患者的一侧下肢,保持膝关节伸直,在抬高的过程中若引发对侧下肢的放射性疼痛,则为交叉试验阳性。在抬高一侧下肢的时候,位于对侧的腰椎神经根会受到轻度的牵拉。因此,此试验提示患者的腰椎间盘突出较为巨大或为中央型突出,神经根受压较为严重。

6.股神经牵拉试验

患者俯卧,患侧髋和膝关节伸直,将下肢抬起使髋关节过伸,若引发大腿前侧放射痛即为阳性;医师亦可采用另一种方法进行检查:患肢俯卧,下肢伸直,抬起患侧小腿使膝关节屈曲,若出现大腿前侧放射痛亦为股神经牵拉试验阳性。此项检查的原理与直腿抬高试验相同。

(三)影像学检查

1.X 线检查

腰椎正侧位 X 线片检查虽不能显示椎间盘和神经结构,但部分患者可有椎间盘突出的间接表现。腰椎间盘突出症患者在 X 线上常表现为病变节段椎间隙变窄,椎体的前后缘可有唇样骨质增生;后方的小关节可有增生肥大。当患者症状较重时,X 线片常常可见腰椎轻度侧弯。若椎间盘突出合并纤维环钙化,有时在椎间盘后缘处可见钙化影。当腰椎间盘合并有椎体后缘离断时,X 线侧位可见间盘上方椎体后下缘或间盘下方椎体后上缘结构不规整、有缺失,在椎间盘后缘水平有时可见离断椎体后缘影像。

随着影像学的不断发展以及 CT、MRI 检查的不断普及,一些医师认为在患者已有 CT 或 MRI 检查的时候,X 线检查可有可无。而实际上 X 线检查的临床重要意义决定了它应被作为腰椎间盘突出症患者的必备检查项目。X 线检查最重要的临床意义是鉴别诊断。通过 X 线检查可以排除腰椎肿瘤、感染以及畸形等。近年来,随着对节段稳定性重视程度的不断提高,除 X 线正侧位以外,腰椎过伸过屈侧位 X 线片亦作为常规检查项目。动力位 X 线片能够反映病变节段的稳定性,这对全面评价患者病情十分重要。当患者决定进行手术治疗时,动力位 X 线片的临床意义更为重大。它不仅能够评价手术节段的稳定性,同时还能体现手术相邻节段的稳定性,为合理制定手术策略提供重要临床信息。

2.CT 检查

CT 可以清楚地显示腰椎骨性结构,包括椎管形态、间盘钙化或椎体后缘离断等等。腰椎间盘突出时 CT 可表现为椎管内椎体后缘出现突出的椎间盘影,椎管与硬膜囊间的脂肪层消失,神经根受压移位,硬膜囊受压变形等。若行 CT 影像三维重建,将会清楚地看到整个腰椎的立体结构,特别是在矢状位上显示双侧峡部结构。若为术后患者,三维重建 CT 还可显示植骨融合情况。CT 软组织窗可以较清楚地看到椎间盘突出的部分、方向、严重程度等,CT 检查的确诊率可达 90% 以上。

3.MRI 检查

虽然 CT 对骨组织的显像效果好于 MRI,但 MRI 对神经及硬膜囊的显影效果明显好于 CT 检查。MRI 可全面地观察突出的髓核、硬膜囊及神经根之间的关系。同时,可以观察在圆锥以下是否存在高位腰椎间盘突出以及神经畸形(如脊髓栓系)。此外,MRI 还能够显示和分辨椎间盘的退步程度,为临床提供重要的诊断信息。Pfirrmann 等将腰椎间盘退变分为不同等级,并以此来评价椎间盘退变的严重程度。

4.其他

肌电图检查可以协助确定神经损害的范围及程度。通过对下肢不同组肌肉的电生理检查,根据异常结果来判定受损的神经根。

四、诊断及鉴别诊断

临床上可以根据其病史、症状、体征,以及影像学检查来明确诊断。大多数腰椎间盘突出症病例并不难诊断,如果患者有腰痛或下肢放射性疼痛,查体有神经损害体征,特别是直腿抬高试验阳性,影像学显示腰椎间盘突出压迫神经,常可诊断腰椎间盘突出症。但在诊断过程中一定要重视两点:一是如何合理应用影像学检查来明确诊断,二是临床症状、体征及影像学结果三者要相互符合,否则诊断无法确立。

(一)X 线检查的重要性

对于可疑腰椎间盘突出症的患者,辅助检查应包括腰椎 X 线正侧位片以及 CT 或 MRI。X 线片可以除外腰椎的其他疾病,如肿瘤、感染等,具有重要的鉴别诊断价值。CT 或 MRI 检查可以全面地显示突出的髓核和硬膜囊、神经根之间的关系,显示间盘突出的形态以及神经受压的程度。因此,X 线片和 CT 或 MRI 应作为常规检查项目。随着 CT 和 MRI 等大型检查设备的不断普及,为腰椎间盘突出症的诊断提供了良好的条件。由于这些检查可以明确间盘突出的情况,因此一些医师认为 X 线片已不再重要,甚至可以不用检查。然而,X 线片对于腰椎间盘突出症患者的诊断乃至治疗方案的选择具有重要的临床意义,它的重要性决定了其不可取代。不仅如此,笔者还建议在行腰椎正侧位 X 线片的同时,进行腰椎过伸过屈位 X 线检查。由于 CT 和 MRI 检查要求患者仰卧位,因此无法显示腰椎在站立位时的序列,更不能显示腰椎的稳定性。站立位 X 线片则可以清楚显示腰椎的序列及稳定性,如是否存在不稳定、滑脱、侧弯、后凸等等。腰椎间盘突出症常南退变引发,而退变的腰椎常常合并有腰椎动力学的改变,X 线检查恰好为深入了解病情提供了有益的动力学信息。例如,患者右下肢放射性疼痛,疼痛分别在小腿外侧和足背,查体蹬背伸肌力减弱,MRI 示 L_4、L_5 间盘右后突出压迫 L_5 神经根。根据病情,可以明确诊断为腰椎间盘突出症。如果只有上述信息,在手术治疗上可采用椎板间开窗间盘切除术。但患者经正侧屈伸位 X 线片检查后发现 L_4、L_5 存在节段不稳定,因此为防止间盘切除术后局部不稳定加重,手术方案最终确定为间盘切除及椎弓根螺钉内固定植骨融合术。本病例说明 X 线片检查可以使临床医师更全面细致地掌握不同患者的病情,为合理选择治疗方案提供重要信息。

(二)腰椎间盘突出症的节段判定

腰椎间盘突出症的临床表现有时较为复杂,因此应强调症状、体征和影像学之间的一致性,这不仅有利于明确诊断,更有利于确定引发症状的相应节段,避免漏诊、误诊、过度治疗,甚至错误治疗。

(三)鉴别诊断

1.腰肌劳损

腰肌劳损是腰部肌肉及其附着点筋膜,甚或骨膜的慢性损伤性炎症,为腰痛的常见原因。其病因常与过度劳累或久坐有关。临床上主要表现为慢性腰部疼痛,腰痛为酸胀痛,休息可缓解,但卧床过久后会出现不适,活动后可缓解,活动过久会再次加剧。发作时往往不能久坐。疼痛有时有明确的痛点,痛点往往位于肌肉的起止点附近或神经肌肉结合点。但有时疼痛呈弥漫性,无确切位置。有时当腰痛发作较为严重时,也可出现臀部及大腿后方的疼痛甚至麻木,这是由于窦椎神经受到刺激所致。但患者往往无下肢的放射性疼痛及麻木,疼痛不会超过膝关节,影像学也没有椎间盘突出神经受压的表现。

2.腰椎小关节紊乱

相邻椎体的上下关节突构成腰椎小关节,为滑膜关节,有神经分布。当腰椎小关节的上、下关节突在活动中发生异常错动时,可引发相应的临床症状。此时,中医常称之为腰椎小关节紊乱。到目前为止,在西医中尚无被公认的诊断名称来反映此类病症:临床上常被诊断为腰椎筋膜炎、软组织损伤或急性腰扭伤等。但国外文献常将此现象归结于腰椎不稳定范畴,认为是由于腰椎的退变或腰肌的劳损后导致节段间稳定性降低,并因此出现腰椎节段间的异常活动而引发症状。急性期可因滑膜嵌顿产生疼痛,慢性病例可产生创伤性关节炎,出现腰痛。此种疼痛多发生于一侧椎旁,即一侧的小关节位置,有时疼痛可向同侧臀部或大腿后放射,易与腰椎间盘突出症相混。该病的放射痛一般不超过膝关节,且不伴有感觉、肌力减退及反射消失等神经根受损之体征。对鉴别困难的病例,可在病变的小关节突附近进行局部封闭治疗,如症状消失,则可排除腰椎间盘突出症。

3.腰椎管狭窄症

神经源性间歇性跛行是最突出的临床表现,患者自诉步行一段距离后,下肢酸困、麻木、无力,必须停下休息后方能继续行走。骑自行车可无症状。患者症状重而体征轻,即症状体征分离,这是本病的一个重要临床特点。部分患者有根性神经损伤的表现。影像学显示腰椎中央管和(或)神经根管狭窄,神经受压。过去认为有无神经源性间歇性跛行是腰椎间盘突出症和腰椎管狭窄症的重要区别,但实际上大于30%腰椎间盘突出症患者合并有间歇性跛行。两者的鉴别还需要结合影像学检查。

4.腰椎结核

早期局限性腰椎结核可刺激邻近的神经根,造成腰痛及下肢放射痛;腰椎结核有结核病的全身反应,如低热、盗汗、消瘦、食欲缺乏等。但近年来结核病的临床表现往往不很典型,但腰痛常较严重。实验室检查表现为红细胞沉降率加快,C-反应蛋白增加,有时患者可有血红蛋白降低等贫血表现。X线片上可见椎体或椎弓根的破坏,椎间隙变窄。CT扫描可显示X线片不能显示的椎体早期局限性结核病灶。有时CT或MRI可以发现椎旁脓肿形成。

5.椎体转移瘤

疼痛加剧,有时夜间加重。若合并有神经压迫,可引发下肢放射性疼痛甚至马尾神经损害。肺癌、乳腺癌、肾癌、前列腺癌常发生骨转移,通过全身的相关检查可查到原发肿瘤。X线平片可见椎体溶骨性破坏,但椎间盘常正常。CT及MRI可确定椎体破坏的范围,以及神经受压的程度。局部的CT引导下穿刺活检可提高诊断率,亦有利于发现肿瘤来源。

6.神经根及马尾肿瘤

为慢性进行性疾患,无间歇好转或自愈现象,常呈进行性损害,MRI及增强MRI可以明确诊断。

7.髋关节骨关节病或股骨头无菌性坏死

此前,在腰椎间盘突出症的临床鉴别诊断中极少提及此病。但在临床上,此病常表现为髋部疼痛,有时表现为臀部的疼痛,甚至会因为局部疼痛而出现间歇性跛行。由于髋关节疾病可引起同侧膝关节的疼痛(此为牵涉痛),因此有时会被误诊为腰椎间盘突出症。如果患者同时存在腰椎间盘的退变,则更容易被误诊。但如果仔细询问病史及临床查体,会发现此类患者髋关节活动受限,髋关节被动活动时会引发局部疼痛,部分患者会有腹股沟区的疼痛,而下肢的感觉及肌力正常。影像学显示髋关节相应的病变。

8.梨状肌综合征

坐骨神经从梨状肌下缘或梨状肌肌间隙下行。如果梨状肌因外伤、炎症或其他因素而导致增生肥大,可在肌肉收缩过程中刺激甚至压迫坐骨神经而引发症状。患者的症状主要以臀部及下肢疼痛为主,症状与运动相关。查体可见臀肌萎缩,直腿抬高试验阳性,但下肢缺乏神经损害的定位体征。在梨状肌收缩时,即髋关节旋外、外展位对抗阻力时可诱发症状,此情况在椎间盘突出症中较少见。

9.盆腔疾病

盆腔后壁肿瘤、炎症可以刺激腰骶神经根而出现腰骶部疼痛,有时可伴有下肢的放射痛。

临床上往往难以鉴别。因此,对于不典型腰腿痛患者,在诊断不清时应考虑到盆腔疾病的可能。可采用盆腔 B 超、直肠或阴道镜检查,并密切观察病情变化。

五、治疗

(一)非手术治疗

明确诊断后,除有大小便功能障碍、广泛肌力和感觉减退或瘫痪的病例(可能为中央性突出或疑为破裂型、游离型突出)外,均可先采用非手术疗法,包括卧硬床休息、牵引、手法复位、按摩推拿、理疗及硬膜外腔注射类固醇治疗等。

1.非手术疗法原理

有两类:一是手法治疗,通过牵引推拿旋转复位,卧床休息,理疗等,可使肌肉放松,椎间盘内压降低,使突出的髓核部分还纳缓解症状。另一类是硬膜外腔类固醇注射,消除或减轻神经根炎症水肿,减轻突出的髓核对神经根的压迫,使症状缓解或治愈。

(1)手法治疗的原理:是牵引使椎间隙增大及后纵韧带紧张,有利于突出物的还纳。卧床休息,可减少椎间隙承受的压力,有利于水肿消退和纤维环的修复和突出物的部分还纳。按摩推拿可缓解肌肉痉挛,松解神经根粘连,或改变髓核与神经根的关系,减轻压迫。

(2)硬膜外腔注射类固醇疗法原理:硬膜外腔是位于椎管内的一个潜在腔隙,其中充满疏松结缔组织,有动脉、静脉、淋巴管及 31 对脊神经从此腔经过。在脊神经及神经壳的剖面,后纵韧带及黄韧带的内面,有丰富的神经纤维及末梢分布,这些纤维均属于细纤维,主要来自脊神经的窦椎支。腔壁和其中结缔组织的慢性劳损、急性损伤、椎间盘膨出和髓核突出等引起的椎管狭窄,都可引起硬脊膜外腔的组织无菌性炎症。

硬膜外腔注入普鲁卡因类麻醉药物及少量类固醇药物,可抑制神经末梢的兴奋性,同时改善局部血液循环,使局部代谢产物易于从血循环中被带走,减轻局部酸中毒,从而起到消炎作用,阻断疼痛的恶性循环,达到止痛的目的。此外,注射液体,起"液体剥离粘连的作用",可能使椎间盘组织从神经根上剥离。

2.具体方法

(1)卧床:腰椎间盘突出症的非手术疗法首选是卧床,并且最好是绝对卧床 1~2 周。大部分患者症状得到缓解。

(2)牵引疗法:牵引疗法可使椎间隙增大及后纵韧带紧张,有利于突出的髓核部分还纳,从而减轻对神经根的挤压。常用方法有手法牵引、门框牵引、骨盆牵引、机械牵引等。体位有坐位、卧床和立体牵引。机械牵引种类也很多,有自控脉冲牵引治疗床,振动牵引床,XQ 立式自动控制腰牵引器等。

(3)手法复位疗法:推拿按摩,常用方法有以下几种:

①俯卧牵引按压法:患者俯卧,两手把住床头,一助手双握患者两踝部做对拉牵引约10min,术者位于患者一侧,用手掌或指腹按压椎旁压痛点,压力由轻至重。

②单腿后伸压腰法:此方法可按上法进行,患者俯卧,术者立于患者病侧,一手将患肢提起后伸,一手压于腰部压痛点,将患肢做上下起落数十次。

③人工牵引按抖复位法：患者俯卧，轻者不用麻醉，症状重者可肌内注射哌替啶（杜冷丁）50～100mg，有肌肉痉挛者，将0.25%～0.5%普鲁卡因50～100mL注射于病变部位两侧肌肉至椎板处。在胸及髂腹部各垫一枕，使腹部稍悬空，用大被单折叠后分别绕过骨盆及双肩，腋部用棉垫保护，由两助手分别向上、下牵引，术者双手重叠对正突出部位，做有节律的快速按抖，每分钟120次，持续5min，使其复位。按抖后应卧床休息10～14d，起床后腰围保护，积极腰背肌锻炼，不宜弯腰和抬重物。

④其他：如屈髋屈膝伸腿足背屈法和旋转复位法等，应用适当也可缓解症状，但有很大的盲目性和加重损伤的可能性，应慎重选择病例。

（4）硬膜外类固醇注射疗法：自从1953年，Lievre等首先应用此法以来，由于方法安全，操作方便，疗效肯定，近年来已被广泛用于治疗难治性腰腿痛患者。经过多种非手术疗法失败的患者，可作为手术前的一种治疗方法。

①常用药物和剂量：氢化可的松15mg加2%普鲁卡因8mL；醋酸泼尼松龙25mg加普鲁卡因8mL；1%普鲁卡因15～20mL加地塞米松（氟美松）4mg椎管注射，5～7d注射1次，4～5次为1个疗程。

②操作方法：包括硬膜外注射和骶管注射。注意穿刺时，严防注入蛛网膜下隙，发生全脊髓麻醉。如发生，应争分夺秒地就地抢救，并通知麻醉师协助抢救，建立有效的呼吸和循环功能。

（5）药物治疗：药物治疗腰椎间盘突出症是综合治疗措施中不可缺少的一部分，合理的药物治疗不仅可以消炎消肿，缓解疼痛，而且可以改善局部血液循环，促进破损组织修复，加快损伤组织的愈合，维持正常的新陈代谢和生理功能。

①西药治疗：主要是用来消炎镇痛、镇静、消除紧张，主要药物为非甾体类消炎药、镇静药、肌肉松弛药、激素类和维生素等药物。给药途径根据患者的病情和实际情况选用不同的剂型。如口服用药、外涂药、肌内注射药、静脉滴注用药等。

②中药疗法：许多中药具有可靠的镇痛消炎抗粘连效果，药源广泛经济，治疗方便安全，有效率高，而且临床上中医药疗法丰富多彩，形式多样，既有内服药，又有外用药。目前，中医药疗法已经成为临床治疗腰椎间盘突出症不可缺少的方法。

以上药物治疗要遵循的用药原则：对症用药；个体化用药；中西药联合应用和综合治疗原则。取长补短，取得更好疗效，从而达到改善症状，提高生活质量，防止复发的目的。

（二）腰椎间盘显微外科切除术

腰椎间盘显微外科切除术具有切口小、对腰椎肌肉创伤小、容易分辨深在的结构、对神经结构牵拉损伤小以及可以在直视下工作等显著的优点，能够使瘢痕最小化且更快恢复劳动能力。随着显微外科技术的迅速发展，国内外采用显微外科技术椎间盘摘除的报道越来越多，有关这方面的治疗积累了不少经验。就用显微外科技术进行腰椎间盘摘除是为了尽可能减少创伤，最大限度保留脊柱的稳定性，减少神经损伤等并发症。

1.适应证和禁忌证

（1）适应证：腰椎间盘显微外科切除术经过众多专家多年的不懈探索和完善，已由Williams早期保留关节突关节并通常保留椎板的显微腰椎间盘切除方法发展到后来可切除某些骨性结构,甚至必要时进行棘突切除、全椎板切除等改良了的 Williams 腰椎间盘显微切除方法,故大多数学者认为该技术适合于几乎全部的传统腰椎间盘髓核摘除术的适应证,即使伴严重的腰椎管狭窄也可采取显微腰椎间盘切除术的方法。

①传统的腰椎间盘突出手术的绝对指征

a.马尾综合征:表现为大、小便功能障碍,鞍区感觉减退,双侧腿痛,多为脱出巨大的髓核对马尾形成压迫,应尽早手术。

b.进行性神经功能障碍,下肢肌力减弱,应早期手术干预防止下肢力量的进一步减退,促进神经功能恢复正常。

②相对指征

a.急性神经根性压迫症状首次发病,经 3 个月保守治疗,症状不缓解,则应外科干预。

b.保守治疗虽有效,但短期内反复的坐骨神经痛复发。

c.下肢疼痛剧烈,严重影响工作、生活者。

(2)禁忌证:腰椎间盘显微外科切除术没有绝对的禁忌证,但由于应用显微外科技术行腰椎间盘摘除,手术暴露较局限,故下列情况应谨慎选择显微外科手术。

①体型过度肥胖患者,因术野深在,显微镜焦距相对缩短,不便镜下操作,易造成神经损伤。

②合并脊柱滑脱、不稳的腰椎间盘突出,或减压可能造成不稳,需要内固定稳定脊柱者。

③多个椎间盘突出者,其椎管内病理变化复杂,显微外科处理困难。

④诊断不能完全明确者,手术需椎管内探查。

⑤凝血功能障碍者。

⑥全身状况差,年老体弱或合并重要脏器功能障碍而不能耐受手术者。

2.术前准备

一般准备与传统外科手术相同。此外,为了尽量争取手术成功,腰椎间盘显微外科摘除术前必须详细地询问病史,进行体格检查及影像学检查,明确神经受压部位,相邻解剖关系以及是否合并移行椎等,对手术范围和方式进行详细的计划。

(1)X 线片:术前必须有比较清晰的前后位和侧位 X 线片以反映腰椎弯曲程度、椎间隙高度、脊椎关节病变程度、椎板间隙的大小和形状。由此预测是否有必要扩大椎板间隙,确定术中选择合适的椎间融合器。对于腰椎高度前突的患者,尤其在第 2 腰椎～第 1 骶椎,误入上一节段的危险性较高,术前一定要用穿刺针在透视下进行标记。

(2)CT 扫描:CT 扫描可以明确了解椎间盘与椎管的骨性变化以及椎管、神经根管横截面上的变化,更能从骨窗像上了解椎体骨性变化,确定选择不同大小的椎间融合器,同时可以二维或三维重建脊椎。对于不复杂的病例进行 CT 检查就已能满足术前准备的需要。

(3)MRI 扫描:MRI 成像已成腰椎间盘突出诊断的标准手段。MRI 扫描不仅可以明确反映突出椎间盘的大小、形态、部位等基础病变影像,还可以反映椎间小关节形状和大小、黄韧带的厚度和形状、侧隐窝和椎管的容积,也可以反映硬膜外脂肪、脊髓神经及硬膜外静脉系统的情况。

(4)椎管造影术或椎间盘造影术:脊髓造影由于对偏外侧的椎间盘突出、侧隐窝狭窄等不能显示,因此可能遗漏重要的病理改变,如手术时未能同时处理,必将影响手术效果。所以对于多数病例不必常规行椎管造影术或椎间盘造影术检查。

(5)其他:要特别重视对病史、体征及影像学表现进行综合分析,做好充分的术前计划。

①要精确判断突出椎间盘的性质及分类。需要手术切除的椎间盘是否完整;是否经韧带下向硬膜外凸起;游离的椎间盘碎片位于后纵韧带之下还是超过了后纵韧带;脱出的椎间盘所处的椎间隙;椎间盘脱出是向头端还是尾端;脱出椎间盘的大小甚至成分等。这些问题手术医生在术前均应明确。

②对于位于中央、旁中央型(在中线与椎弓根内侧缘之间)、或椎间孔内型(在椎弓根的内侧和外侧缘之间)的椎间盘突出,需从距脊柱棘突向患侧旁开 0.5cm 的旁正中线经椎板间开窗入路进行手术;对于椎间孔外型椎间盘突出,应从距中线向患侧旁开 3～5cm 处切口,从椎旁后外侧经肌肉入路到达椎间孔外侧进行手术;对于椎间孔内和孔外联合椎间盘脱出,则建议采用旁正中一椎板间入路与后外侧椎间孔外入路联合进行。

③术前应标明椎间盘脱出的范围并计划好手术入路的扩大情况。如脱出物位于椎间隙的头端时应增加椎板切除量,扩大开窗;侧隐窝脱出时应扩大关节下减压。

④仔细阅读 MRI 以确认椎间盘脱出是否位于神经根腋部,如果是腋下型椎间盘突出,要从神经根外侧进入椎间盘显得非常困难。

⑤如果是复发性腰椎间盘突出症患者,则应明确瘢痕组织的大小以及保留的椎板、小关节等骨性结构的多少,因为这些骨性结构是复发性椎间盘突出症显微外科分离时的唯一可靠标志。

3.手术方法

(1)旁正中椎板间入路

①麻醉:根据手术者的习惯选择气管内插管全身麻醉、持续硬膜外麻醉或局部麻醉。

②体位:通常可采用胸-膝俯卧位或常规俯卧位中的一种,原则是避免压迫腹腔引起腹压增高,椎管内静脉丛充血,造成术中出血增加和影响椎管内的显微镜下分离。

a.胸膝俯卧位:髋关节和膝关节弯曲 90°,保证下肢静脉回流,减少下肢深静脉血栓形成的危险性。患者的支撑点在膝、臀和胸部,这些部位均需用气垫或凝胶软垫加以保护,以防压疮形成。适当倾斜手术台后部,减少或完全代偿腰椎前凸,这不仅可以扩大椎管体积还可以张开椎间隙。患者腹部必须悬空,避免受压,胸廓下垫软垫。头面前额部垫软圈,防止眼、鼻、下颌受压损伤。两上臂外展屈肘 90°并检查手臂有无过度外展及腋窝是否受压,以防臂丛损伤。

b.常规俯卧位:患者前胸和髂峰部各垫软垫 1 个,使腹部悬空,前胸软垫不得太靠前,以防压迫气管影响两肺通气。两髂峰垫枕不能太靠中线以防腹部压迫影响静脉回流,增加术中出血,前额部垫软圈,防止眼、鼻及下颌受压,导致失明或压迫性溃疡。两前臂不得过于外展以防臂丛损伤。手术台折刀位,以增加椎板间隙张开度,减少腰椎前凸。

③定位:首先在 C 形臂 X 线机透视下确定椎间盘突出间隙在后腰部皮肤上的投影并做好标记。然后皮肤常规消毒,将穿刺针与棘突平行刺入病变椎间隙作为标记,注意椎板间隙略低于此标记。穿刺针最好从手术入路的对侧刺入,以避免皮下和肌肉血肿妨碍手术入路的分离。

④切口:以病变椎间盘为中心,从正中向患侧旁开 1cm 处做纵行切口,长 2.5～4cm。对不

太胖的患者,中线旁做2cm的皮肤切口即可。为减少出血及良好止血,从皮下至骶棘肌腱于棘突上的附着均应用电刀切割。

⑤暴露椎板及棘间孔:为了保留棘上、棘间韧带,于中线旁1cm处切开腰背筋膜,注意保留棘上、棘间韧带的完整,将骶棘肌从棘突、椎板上骨膜下钝性分离,直至关节突内侧充分暴露。先用鞍形拉钩将外侧骶棘肌拉开,随即插入半圆形双面撑开器,上下扩大创口后用骶棘肌辅助撑开器将骶棘肌向外撑开暴露整个椎板间隙,并校正显微镜。

⑥暴露切除椎间盘:用45°显微椎板咬骨钳咬除上位椎板下缘,用直骨刀凿除下关节突内侧部分骨质,然后再用显微椎板咬骨钳咬除上关节突内侧份,以扩大椎板间隙。在第5腰椎～第1骶椎椎间盘突出,一般不需咬除骨性组织或只需咬除第5腰椎椎板下缘少许骨组织,切除黄韧带即可暴露第5腰椎～第1骶椎。椎间盘。第4～5腰椎椎间盘突出时需咬第4腰椎下1/3椎板始能暴露腰椎间盘。韧带切除用血管钳钳夹并提取黄韧带,用尖刀切开,用椎板咬骨钳咬除。暴露椎间盘并摘除髓核,将神经根轻轻移向内侧,即可见突出的椎间盘。置入神经拉钩,纤维环于放大镜下有时可见小裂孔。置入显微髓核钳夹出退变的髓核组织。如椎间盘突出处纤维环或后纵韧带无裂口,可用尖刀切一小孔,将退变的髓核夹出。除非髓核已游离,一般仅取出同侧后1/4象限内的髓核。尽量避免于纤维环上行大切口或广泛切除纤维环,尽量避免损伤软骨板。常规检查神经根周围有无合并狭窄等病变,如有上述病变应予相应处理。硬膜及神经根表面用从切口处切取相应大小的游离脂肪片覆盖。

暴露切除椎间盘过程中应注意如下几点。

a.手术切口必须以病变的椎间盘为中心,而椎间盘并不总是与椎板间隙相对应。腰椎间盘间隙与腰椎板间隙的关系是:随着腰椎向近端移行上位椎板对椎间隙的覆盖越来越多。第5腰椎～第1骶椎椎间盘与第5腰椎～第1骶椎椎板间隙上缘、第4～5腰椎椎间盘与第4腰椎椎板下缘、第3～4腰椎椎间盘与第3腰椎椎板中下1/3交界分别对应。所以要注意不同间隙的椎间盘突出需要切除的上位椎板的量不同,越高的椎间盘突出需要咬除更多的上位椎体的椎板才能暴露出相应的椎间隙。

b.在插入扩张器牵拉椎板间隙肌肉,应旋转90°朝向助手打开,注意不要过度牵拉,以避免皮肤坏死。并使椎板间窗、黄韧带和上位椎板的下部处于视野中央。

c.切开黄韧带时注意勿刺破硬脊膜。

d.在显露神经根时,最好在6点位置开始显露,切除上位相邻椎骨的下关节突内侧部分,咬骨钳应始终保持与神经根走向平行使用,否则有硬膜撕破的可能。上位椎板的下缘和外侧缘可广泛切除,但必须不能切除小关节之间的峡部。如果上位椎板切除范围超过10mm,造成峡部区域破坏的危险性将增加。

e.尽量保留硬膜外脂肪。如遇硬膜外静脉尽量予以保留。如有硬膜外静脉丛出血,严禁用单极电凝止血,也尽量少用双极电凝止血,应用双极电凝止血时注意保护神经根勿使受损。硬膜外最好的止血方式是暂时用吸收性明胶海绵或氧化纤维素填塞,注入冷盐水,等待1～2min出血即可停止,然后仔细除去吸收性明胶海绵或氧化纤维素等止血药。但由于脆性的硬膜外静脉常与止血药粘在一起,所以在除去止血药时很可能导致再次出血,如果在去除的时候持续注入盐水可松动粘连,以避免出血。

f.进行神经根减压和纤维环切开时,必须找到神经根的外侧缘并将其牵向内侧。如果术中神经根寻找失败可能有以下几种可能:腋下型椎间盘突出将神经根挤到外侧;没有把上关节突内侧骨赘全部咬除;神经根粘连;解剖变异。在没有找到神经根之前最好不要使用尖锐的器械。寻找神经根的关键就是要明确椎弓根的位置。第3腰椎及第4腰椎神经根皆自相应的椎体上1/3或中1/3水平出硬膜囊紧贴椎弓根入椎间孔。第5腰椎神经根自第4～5腰椎椎间盘水平或其上缘出硬膜囊向外下走行越过第5腰椎椎体后上部绕椎弓根入第5腰椎～第1骶椎椎间孔。第1骶椎神经根发自第5腰椎～第1骶椎椎间盘的上缘或第4腰椎椎体下1/3水平,向下外走行越过第5腰椎～第1骶椎椎间盘的外1/3,绕第1骶椎椎弓根入第1骶后孔。如髓核突出于神经根内侧,不宜过度牵拉神经根,以免发生神经根牵拉性损伤。可于神经根内侧摘除髓核。

g.硬膜外瘢痕组织增生,是手术分离神经根的最大障碍,瘢痕组织分离和切除必须从正常硬膜外逐渐向上或向下仔细而小心地分离,不得动作粗暴,以免损伤神经根或硬膜。

⑦闭合伤口。用庆大霉素盐水彻底冲洗整个伤口,特别是椎间隙。用可吸收缝线逐层关闭伤口,2-0线缝合筋膜,3-0线缝合皮下组织,1-0线缝合皮肤。无菌纱布覆盖伤口。

闭合伤口前应注意以下几点。

a.必须仔细止血,但不能将吸收性明胶海绵或其他止血药留在椎管内。

b.用显微外科分离法分离硬膜外脂肪组织,并将其覆盖脊神经以消除硬膜外纤维粘连的可能。

c.为防止在缝合时血液从椎旁肌流入椎管中,可以在用可吸收线缝合筋膜时在椎管中放入两个神经拭子,在缝合最后一针前取出神经拭子。

(2)后外侧椎间孔入路

①麻醉:最好选择气管内插管、全身麻醉。也可选择持续硬膜外麻醉。

②体位:可根据手术者的习惯选取膝胸位、跪卧位或俯卧位置一支架支撑位。注意使腹部悬空,以减轻静脉充血并使横突间间隙张开,便于手术时达到椎间孔的外口。

③定位:皮肤切口定位应在C形臂X光机透视下定位。首先在标准侧位透视下,将细金属直条沿突出椎间盘所在椎间隙的下缘垂直置于患者身体侧面皮肤处,然后将一直尺与细金属条垂直相交紧贴患者腰后部皮肤放好,用甲紫沿直尺在皮肤上画一条水平直线A线。再将C形臂X线机调至后前位投影,将细金属条沿突出间隙的上位横突下缘水平放置于腰后部皮肤并沿此金属条画一条平行于A线的直线B。然后沿脊柱中轴的棘突连线画一条与A、B线垂直相交的C线,再沿病变椎间隙患侧的上或下位椎弓根的外缘画一条平行于C线的D线。D线与A线和B线分别交于E、F两点,EF线段之间的距离即为皮肤切口,一般旁开3～4cm,长亦为3～4cm。

④分离软组织:沿上述标记好的切口定位切开皮下组织和腰背筋膜的后层,纵行切开竖脊肌腱膜,用示指沿多裂肌和最长肌之间钝性分离。如果不能触及这一纤维性分隔,就向下方分离肌肉直至横突外侧末端,这样就暴露了横突的中1/3部分。

⑤暴露手术野:将扩张器-拉钩插入肌间牵开,将扩张器尖部支撑在横突上,从而暴露手术野上下界,即暴露上位横突下半部与下位横突上半部。而关节突间部分的外表面和横突末端

分别代表手术野中间界和外侧界。此时应做侧位 X 线透视进一步核实椎间隙是否正确。如果是第 5 腰椎～第 1 骶椎椎间盘突出，侧位透视还可以确定需要切除多少骨质才能进入椎间孔外口。

⑥显微减压：将手术床倾斜 15°～20°，使手术通道与显微镜的视角一致，以便可以更好地观察椎弓根的外侧区域。除第 5 腰椎～第 1 骶椎，椎间盘突出外，一般无需切除骨质，但如果小关节有过度增生可以切除骨赘。切开横突间肌肉的中间部分，并将其牵向外侧，从而暴露横突间韧带，切开横突间韧带即可看到包绕神经根的脂肪。避免过度牵拉背根神经节，以免术后出现烧灼痛。对腰动脉的分支应尽量保护并仔细分离，如果并行的静脉有碍摘除椎间孔碎片，可以对其烧灼。通常情况下神经根和神经节被非常游离的椎间盘碎片推向外侧和头侧，只需要单纯摘除碎片。但如果纤维环已完全破裂，清理椎间隙的髓核以防从破裂口再突出。为了彻底清理椎间孔内的突出物碎片，需用双角度钝性拉钩对神经根管探查，探查后可用浸泡类固醇的凝胶海绵覆盖神经。

⑦关闭伤口：将伤口逐层关闭，可以视情况选择性放置或不放置引流，肌肉无需缝合，筋膜和腱膜用可吸收线缝合。

4.术后处理

(1)术后严密观察生命体征及双下肢运动、感觉和括约肌情况。

(2)手术前 1d 和手术后均要用广谱抗生素以预防感染。

(3)术后第 1d 开始进行等长肌肉练习，指导患者随意自由活动。只要不引起或加重下腰部疼痛或坐骨神经痛，可以让患者起床活动。

(4)6 周后可以恢复工作。

5.并发症防治

显微外科技术椎间盘切除术的并发症与传统开放性手术并发症相似，但比传统手术的发生率要低得多。据文献报道，显微外科椎间盘切除术并发症总体发生率为 1.5%～15.8%，平均 7.8%；与非显微外科椎间盘摘除术相比，术后发生严重并发症的概率明显减低，术后发生脊椎关节炎的概率也较低。据 1986 年的一项研究报道平均为 0.8%（对比常规手术为 2.8%）。

(1)定位错误：由于术前 X 线透视时没有准确安置好体位或 X 线机位置，体表投影与切口不符合，导致间隙定位错误。所以要高度重视体表定位，透视时应注意在标准的正侧位下进行；尤其是第 5 腰椎～第 1 骶椎间隙解剖结构发生腰椎骶化、骶椎腰化等变异时，易引起定位错误。

(2)神经根损伤：特别在侧隐窝狭窄的扩大手术，在切除小关节突内侧骨赘时，采用枪式咬骨钳扩大易导致神经根损伤。在黄韧带相当肥厚时做切除也易损伤神经根。在接近神经根的部位切除骨质时应采用高速磨钻切除，且一定要握牢握稳，不能用力过猛。

(3)术中硬膜外出血：当椎管内减压时，有时产生脊膜外出血难以止血。主要原因是腹部压力增高，硬膜外静脉丛淤血，减压时易撕破静脉丛，或电凝后的硬膜外静脉电凝结痂脱落继之出血。由于硬膜外静脉丛壁薄，交通支无静脉瓣，出血量大，暂时性止血后易产生再出血。长时间俯卧位，手术干扰内环境，以及腹压增高，均可导硬膜外出血。硬膜外出血的最佳处理方法是用吸收性明胶海绵或氧化纤维素填塞加冷盐水灌注。

(4)腹膜后血管或肠管损伤：如果手术中髓核钳等工具插入椎间盘时位置过深，透穿前方或侧方纤维环及前纵韧带而将血管或肠管误认为髓核摘除，将会引发严重后果。一旦损伤，必须紧急仔细进行修补，必要时应施行传统切口，进行血管修复。预防腹膜后脏器损伤最可靠的措施是在 C 形臂 X 线机的侧位透视下将髓核钳插入椎间隙内进行钳夹，通过透视确定髓核钳头的位置，并标记好髓核钳插入的安全深度。钳夹时应禁止粗暴撕拉。

(5)术中硬脊膜撕裂：体位不正确，腹部受压，脑脊液压力增高，硬脊膜处于紧张饱满状态，硬膜外严重粘连，分离时动作粗暴，器械划伤或夹伤等均可能导致硬脊膜撕裂。特别是椎管狭窄减压术中容易出现此并发症，导致假性脑膜炎或脑脊液漏，其发生率 13%。一旦硬脊膜被撕破，减压完成后应在显微镜下进行修补，一般采用 8-0～10-0 无损伤缝线修补。

(6)术后脑脊液漏：锐利的骨片刺伤、手术操作时的损伤未正确修补，术中未观察到的硬膜损伤等多种原因均可导致脑脊液漏发生。临床表现为术后患者有恶心、呕吐、头晕和头痛等症状，有些在创口处有澄清脑脊液溢出或引流管引流出澄清液体。多数患者采取头低足高位卧床休息，局部加压 2～3d 可以停止漏液。如果仍有渗液则需做创口外深缝合或拆开创口做深部组织缝合。如果仍有脑脊液漏则需做另处脊膜下穿刺置细软的引流管引流脑脊液，待创口漏液完全消失后，再拆除置放的引流管。

(7)深静脉血栓：如果术后患者出现下肢肿胀疼痛伴有不明原因的发热及白细胞计数增高应注意可能有深静脉血栓，应进行超声检查或肢体深静脉造影进一步明确诊断。血栓多发生于股静脉、髂股静脉或咽静脉，产生原因与术中长时间牵拉或压迫血管有关。此并发症重在预防，应经常测量肢体围径，观察有无肿胀，及时行血流动力学检查，鼓励患者积极活动肢体，肝素有预防血栓形成的作用。一旦血栓形成应禁止剧烈活动，以防血栓脱落引起脑梗死而致猝死。并应用尿激酶、双嘧达莫、阿司匹林或右旋糖酐静脉滴注，肢体肿胀一般可在 2～3 周消退。

(8)椎间隙感染：在显微外科手术中，很少发生椎间隙感染。这是一种深部的亚急性或慢性感染。

(9)马尾综合征：术中电凝损伤马尾神经或脊髓血供，或术中过度牵拉马尾神经等，术后应用干扰凝血的药物(非甾体消炎药、阿司匹林、肝素等)、血肿等均可导致马尾神经损伤。主要表现为急性尿潴留伴有鞍区麻痹、严重坐骨神经痛、下肢无力以及腿和足部的感觉障碍。检查生殖器官感觉和直肠括约肌的收缩功能对诊断马尾综合征具有重要意义。对马尾综合征应按急诊处理，一般均需在 24h 内进行手术探查。探查前需做 MRI、脊髓造影等影像学诊断，同时可酌情选用大剂量皮质类固醇与脊髓损伤同等处理。

(10)继发性蛛网膜炎：继发性蛛网膜炎是指覆盖脊髓或马尾表面的软脑膜炎症，产生炎症的主要原因是蛛网膜下隙出血，手术后的感染及脊髓造影等因素，多属医源性。轻微的蛛网膜炎没有临床症状，严重的可出现背痛和腿痛，个别病例可出现痉挛性瘫痪。MRI 检查、腰椎穿刺脑脊液检查对该病有诊断意义。继发性蛛网膜炎的治疗仍以保守疗法为主，如胎盘组织液、α-糜蛋白酶、胰蛋白酶应用，消除粘连物。椎管内推注消毒氧气 40～60mL 有一定疗效。消炎镇痛药物及中草药治疗亦有效果。对非手术治疗无效且症状加重者可行手术治疗，其方法有根性减压、松解粘连。该病预后一般较好，化脓性感染或全椎管蛛网膜下广泛粘连引起瘫痪可致死亡。

(11)相邻椎节不稳:如果后路腰椎手术广泛切除椎板、破坏小关节或对退变性椎体滑脱进行减压而又没有进行有效融合和内固定,术后相邻椎节或手术椎节相应产生生物力学上的不稳定,后关节及椎间关节受力不均匀,相邻椎节退变增快,可产生不稳。所以手术时应尽量减少椎板、小关节突关节的切除,对不稳的椎节除摘除椎间盘还应做椎间融合,但尽量避免多节段椎间融合。

Caspar 报道术后效果满意者为 92%,术后感染率为 2.0%。通过应用显微外科技术对 354 例腰椎间盘突出症患者施行手术,有效率达 98%。其优点是:手术切口小,出血少,脊柱稳定性不受影响,术后恢复快。

(三)手术治疗

1.手术治疗的原则

(1)根据突出类型和位置选择术式:腰椎间盘突出在临床上分为椎体内型、突出型、脱出型和游离型,但是从选择手术方式的角度出发,尚需要结合考虑在横断面上椎间盘突出组织所在的位置。在横断面上突出组织所在位置分为:①正中型;②旁正中型,突出组织位于神经根分叉或神经根的下方;③后侧方型,突出组织位于神经根的后侧方;④椎间孔内型,突出组织位于椎间孔的内侧;⑤椎间孔外型,突出组织位于椎间孔的外侧;⑥椎体内型;⑦前侧型,突出组织突向椎体前方。椎间盘突出的椎体内型(即具有病理性意义的施莫尔结节)和前侧型可加速促进与年龄不相符的椎间盘变性而导致腰痛,但基本上不会由于突出物造成神经根或脊髓受压变形。

椎间盘突出手术治疗的基本理念向来都是以摘除突出组织、解除神经根压迫变形为目的,当然采取的手术进路要根据突出组织所在的具体位置做出相应的改变,进而涉及对椎间盘变性的病理、病变状态、形态学、生化学、生物力学以及生理学等各方面知识的理解掌握,同时考虑到对椎节运动单位的影响,采取多样化最适宜的手术方式。

腰椎间盘突出的手术大致分为后路法和前路法。后路法最大的优点在于能直视突出物和神经根等神经要素,适宜于椎管内的椎间盘突出(后方突出),用于突出、脱出和游离各型,后路法是大多数椎间盘突出的基本术式。但是后路法的缺点在于:①椎管外的突出切除困难;②对神经组织有侵袭;③髓核(突出组织)摘除不完全可能引起复发;④术后硬膜外形成血肿或瘢痕粘连;⑤可能损伤腹部大血管、肠管;⑥可能损伤或影响后方支持结构。②~⑥点的问题有待通过提高操作技能得以克服。

与上相反,前路法能够切除在横断面上通过后路不能摘除的突出物。除此以外,尚能在不侵袭神经组织的前提下完全切除椎间盘,并且施行椎体间融合固定后,一般不会发生椎管狭窄,可使局部保持永久性稳定,这是前路法的重要特点。如果将椎间盘突出理解为是在椎间盘变性的病理基础上导致的一种疾病的话,那么由前路施行椎间盘切除并做椎体间融合固定非常符合逻辑。但是该方法并非适用于所有向后方突出的类型,对伴有软骨板后移的青少年椎间盘突出、游离移位的突出以及向硬膜内脱出等类型不宜使用前路手术方法。另外,第 5 腰椎~第 1 骶椎椎间的展开具有技术难度,需要加以训练掌握。

(2)根据突出局部病态选择术式:简单地以突出物的形态、与神经根相互位置关系来认知、解析椎间盘后方突出的局部病态及其产生症状的机制是不全面的,造成神经根受压变形最终还是与椎管尤其是空间有限的侧隐窝有关,并且作为脊椎的运动单位,从横断面上看椎管是个形态不断发生变化的空间。就治疗学的角度而言,椎间盘突出的局部病态一般分为以下 4 种形式。

形式 A 是椎间盘突出物造成神经根的单方向压迫,对神经根来说,椎间盘突出物是来自前方的压迫因素,临床上通常见于少年至青壮年时期的典型的椎间盘突出。

形式 B 多见于老年患者的椎间盘突出,由于年龄老化,脊柱发生退行性增生变化,关节突关节和椎板等骨组织变性肥大、黄韧带肥厚隆起引起椎管侧隐窝狭窄,神经根同时受到前方的椎间盘突出组织和以上退变产生的后方压迫因素的对向挤压。

形式 C 是椎间盘突出同时伴有椎间运动单位的不稳定,对此治疗原则宜施行脊椎融合固定手术。

形式 D 是指后方压迫和脊椎不稳定两种因素同时存在的椎间盘突出。

形式 A 最为常见,以突出型和脱出型居多,突出组织直接位于神经根下位,从前向后造成神经根压迫变形,临床特点是直腿抬高试验阳性,出现神经根刺激症状,治疗原则是摘除突出组织和髓核。形式 B 神经根被前、后挤压呈扁平形状,几乎均见于中老年患者,如有髓核脱出移位可造成更广范围的神经根挤压。临床表现为下肢放射痛和神经功能障碍,除外尚出现间歇性跛行。因此手术治疗至少要施行后路开窗减压或椎板切除减压,但一般不适宜使用前路方法。形式 C 是形式 A 合并有脊椎节段性不稳,神经根遭受前方的压迫变形,并且常受到动态刺激,除了由于运动节段不稳引起椎间盘源性疼痛(主要是窦椎神经所支配范围的疼痛感受)外,也有来自关节突关节囊的刺激。除了诉说椎间盘突出特有的下肢放射痛外,主要表现在躯体运动、劳作诱发腰痛或者明显腰部僵硬。治疗原则为合并施行脊椎固定手术。形式 D 多为退变性腰椎管狭窄、脊椎变性滑脱和椎间盘突出数种病变同时合并存在,原则上考虑在椎板切除减压或开窗减压的基础上加以脊椎固定手术,但是对＞65 岁的老年患者,必须充分考虑具体的年龄、机体活动能力和强度、主观意愿以及全身状况来决定手术方法和大小。总之,根据以上所述突出部位的病变状态(归属于哪种形式)作为采取手术治疗的基准。

(3)临床症状和手术应用:腰椎间盘突出的发病初期多以腰痛为主,不久随病程延伸出现下肢痛(放射痛、下肢麻木、感觉异常)等神经根刺激症状,演变成典型的椎间盘突出表现。

手术疗法以经过一定期间的非手术治疗无效,仍有疼痛等症状者为对象,务必遵守这个原则,但是疼痛持续难忍、明显活动限制、出现下肢运动麻痹以及排尿障碍者则作为手术的绝对指征。然而,有时在慢性病变过程中逐渐发生下肢肌群的明显弛缓型麻痹,特别是下垂足,到这时下肢痛的主观不适往往有所减轻,即便是这种情况也作为手术治疗的绝对适应证,而手术的目的与患者的病痛无关。

2.手术方法

(1)后路髓核摘除术:早在 1939 年神经外科医师 Love 发表了摘除椎间盘突出的开窗手术,因此又称之为 Love 法。Love 法最初的方法是仅切除椎板间的黄韧带,完全不涉及椎板以保持脊椎骨性结构的完整性。以后 Love 又认为拘泥于黄韧带的切除并无必要,并对手术方式进行了改良,采取在必要时一并切除部分椎板的做法。迄今,Love 法已成为腰椎间盘突出后路手术的主流方法。

Love 法手术特点是侵袭性较小，但是这并不意味强调局限于黄韧带的切除，如果必要的话也可以合并切除单侧的一部分椎板，即通常的开窗术。然而，单侧的部分椎板切除范围不涉及关节突关节，以不减弱脊柱的力学结构为原则，而如必须施行侧隐窝彻底减压时可消除关节突关节的内侧缘。针对腰椎间盘突出的 Love 手术方法在临床上最为普及应用，并取得优良的疗效，但是术后因该手术方式引起疗效不佳而再次手术的病例也时有发生，必须谨慎选择病例，掌握操作技巧。

腰椎间盘突出经后路施行髓核摘除手术时，在突出的椎间盘组织摘除后宜进一步将髓核钳插入椎间盘腔内，插入 5mm 以上的深度，尽可能地摘除大量的髓核，称之为髓核摘除术，而平林等主张尽量努力将突出的组织整块取出，如果完整取出有困难则不必强求，髓核钳插入也不宜过深，一般＜5mm 深度，最大限度地保留残存的髓核和纤维环，这种方法称为突出物摘除术。

（2）腰椎后侧方固定术：腰椎后侧方固定手术主要存在骨融合率的问题，并且为了达到骨融合需要卧床制动，躯干石膏固定以及硬性腰围外固定，术后处理较为复杂。为此，现在常在植骨同时合并施行脊柱器械内植物固定，以减少植骨不能融合失败的比例和骨融合所需要的制动措施和时间。

（3）后路腰椎椎体间融合术：后路腰椎椎体间融合术（PLIF）是对神经组织进行全方位减压，同时施行椎体间融合固定的较受推崇的手术方法，适用于需要固定的所有腰骶椎退行性疾病，其中对于腰椎间盘突出症则有进一步的适应指征。随着现在各种椎间融合器、脊椎器械内固定的迅速开发应用，明显降低了 PLIF 手术时间和术后并发症，有效提高了手术疗效。

（4）前路固定术：一般而言，前路固定术适用于以椎间盘变性严重、椎体间不稳定为主要病因且伴有腰痛的病例，对于腰椎间盘突出，适用于椎间不稳、伴有椎体边缘损伤、腰椎后路手术后需要再次手术以及中央型巨大突出的病例。手术与否必须综合考虑到患者的全身状况、年龄、所处的社会情况等各种因素，通常应用于以腰痛为主诉的重体力劳动者（如运输、建筑、制造业），多从事弯腰姿势作业，腰部载荷较大的职业。

前路固定手术不适用于多节段障碍、后方因素为主的椎管狭窄以及游离脱出型的腰椎间盘突出的病例。

前路固定术还可根据具体手术进路分为腹膜外进路和经腹进路 2 种方法。腹膜外进路皮肤切开可有斜切口或侧切口 2 种，也有从腹部正中切口的腹膜外进路，但腹膜在正中部较薄，剥离困难，通常多采取斜切口。腹膜外进路的切口高度相当于第 4～5 腰椎椎间或略微向上一些的平面较适宜。经腹进路切口则选择相当于第 5 腰椎～第 1 骶椎椎间平面为妥，尤其是在第 5 腰椎滑脱时可直接扩大术野。

前路固定术的优点在于不损伤腰背肌，也不侵袭椎管内神经组织，可切除椎间盘，增大椎体的间隙，随着水平、垂直方向的减压能够施行强固的椎体间融合固定，能较好地改善包含腰痛在内的症状，长期疗效稳定。缺点在于对腹部脏器、大血管的处理颇为繁琐，手术侵袭较大，术后处置时间长。尚可发生特有的并发症，如在男性病例可由于上腹下神经丛损伤引起性功能障碍，下肢血栓性静脉炎以及经腹膜进路导致的肠梗阻等，还可由于交感神经干损伤引起下肢皮肤温度的升高（较少见）。

参考文献

1.莫文.中医骨伤常见病证辨证思路与方法.北京:人民卫生出版社,2020.

2.丰健.民骨科石膏绷带外固定技术.北京:世界图书出版社,2019.

3.李宝丽,刘玉昌.实用骨科护理手册.北京:化学工业出版社,2019.

4.叶启彬,匡正达,陈扬,吴占勇.脊柱外科新进展.北京:中国协和医科大学出版社,2019.

5.刘宏,肖晟.儿童骨科治疗决策(翻译版).北京:人民卫生出版社,2019.

6.黄桂成,王拥军.中医骨伤科学.北京:中国中医药出版社,2018.

7.张英泽.临床创伤骨科流行病学(第3版).北京:人民卫生出版社,2018.

8.王拥军,潘华山.运动医学(第2版).北京:人民卫生出版社,2018.

9.敖英芳,李国平.运动医学进展(2015—2017).北京:中华医学电子音像出版社,2018.

10.刘国辉.创伤骨科手术要点难点及对策.北京:科学出版社,2017.

11.姜虹.骨外科学高级医师进阶系列.北京:中国协和医科大学出版社,2017.

12.侯树勋,邱贵兴.中华骨科学·骨科总论卷.北京:人民卫生出版社,2017.

13.丁淑贞,丁全峰.骨科临床护理.北京:中国协和医科大学出版社,2016.

14.霍存举.骨科疾病临床诊疗技术.北京:中国医药科技出版社,2016.

15.赵定麟.现代脊柱外科学(第3版).北京:世界图书出版社,2016.

16.尹文.新编创伤外科急救学.北京:军事医学科学出版社,2014.

17.雒永生.现代实用临床骨科疾病学.西安:西安交通大学出版社,2014.

18.侯海斌.骨科常见病诊疗手册.北京:人民军医出版社,2014.

19.杨述华.骨科学教程.北京:人民卫生出版社,2014.

20.裴福兴.中华骨科学-关节外科卷.北京:人民卫生出版社,2014.

21.公茂琪,蒋协远.创伤骨科.北京:中国医药科技出版社,2013.

22.许红璐.临床骨科专科护理指引.广州:广东科技出版社,2013.

23.李向东,康亚新,王建庭.椎间盘突出症诊疗手册.北京:人民军医出版社,2013.

24.池永龙,王向阳.对微创脊柱外科技术的再认识.中国脊柱脊髓杂志,2014,24(05):387-388.

25.唐佩福.创伤骨科发展现状与未来趋势.中华骨与关节外科杂志,2015,8(01):11-14.